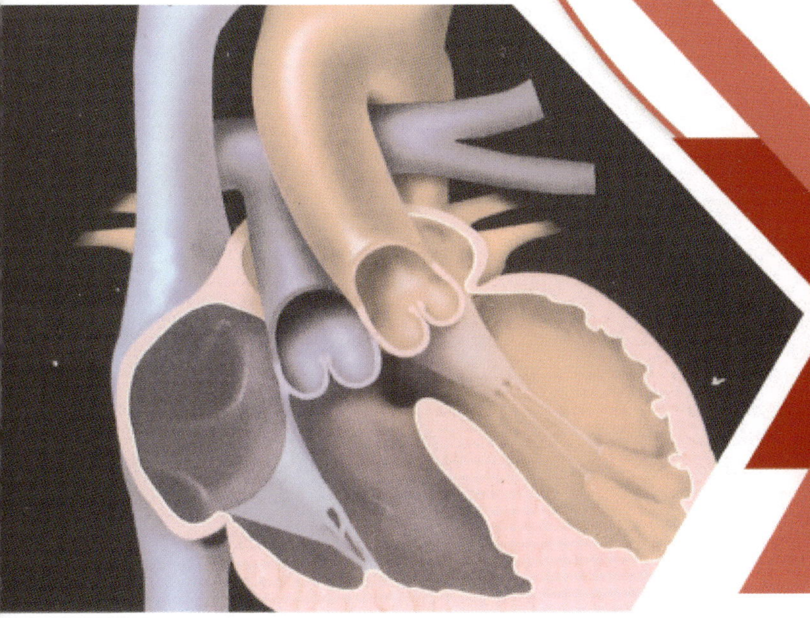

主编 刘 燕 罗运春 陆敬平 等

XINBIAN XINXUEGUAN NEIKE ZHENZHIXUE

新编心血管内科诊治学

河南大学出版社
HENAN UNIVERSITY PRESS
·郑州·

图书在版编目（CIP）数据

新编心血管内科诊治学 / 刘燕等主编 .— 郑州 ：河南大学出版社，2019.10
ISBN 978-7-5649-3981-6

Ⅰ . ①新… Ⅱ . ①刘… Ⅲ . ①心脏血管疾病 – 诊疗 Ⅳ . ① R54

中国版本图书馆 CIP 数据核字（2019）第 244129 号

责任编辑：阮林要
责任校对：林方丽
封面设计：卓弘文化

出版发行：河南大学出版社
地址：郑州市郑东新区商务外环中华大厦 2401 号
邮编：450046
电话：0371–86059750（高等教育与职业教育出版分社）
0371–86059701（营销部）
网址：www.hupress.com
印　　刷：北京虎彩文化传播有限公司
版　　次：2019 年 10 月第 1 版
印　　次：2019 年 10 月第 1 次印刷
开　　本：880 mm × 1230 mm　1/16
印　　张：11.5
字　　数：373 千字
定　　价：69.00 元

编　委　会

主　编　刘　燕　罗运春　陆敬平　李继军
李雯雯　叶远征　张梦瑶

副主编　钟声宇　秦红瑞　韩明磊　栗晓莺
孙玉洁　李雅彬　赵　明

编　委（按姓氏笔画排序）

叶远征　新疆医科大学第一附属医院
刘　燕　济宁医学院附属医院
孙玉洁　河南中医药大学第一附属医院
李继军　蔚县中医院
李雯雯　石河子大学医学院第一附属医院
李雅彬　襄阳市中医医院（襄阳市中医药研究所）
张梦瑶　郑州人民医院
陆敬平　江苏省中医院
罗运春　深圳市龙华区人民医院
赵　明　长春中医药大学附属医院
钟声宇　吉林市中心医院
秦红瑞　新乡市中心医院
栗晓莺　新疆医科大学附属哈密市中心医院
韩明磊　新乡市中心医院

前　　言

随着社会经济的发展和生活水平的提高，心血管疾病已经成为威胁人类健康的主要疾病。与此同时，医学科技的发展，使心血管疾病的诊疗与研究日益活跃起来，各种新理论、新方法广泛应用于临床治疗，有效减轻了患者病情。所以，心内科临床医生需要博采众长，扩大知识面，不断学习，与时俱进，才能为患者提供更高质量的诊疗服务。

本书重点介绍了心内科相关实验室检查、常规心电图、常见症状以及心内科常见疾病的诊断要点和治疗方法等内容，针对心内科常用药物治疗也做了相关介绍。内容紧密结合临床及现代心内科疾病研究发展，资料新颖，内容全面翔实，重点突出，力求深入浅出，实用性强，方便阅读。参与编写的各位学者长期工作在繁忙的医、教、研第一线，在编写过程中付出了艰辛的劳动，并且得到了各级领导、专家的大力支持和帮助，在此表示衷心的感谢。希望本书能为心血管医务工作者处理相关问题提供参考，也可作为心内科临床医师、进修生及相关科室医护人员阅读学习的书。

在编写过程中，我们参考了大量的文献，尽管反复校对，难免存在遗漏和不妥之处，望广大读者给予批评指正，以便再版时修正。

编　者

2019 年 10 月

目　　录

第一章

心内科相关实验室检查

第一节　心脏标志物在心血管疾病中的分类及介绍

1954 年，天冬氨酸氨基转移酶（AST）作为首个心脏标志物被应用于临床。半个世纪以来，医学工作者陆续发现许多心脏生物标志物，其中部分心脏标志物已在临床实践中逐步得到应用，心脏标志物为临床提供了方便、非创伤性的诊断检验依据。近十余年来，心脏标志物领域有了飞速的发展，出现一系列新的标志物，推动了心血管疾病诊断水平的提高，尤其是心脏特异肌钙蛋白的检测对急性冠状动脉综合征（ACS）的检测具有重要意义，推动建立了诊断急性心肌梗死的新标准。同时引入了危险分层的概念，协助临床制订治疗方案。

目前，临床应用的心脏标志物大致可分为三类：第一类是反映心肌组织损伤的标志物，第二类是了解心脏功能的标志物，第三类是预测心血管事件危险性的标志物。

一、反映心肌组织损伤的标志物

临床实践中已陆续发现多种反映心肌组织损伤的标志物，包括反映心肌缺血损伤的标志物，如缺血修饰白蛋白（IMA）、髓过氧化物酶（MPO）、CD_{40} 配体等；心肌缺血坏死早期即发病 6 小时内的标志物，如肌红蛋白、脂肪酸结合蛋白、糖原磷酸化酶 BB 同工酶等；心肌组织损伤坏死的确定标志物，如心肌肌钙蛋白等，而天冬氨酸氨基转移酶（AST）、乳酸脱氢酶（LDH）及其同工酶和 β－羟丁酸脱氢酶等因灵敏度和特异性都相对较差，在心肌损伤的诊断检测中已不再应用或逐步停用。

对于急诊胸部不适疑为心肌梗死的患者，目前临床多根据症状、心电图结合血液心肌损伤标志物如肌酸激酶（CK）、肌酸激酶 MB 同工酶（CK－MB）、肌红蛋白（Mb/Myo）及心肌肌钙蛋白（cardiac troponin，cTn）I 或 T 等进行诊断与鉴别诊断。这些标志物在正常情况下存在于心肌细胞中，心肌梗死发作后释放入血，若在血中发现这些物质水平升高，则表明有心肌损伤存在。相对而言，CK、CK－MB 和 Mb 等心脏特异性稍差一些，若体内其他部位肌肉受损，血中这些标志物水平也可升高。近些年来，cTn（包括 cTnI 和 cTnT）的临床检测越来越受到重视。

心肌坏死标志物的特征见表 1–1。

表 1–1　各种心肌坏死标志物的特征

标志物	相对分子质量	心脏特异性	优点	缺点	最早升高时间	持续时间
肌红蛋白 myoglobin	18 000	NO	高敏感性，阴性预测价值，早期检测 MI 和再灌注	低特异性，骨骼肌损伤和肾功能不全也升高心肌坏死后持续时间短	1 ~ 3h	12 ~ 24h
心型脂肪酸结合蛋白 H- FABP	15 000	+	早期检测 MI	低特异性，骨骼肌损伤和肾功能不全也升高	1 ~ 1.5h	18 ~ 30h

续表

标志物	相对分子质量	心脏特异性	优点	缺点	最早升高时间	持续时间
CK-MB 质量检测 CK - MB mass assays	85 000	+ + +	可以诊断再梗死，原诊断心肌坏死的金标准	低特异性，骨骼肌和平滑肌损伤也升高	3 ~ 4h	24 ~ 36h
CK-MB 同工酶 CK-MB isoforms	85 000	+ + +	早期检测 MI	无法直接检测	3 ~ 4h	18 ~ 30h
心肌肌钙蛋白 T cTnT	37 000	+ + + +	可用于危险分层，心肌高特异性，持续时间长达 2 周	不是心肌梗死的早期指标，对于再梗死需要连续监测	3 ~ 4h	10 ~ 14d
心肌肌钙蛋白 I cTnI	23 500	+ + + +	可用于危险分层，心肌高特异性，持续时间高达 7 天	不是心肌梗死的早期指标，对于再梗死需要连续监测，尚无参考标准	4 ~ 6h	4 ~ 7d

（一）心肌肌钙蛋白

临床实践证明，心肌肌钙蛋白（cTn）是目前临床敏感性和特异性最好的心肌损伤标志物，已成为心肌组织损伤（如心肌梗死）最重要的诊断依据。在不能使用 cTn 的情况时，也可以使用 CK – MB 质量（CK – MB mass）检测。

cTn 检测在急性冠状动脉综合征（ACS）中的临床用途主要有协助或确定诊断、危险性分层、病情监测、预后评估等。在考虑心肌梗死（MI）诊断时，心脏标志物检测结果的评价应结合临床表现（病史、体格检查）和心电图（ECG）检查的结果。cTn 或 CK – MB mass 的检测值高于参考范围上限值的 ACS 患者存在心肌损伤，结合相应的临床表现或 ECG 检测结果，可以考虑诊断为 MI，这些患者应尽快得到有效治疗，以减少危险性。

cTn 的临床应用正在不断增加，据不完全统计，美国约 90% 的实验室已开展 cTn 的检测，3 年中增加了 2 倍，CAP 的 2002 年心肌标志物室间质评中，开展 cTn 检测的实验室数超过了 3 500 个，比 1999 年增加了 1.23 倍，我国的许多医院检验部门也开展了 cTn 检测。

临床现今应用的心肌肌钙蛋白 I（cTnI）或心肌肌钙蛋白 T（cTnT）的检测方法对心肌特异性都已达到 100%，因此外周血中出现任何一种可检测到的 cTn 必然是心肌细胞受损伤的结果。cTn 可用高度敏感的免疫化学发光法做定量检测，也可用固相免疫层析法做快速定量检测，但固相免疫层析法的检测灵敏度相对稍差，检测范围相对较窄。

检测 cTnI 或 cTnT 在了解心肌损伤的临床价值相同。检测 cTnT 的试剂生产厂商较少，而检测 cTnI 的试剂很多，并得到了广泛应用。各种 cTnI 分析方法测定结果之间存在明显差异，最大甚至可达 100 倍左右，不同的 cTnI 检测方法有着不同的临界值，这一问题应引起充分关注。最近在 cTnI 参考的标准化方面取得了突破性的进展，已有可能使某些检测 cTnI 方法的测定值具有一致性，但在检测标准化中仍存在不少问题尚未很好地解决。标准化实现之前，参考范围、临床决定限只能因检测方法不同而异。

为使 cTn 临床应用更科学合理，国内外的有关学术团体如中华医学会检验分会、国际临床化学联盟（IFCC）、美国临床生化学会（NACB）、欧洲心肝病学会（ESC）、美国心肝病学会（ACC）、美国心脏学会（AHA）等先后发表许多有关 cTn 临床应用的建议或导则的重要文件。

国内外的有关学术团体对疑为急性心肌损伤时检测 cTn 的标本采集时间的建议几近一致。有临床数据显示，若急性心肌梗死（AMI）后 <60 分钟内得到治疗，病死率约为 1%；若 AMI 后 6 小时才得到治疗，病死率为 10% ~ 12%。假定这呈线性关系，则可推论 AMI 后得到治疗的时间每延长 30 分钟，病死率约增加 1%。因此，上述文件都是提出检测 cTn 的检测周转时间（turn – around time，TAT）应不超过 60 分钟。心脏标志物的检测 TAT 是指从标本采集到临床医生收到检测结果报告的时间。

在临床应用 cTn 的检测时，确定健康人群 cTn 参考范围上限（第 99 百分位值）十分重要，这是判断心肌损伤的临床界点。生产厂商应该提供根据多个实验室联合研究的结果所确定的各自测定方法的 cTn

参考范围上限，医院检测部门也可根据条件，确定各自测定方法的 cTn 参考范围上限。卫生部临床检验中心和全国 6 家医院曾联合进行了 560 例表面健康人调查，上海地区也进行了 358 例表面健康人调查，两项调查得到的 cTnT 参考范围上限值都为 <0.01 μg/L。

对 cTn 的分析精密度要求参考范围上限值的 CV ≤ 10%，但目前大部分检测方法达不到这一要求。因此，应选用一个能达到检测 CV ≤ 10% 的最低检测值作为临界值应用于临床，生产厂商提供的数据与临床应用研究的结果有时不一致，应提倡临床检验部门根据自己的检测条件，确立检测 CV ≤ 10% 的最低检测值作为临界值应用于临床实践。

（二）肌酸激酶同工酶（CK－MB）

肌酸激酶具有 3 种同工酶：CK－BB，CK－MB，CK－MM。

CK－MB 是迄今为止诊断心肌梗死最佳的血清酶指标。人体各组织除腓肠肌外，只有心肌含有较高的 CK－MB，可达 40% 以上，故此同工酶对诊断心肌梗死的特异性可高达 100%。心肌梗死发生时，血清 CK－MB 可增高 10 ～ 25 倍，超过 CK 总活力增高的 10 ～ 12 倍。但由于其他组织也有 CK－MB，如肌肉疾病、中毒性休克、创伤、脑血管意外、甲状腺功能低下、急性酒精或 CO 中毒、急性精神病，甚至分娩初期，都可见 CK－MB 升高。不过在这些非心肌梗死疾病中，血清 CK－MB 占总 CK 的百分比平均为 2.5% ～ 7.5%（正常人 <2%），均低于心肌梗死的 7.5% ～ 19. 5%（MB 占总 CK 的百分比因测定方法不同而差别很大）。

（三）肌红蛋白（myoglobin，Mb）

Mb 广泛存在于心肌、骨骼肌当中，由于 Mb 相对分子质量小，所以容易较早地释放入血循环。

AMI 患者在发病后 2 ～ 3 小时 Mb 即可开始升高，9 ～ 12 小时达到峰值，24 ～ 36 小时后恢复正常。Mb 阴性有助于除外心肌梗死。因此，对于那些发病时间早、临床症状和心电图不典型的疑为 AMI 的患者，应尽早检测 Mb，以免贻误治疗时机。对于入院时已超过 Mb 高峰期者，根据发病时间应辅以 cTn 或 CK－MB 的同时检测，以做出明确的诊断；同时，Mb 也可作为一种评估 AMI 预后和判断梗死面积的一个良好指标。

（四）缺血修饰白蛋白及其他

最近，缺血修饰白蛋白（IMA）这一检测项目，已用于在急诊室就诊的胸痛患者的诊断及鉴别诊断。目前认为 IMA 是评价心肌缺血的较好的生物标志物，检测出 ACS（特别是早期心肌缺血）的灵敏度较高。如果发生缺血，IMA 的水平就会发生变化（升高）。美国食品与药品监督管理局（FDA）已批准此实验项目用于在 cTn 阴性及心电图正常的患者中排除心肌缺血。然而，有些没有缺血证据的患者，也可能有高水平的 IMA。因此，IMA 水平升高的患者，需要进行进一步检查，以确定是否心脏方面存在问题。此外，与 IMA 类似，髓过氧化物酶（MPO）、CD_{40} 配体、妊娠相关血浆蛋白 A 等在评价心肌缺血和 ACS 危险性分类方面也显示较好的价值，但其临床特异性还需更多研究证实。

二、了解心脏功能的标志物

近年来，血浆 B 型利钠肽（B－type natriuretic peptide，BNP）浓度检测在心力衰竭患者的诊断、危险分层和治疗监测方面有非常重要的意义。BNP 属于结构上相同的钠尿肽家族中的一种，钠尿肽家族包括 A 型利钠肽（A－type natriuretic peptide，ANP）、BNP、C 型利钠肽（C－type natriuretic peptide，CNP）、肾利钠肽（renal natriuretic peptide）及树眼镜蛇属利钠肽（dendroaspis natriuretic peptide，DNP），结构上都有一个 17－氨基酸二硫化物环。ANP 主要由心房肌细胞分泌；BNP 最初虽是从猪脑组织中分离出来并被称为脑钠肽，但其合成及分泌主要在心室肌细胞；CNP 由血管内皮细胞分泌，有局部扩血管及抗增生作用；肾利钠肽的合成和分泌均在哺乳动物的肾小管，以旁分泌调节肾脏的钠水代谢；DNP 先是从绿色树眼镜蛇的毒液中分离出来，随后发现人血浆中也存在，心力衰竭时其血浆水平也升高。

大量临床研究表明，ANP 和 BNP 是目前重要的了解心脏功能的标志物，正在得到临床的广泛重视，两者分别主要由心房和心室分泌。刺激 ANP 和 BNP 释放的主要因素是心肌张力的增加。ANP 的分泌释放调节主要在心房储存水平，新合成的很少；BNP 的合成、分泌释放调节主要在基因表达水平。ANP 或

BNP 分别与相应的无生物活性的氨基末端（N– terminal pro –A– type natriuretic peptide，NT – proANP 或 N – terminal pro –B– type natriuretic peptide，NT – proBNP）以等摩尔形式同时分泌入血循环。ANP 或 BNP 在外周血中的生物半衰期分别比相应的 NT – proANP 或 NT – proBNP 短，在外周血中的浓度也分别比相应的 NT – proANP 或 NT – proBNP 低。

ANP 或 BNP 的主要生理作用有：增加肾小球滤过，抑制钠重吸收，促进排钠利尿，使血管平滑肌松弛，降低血压，减轻心脏前负荷；抑制肾素 – 血管紧张素 – 醛固酮系统活性；抑制某些其他激素（内皮素、血管加压素等）活性；抑制中枢和外周交感神经系统活性；抗心肌细胞脂肪分解作用、抑制心肌细胞肥大，还可能参与凝血系统和纤溶系统调节，减少内皮功能损伤。

无论是在门诊还是在急诊，在成人的疑似心力衰竭患者当中，除了 X 线胸片、心电图、心脏超声检测以外，血浆 BNP 浓度检测是一种新的、非常有益的检测指标。作为一种新的检测指标，BNP 检测可以区分是否为心力衰竭引起的呼吸困难或水潴留，同时为心力衰竭或其他心脏疾病提供一些有价值的信息。尽管 BNP 检测是一种很好的检测方法，但是，BNP 水平的升高受到年龄、性别、不同个体机能和药物治疗的影响，最好还是不要把 BNP 检测孤立起来，而应该同其他的临床诊断依据相结合。

心脏利钠肽的主要临床用途有：①临床诊断和鉴别诊断：如呼吸困难的鉴别诊断（心源性还是肺源性，图 1–1），充血性心力衰竭（CHF）的诊断，高血压心肌肥厚的诊断等；②评价心脏功能：ANP、NT – proANP 或 BNP、NT – proBNP 浓度与心力衰竭程度有关，是判定心力衰竭及其严重程度的客观指标；③心血管疾病预后估计和危险性分层：如心力衰竭的预后评价，预测再患病率和病死率；急性心肌损伤后的预后评价（图 1–2），预测再次患病率和病死率、估计心肌缺血损伤范围、ACS 危险性分层；④治疗效果的监测：ANP、NT – proANP 或 BNP、NT – proBNP 的浓度变化与疗效有关，可根据变化调整药物剂量，估计疗效；⑤其他：如高危人群筛查。值得注意的是，检测 BNP 或 NT – proBNP 并不是诊断 CHF 的必要条件，BNP 或 NT – proBNP 的临床应用并不能替代目前常用的实验室检查（如超声心动图、左心室射血分数等）。

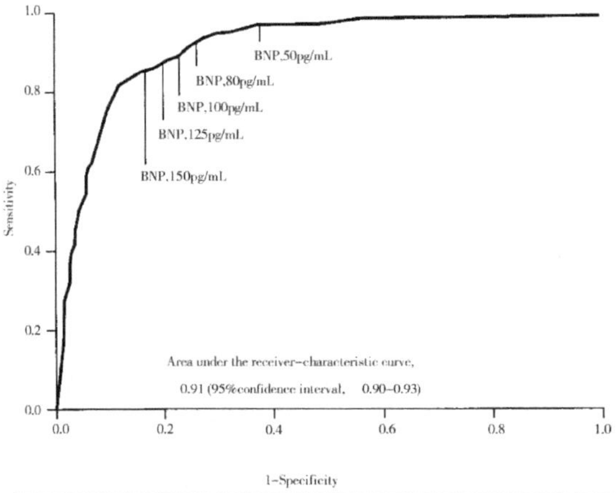

BNP pg/mL	Sensitivity	Specificity	Positive Predictive Value	Negative Predictive Value	Accuracy
50	97%	62%	71%	96%	79%
80	93%	74%	77%	92%	83%
100	90%	76%	79%	89%	83%
125	87%	79%	80%	87%	83%
150	85%	83%	83%	85%	84%

图 1–1　BNP 用于鉴别诊断急性呼吸困难（心力衰竭型）患者的 ROC 曲线

目前还没有证据显示 BNP 或 NT – proBNP 可应用于普通人群筛查，以发现是否存在心功能不全。

研究表明，采用 EDTA 抗凝的标本在实验室检测前无须特殊处理；塑料或玻璃材料和样品试管对标本和检测都没有明显影响。NT – proANP、NT – proBNP 和 BNP 在体外的稳定性都可以满足日常检测的要求。标本采集时，患者应取相同的体位（NT – proANP 或 NT – proBNP 较少受体位、运动等血流动力学改变的影响）；为避免昼夜节律影响，采样时间也应一致，以便比较。采集前应休息 10 分钟，因为活动可以使利钠肽增高（ANP 受运动的影响最大）。某些药物（糖皮质激素、甲状腺素、β 受体阻滞剂、利尿药、血管紧张素转换酶抑制剂、肾上腺素激动剂等）会影响利钠肽的量；饮食习惯（钠的摄入）不同、妊娠后期、临床前以及肾脏功能不全时，利钠肽的量可变化。月经周期中利钠肽的量无明显变化。

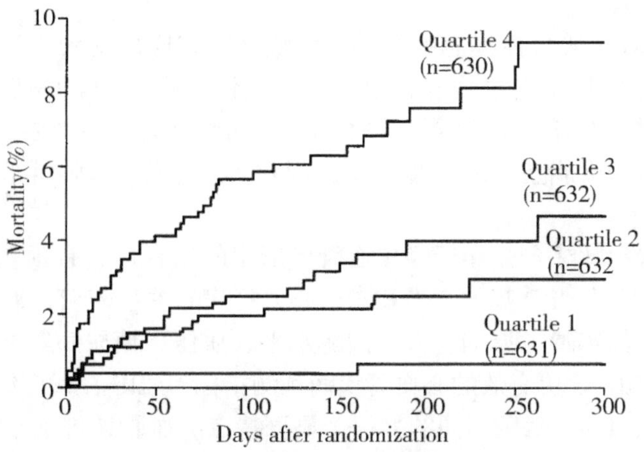

图 1-2 BNP 用于 ACS 患者预后评估

BNP 分别为：5.0 ~ 43.6ng/L（quartile 1）,43.7 ~ 81.2ng/L（quartile 2）,81.3 ~ 137.8ng/L（quartile3）， 137.9 ~ 1 456. 6ng/L（quartile 4）。各组间 P<0.001

目前，有 2 种钠尿肽的检测方法应用于美国和欧洲的临床实验室中。第 1 种是采用免疫荧光法进行 BNP 检测（Biosite diagnostics，San Diego），它能够在 15 分钟内完成检测，是一种床旁即时检测（POCT）的方法。这种检测方法得出的检测结果比较可靠，并且适用于急诊等各种紧急情况，当在实验室检测有困难或者需要得到快速的检测结果的情况下，该检测方法就可以满足需要。第 2 种是电化学发光的检测方法，它可以应用在全自动分析仪器上，并且检测时间一般在半小时内。BNP 和 NT - proBNP 的正常值参考范围因为检测方法学不同而不同，并且不同的人群也会有不同的参考值。一般来说，血浆 BNP 的浓度随着年龄的升高而增高，并且女性比男性稍微偏高。建议的 BNP 正常阈值为 0.5 ~ 30ng/L，NT - proBNP 正常阈值为 68 ~ 112ng/L。在年龄大于 55 岁的患者，诊断心力衰竭的 BNP 阳性阈值为 100ng/L。对于 NT - proBNP，欧洲建议的阳性阈值为男性 100ng/L、女性 150ng/L，美国不分性别把 125 ng/L 作为阳性阈值。

一般认为，NT - proBNP 半衰期相对较长，浓度相对较稳定，是较理想的预测标志物；BNP 半衰期相对较短，在了解患者即刻情况时较有价值。商业竞争使各种检测方法不断问世，但免疫分析方法的不同使检测特异性有所不同，应避免不同实验室之间测定结果不一致的问题。

二、预测心血管事件危险性的标志物

预测心血管事件危险性的标志物很多，并不断有新的标志物出现，如 C 反应蛋白（C - reactive protein）、IL-6、血清淀粉样蛋白 A（serum amyloid A）、血管细胞间黏附分子（VCAM）、可溶性 $CD_{40}L$（soluble CD_{40} ligand）、白细胞计数、组织纤溶酶原激活剂（tissue - plasminogen activator）、小而密 LDL（small dense LDL）、脂蛋白 a（lipoprotein a）、氧化型低密度脂蛋白胆固醇（oxidized LDL）、同型半胱氨酸（homocysteine）、微白蛋白尿（microalbuminuria）、半胱氨酸蛋白酶抑制剂 C（cystatin C）等，这些标志物的研究大部分还处于实验研究阶段或临床前研究，其临床应用还需要进一步的研究数据支持。

（一）胆固醇

心脏病发作和心力衰竭经常是由动脉粥样硬化所致的心脏动脉中形成栓塞引起。经过 40 多年的临床实践与研究，人们已经认识到脂质，特别是胆固醇的升高，是将来发生心脏疾病的一类关键的危险因素。临床测定血清总胆固醇（TC）以及低密度脂蛋白胆固醇（LDL -C，也称“坏胆固醇”），高密度脂蛋白胆固醇（HDL -C，也称“好胆固醇”）和三酰甘油（TG）水平对心脏事件的危险评估是非常重要的。当然，有条件的实验室还可以开展血清载脂蛋白 AI、B 及脂蛋白 a 等项目的临床测定。

研究表明，各种胆固醇成分如氧化型低密度脂蛋白胆固醇、小而密 LDL、脂蛋白 a 等与动脉粥样硬化发病过程密切相关，比天然形式的胆固醇有更强的致病性，并可能作为预测心血管事件危险性的标志物应用于临床。

（二）C 反应蛋白（CRP）

近年来，C 反应蛋白（CRP）等炎症标志物在心血管疾病中的应用受到广泛重视。研究表明，动脉粥样硬化、血栓形成除了是脂肪堆积的过程外，也是一个慢性炎症过程。CRP 是动脉粥样硬化、血栓形成等疾病的参与者和标志物。CRP 在动脉粥样硬化中的可能作用包括：激活补体系统；增加分子间黏附作用；增强吞噬细胞对低密度脂蛋白的吞噬作用；刺激 NO 生成，增强纤溶酶原激活抑制物的表达和活性等。

CRP 对心绞痛、急性冠状动脉综合征和行经皮血管成形术的患者，具有预测心肌缺血复发危险和死亡危险的作用。研究表明，个体的 CRP 基础水平和未来心血管病的关系密切；但 CRP 水平与用于心血管疾病危险评估的一些传统指标如年龄、吸烟、血胆固醇水平、血压、糖尿病等之间没有直接关系。前瞻性研究资料显示，CRP 是比 LDL –C 更有效的心血管疾病预测指标，CRP 在代谢综合征的所有过程中都起着重要的作用，这是 CRP 与 LDL –C 明显不同的另一个显著特点。血脂评价加 CRP 评价可增加心肌缺血复发和死亡危险的预测价值。

由于健康人体内的 CRP 水平通常 <3mg/L，因此筛查一定要使用高敏感的检测方法（hs – CRP，能检测到≤ 0. 3mg/L 的 CRP）。hs – CRP 的检测费用远小于其他心血管疾病检查项目的费用，从寿命延长和费用 / 效果比值这 2 项指标来看，hs – CRP 筛查是高度有效的。美国一些临床医师已将 hs – CRP 检测作为每年健康体检的内容之一。hs – CRP 临床应用时，应注意人群、性别、年龄、生活习惯等的差异，选用的检测方法应注意标准化，使检测结果准确、可靠。目前一般认为，用于心血管疾病危险性评估时，hs – CRP<1.0mg/L 为低危险性，1.0 ~ 3.0mg/L 为中度危险性，>3.0mg/L 为高度危险性，如果 hs – CRP>10mg/L，表明可能存在其他感染，应在其他感染控制以后重新采集标本检测。

（三）其他

此外，近来国外 Davidson 等（2008）还推出另一项新的实验室检查，测定脂蛋白磷脂酶 A_2（Lp –PLA_2）水平。Lp – PLA_2 在血管壁内产生氧化分子，它更易于导致动脉粥样硬化和产生不稳定性斑块。Lp – PLA_2 水平的升高预示着有斑块形成和破裂的很大危险性，并且不依赖其他脂类和 CRP 水平。有 Lp – PLA_2 水平升高的患者发生心血管事件的危险性更大，很多针对 CRP 升高的治疗对于高水平的 Lp –PLA_2 也有帮助。

四、心肌标志物的合理应用

目前对于心肌标志物的应用，临床推荐的常用方案是两种标志物的联合使用，即将一种快速升高的早期标志物（如 Mb）与另一种为持续升高且特异性高的确诊标志物（如 cTn）的联合使用。此方案有助于快速鉴别非心肌梗死的胸痛患者，改善急诊科的周转及对患者的管理，特别是明显改善了 ACS 诊断的准确性和适时性，减少了患者的观察时间和费用。当然，对于因胸痛入院后的几个小时（发病 6 小时后）仍不能确定 ACS 的患者，使用早期标志物是不必要的。在这种情况下，建议单独测定 cTn。

当怀疑患者有心力衰竭时，应检测 BNP 或 NT – proBNP。血浆 BNP 浓度已经成为预示心力衰竭的最主要的指标。由于 BNP 诊断心力衰竭具有较高的阴性预测值，如果 BNP 小于 100ng/L，心力衰竭的可能性不大（图 1–1）。

五、小结与展望

适用于临床的心脏生物标志应该具有较好的诊断、危险性分类和预后估计的价值，对临床诊治患者有较好的指导价值，分析检测方法应敏感、快速、便捷、费用合理。心脏生物标志物的正确应用有助于明确诊断，避免漏诊、误诊或某些患者的盲目住院；有助于尽早进行有效治疗，减少并发症；有助于避免其他更昂贵的检查，从而可以减少医疗资源的浪费，节省相关费用。心脏生物标志物检测结果的解释应结合患者病理生理变化，临床疾病的发展是致病因素和机体的防御 – 修复机制之间的动态变化过程，生物标志物只是部分反映了这一变化，心脏生物标志物的应用并不能替代认真的临床观察、分析和判断。

展望未来，临床医学科学研究人员将继续找寻更好的心脏标志物；体外诊断（IVD）试剂仪器生产厂商将投入更多力量研发新的可靠的检测项目；临床医生将根据循证医学（EBM）的研究结果，在临床实践中选用最适合的检测项目；检验医学工作者应积极参与这些检测项目的应用选择和评价，特别重视检测标准化，在心脏疾病的早期诊断、病情监测、疗效判断和预后估计等诸多方面共同发挥重要作用。

第二节　急诊中的床旁心脏标志物检验技术

一、心肌缺血标志物

急性冠状动脉综合征（ACS）是一组从不稳定心绞痛到 ST 段抬高心肌梗死（STEMI），严重程度互不相同的临床综合征。其中高危患者需要早期治疗，因此必须对这一病症进行早期诊断和危险分层。在所有急诊胸痛患者中，最终有大约 25% 的患者诊断为 ACS。由于 ACS 患者的表现各不相同，要达到这一目标对医生来说确实是一种挑战，尤其是那些非 ST 段抬高的患者。急诊科（ED）医生往往站在这种挑战的第一线，评估和处置这些患者。

在急诊，心脏标志物的检测对诊断急性心肌梗死（AMI）越来越重要，特别是常规 12 导联心电图无特异性的非 ST 段抬高的患者。心脏标志物的检测除了提高诊断的准确性外，还可以对胸痛患者进行危险评估，使急诊和心脏医生能够快速识别和处理可疑 ACS 的高危患者。床旁检验技术（POCT）的发展大大缩短了诊断和治疗的时间。胸痛的诊断流程、胸痛单元和快速的评估方案都已将心脏标志物的检测纳入其中，在提高 AMI 和不稳定心绞痛的诊断准确率的同时，也减少了住院率和花费。

本文将讨论心脏标志物检测在急诊的重要性，以及其在胸痛诊断流程、胸痛单元和快速评估方案中的应用。为了判定这些方案和流程对临床决策的影响，我们将引入似然比（likelihood ratios，LR）这一概念。

（一）急诊患者的胸痛评估

1. 初始评估　急诊胸痛患者的初始评估主要是在患者到达医院的 10 分钟之后，包括初诊 12 导联心电图、病史采集和体格检查。12 导联心电图 ST 段的偏移强烈预示结局不良，这些患者应该接受积极治疗。在急诊患者中，50% 的患者初始 12 导联心电图为非特异性，病史和体格检查排除 AMI 也并不可靠。因此，要提高诊断准确性和判定预后，就需要增加其他的诊断试验。

在急诊评估时，应该尽早完成首次心肌坏死标志物的检测。最常检测心肌坏死的心脏标志物是肌红蛋白、心肌肌钙蛋白 T（cTnT）或肌钙蛋白 I（cTnI）以及肌酸激酶心肌同工酶（CK – MB）。但是，在就诊当时检测这些心脏标志物的敏感性可能很低，其敏感性取决于发生症状到就诊的时间、心肌缺血时间和受累心肌的数量。在急诊进行连续的心脏标志物检测可以大大提高心肌坏死的诊断率。

2. 传统心脏标志物在急诊的应用　包括 CK – MB、心肌肌钙蛋白和肌红蛋白。

（1）CK –MB:　CK – MB 主要存在于心肌，在 CK 的 3 种同工酶中，对心肌坏死的检测最具特异性。

在心肌发生坏死后 4 ～ 6 小时 CK – MB 开始升高，持续 24 ～ 48 小时。据 Brogan 等（1994）和 Young 等（1997）报道，初诊 CK – MB 诊断 AMI 的敏感性为 23% ～ 57%。多次检测 CK – MB 可提高 AMI 的诊断敏感性，就诊后 3 小时复查 CK – MB 可以使诊断的敏感性提高到 88%，如果及时复查，CK – MB 在就诊后 9 小时的诊断敏感性达到最高。

CK – MB 的特异性很高，Brogan 等（1994）和 Young 等（1997）报道可以达到 97% ～ 99%。在骨骼肌的 CK 中，CK – MB 占到总量的 3% 左右，因此骨骼肌坏死时也会发生 CK – MB 的非特异性升高。计算 CK – MB 占总 CK 的百分比得到 CK – MB 的百分比，可以减少单纯检测 CK – MB 总量的这一局限。

CK – MB 升高低于总量的 2.5% 表明为骨骼肌损伤所致。

（2）心肌肌钙蛋白：心肌肌钙蛋白检测的出现使 AMI 的定义也发生了实质性的改变。与 CK – MB 相似，在心肌开始发生坏死的 4 ～ 12 小时，在血液中就可以检测到 cTnI 和 cTnT，24 ～ 48 小时达到峰值。

与 CK – MB 不同的是，心肌肌钙蛋白水平的升高可以持续 7 ～ 10 天。在检测心肌坏死方面，肌钙蛋白比 CK－MB 更具敏感性和特异性，并且被推荐为诊断心肌梗死的心脏标志物。在没有 CK－MB 升高而只有肌钙蛋白升高时，提示“微梗死”，此时坏死心肌的数量相对较少。此外，心肌肌钙蛋白升高是患者死亡和再发梗死等不良心脏事件的强烈预测因子，即使在没有 CK－MB 升高或 ST 段偏移时。通过对高危患者的识别，使得急诊和心脏科医生能够决定哪些患者将可以从积极的 ACS 治疗中得到最大的收益。与肌钙蛋白水平正常的患者相比，心肌肌钙蛋白升高的患者在抗凝治疗、糖蛋白Ⅱb/Ⅲa 受体抑制剂和早期侵入性血管重建等措施中的获益更大。

首次检测肌钙蛋白诊断心肌梗死的敏感性从 4% 至 66% 不等。连续检测肌钙蛋白能够显著提高心脏标志物对 AMI 的检出能力。Hamm 等（1997）在就诊当时和 4 小时之后检测肌钙蛋白，在非 ST 段抬高的患者中，cTnT 的敏感性从 51% 升至 94%，cTnI 从 66% 上升到 100%。在该研究中，在 4 小时之内连续肌钙蛋白阴性的患者，30 天的心肌梗死和死亡的发生率分别是 1.1% 和 0.3%。心肌肌钙蛋白诊断心肌梗死的特异性为 89% ～ 98%。这些报道中所出现的肌钙蛋白诊断 AMI 特异性的差异也反映了各研究中所采用诊断 AMI 的“金标准”各不相同。

（3）肌红蛋白：肌红蛋白是一种小分子量、非结合的胞质蛋白，存在于心肌和骨骼肌的肌肉组织中。由于肌红蛋白的这些生化特性，AMI 患者在症状出现的 1 ～ 2 小时之后就会有肌红蛋白水平的升高。因此，肌红蛋白水平的升高早于 CK－MB 和肌钙蛋白，使其成为快速建立 AMI 诊断的理想指标。检测肌红蛋白最好在患者症状出现的 6 小时之内。由于肌红蛋白在症状发生的 12 ～ 36 小时之后会很快消失，因此在就诊延误的胸痛患者中的诊断价值有限。

对症状出现后马上就诊的急诊患者，肌红蛋白诊断心肌梗死的敏感性要优于 CK－MB，两者分别为 55% 和 23%。与 CK－MB 和心肌肌钙蛋白一样，连续检测也能提高诊断的敏感性。在 Gibler 等（1987）的研究中，肌红蛋白在 0 小时、3 小时和 6 小时的敏感性分别为 14%，90% 和 100%。肌红蛋白水平的升高也具有预后价值。在 De Lemos 等（2002）的一项对非 ST 段抬高的 ACS 患者的研究中，肌红蛋白升高的水平与 6 个月的病死率升高有关。由于肌红蛋白普遍存在于骨骼肌中，因此，骨骼肌损伤的患者也会出现肌红蛋白水平升高。由于肌红蛋白的特异性有限，因此，一般只将 CK－MB 和心肌肌钙蛋白推荐为肯定而又明确的心脏标志物。

（4）心肌坏死标志物对 ACS 急诊分层的作用：在临床上，在遇到一个症状与 ACS 相关但又无法确诊的患者时，医生就往往使用“怀疑或可能 ACS”这一概念。根据就诊时的 12 导联心电图将 ACS 患者分为两大类：对那些心电图上出现新发的 ST 段抬高的患者，就诊断为 ST 段抬高的心肌梗死（STEMI）；而对那些 ST 段压低、T 波改变或心电图无特殊的患者，则诊断为非 ST 段抬高的 ACS（NSTEACS）。

NSTEACS 又包括不稳定心绞痛（UA）和非 ST 段抬高心肌梗死（NSTEMI）。临床上引入非 ST 段抬高的 ACS （NSTEACS）主要是根据对 STEMI 和 NSTEACS 治疗上的不同所决定的。不稳定心绞痛（UA）和 NSTEMI 两者更为接近，有着共同的发病机制和临床表现，但严重程度不同。需要指出的是，NSTEMI 比 UA 缺血的程度更为严重，持续的时间更长，并且导致不可逆的心肌损伤（心肌坏死）。临床上通过检测心肌坏死标志物来鉴别两者（图 1–3）。

3. 90 分钟快速判断方案　通过联合使用多个心脏标志物可以克服单个心脏标志物检测中的许多缺陷。1999 年国际临床生化学会（National Academy of Clinical Biochemistry）推荐了一个心脏标志物的联合快速检测方案来评估怀疑 ACS 而无 ST 段偏移的胸痛患者。该方案包括了早期高敏的心脏标志物和晚期特异的心脏标志物。早期高敏是指在症状发生 6 小时之内血液浓度一定增加；晚期特异是指在症状发生的 6 ～ 9 小时后血液浓度还可能升高。

血浆肌红蛋白和心肌肌钙蛋白的联合检测进行初始评估正好可以满足这一推荐。McCord 等（2001）使用 POCT 设备在 0 和 90 分钟检测肌红蛋白和 cTnI，2 种标志物联合检测对 AMI 的敏感性和特异性分别为 97% 和 59.7%（＋LR 为 2.41，－LR 为 0.05），表明 cTnI 和肌红蛋白均阴性可以显著减少后续为排除 AMI 而进行的重复检测。血浆肌红蛋白水平升高，但 cTnI 正常，则需要连续进行心脏标志物的检测。

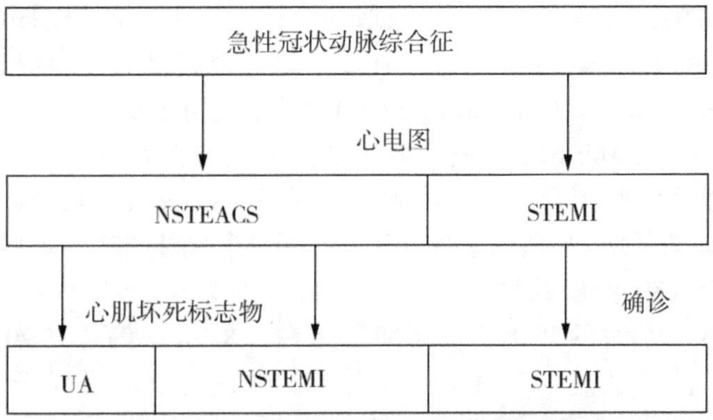

图 1-3　心肌坏死标志物对 ACS 的急诊分层

Ng 等（2001）建立了一套联合检测 cTnI、肌红蛋白和 CK – MB 的判定方案（图 1-4）。将心电图不能确诊的患者分成不稳定心绞痛可能性大（probable）、可能不稳定心绞痛（possible）和持续 6 小时以上的非心源性胸痛。在就诊当时（0 分钟）、30 分钟、60 分钟和 90 分钟检测心脏标志物，并把心脏标志物阳性的患者收住院。90 分钟后，cTnI 阳性并且肌红蛋白增加大于 25%，诊断 AMI 的敏感性为 94%，特异性为 98%（ + LR 47.0， – LR 0.06）。90% 的急诊处置都能够在 90 分钟内做出决断。对出院的患者进行 30 天的随访，仅有 0.2% 的患者后来诊断为 AMI，2% 的患者最后因为不稳定心绞痛而住院。

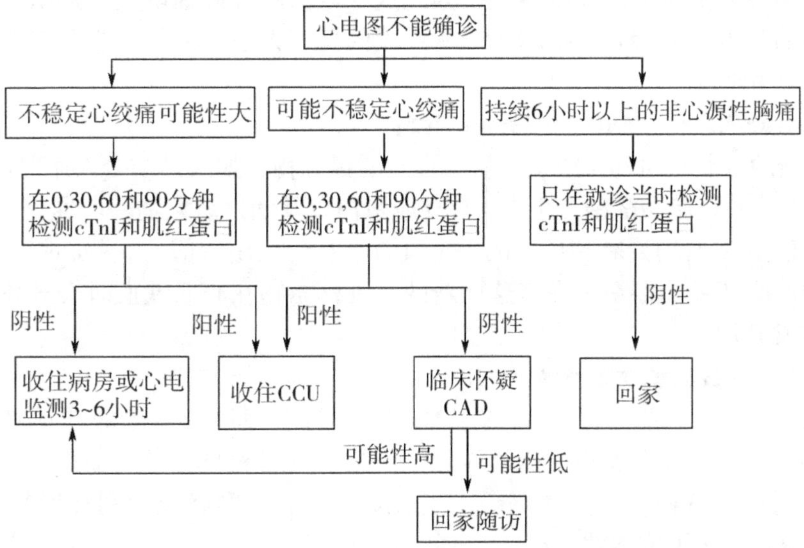

图 1-4　Ng 及其同事在加州大学圣地亚哥分校（UCSD）建立的快速判定方案

4. 心脏标志物检测方法的差别　在这些心脏标志物中，心肌肌钙蛋白和 CK – MB 的敏感性在很短的时间内就得到了证实，同样也很快证实了肌红蛋白的特异性。与非心脏原因引起标志物的改变不同，心肌坏死标志物在心肌坏死时呈指数上升。

（1）肌红蛋白：采用“肌红蛋白的水平随时间而升高”这一评估指标要优于其使用“绝对浓度的升高”这一指标，但与此有关的研究结果各不相同。Brogan 等（1994）对肌红蛋白水平阳性的定义是指在 0 或 1 小时的测量水平高于诊断折点值，其对 AMI 诊断的敏感性为 55%，特异性为 98%（ + LR 27.5，–LR 0.46）。在此定义中增加了“肌红蛋白在 1 小时后升高 400ng/L”这一条后，其诊断敏感性上升到 91%，其特异性仍可保持为 96%（ + LR 22. 75， – LR 0.09）。与之相对的是，Montague 等（1995）对肌红蛋白阳性的定义是在 0 或 2 小时的测量水平高于诊断折点值。这一方法诊断 AMI 敏感性为 100%，特异性为 77%（ + LR 4.34， – LR 0）；在将肌红蛋白阳性值的标准提升 1 倍之后，其诊断敏感性下降为 64%，特异性上升至 98%（ + LR 32，– LR 0.37）。同样，Ng 等（2001）报道在就诊时（0 分钟）和 90 分钟之后肌红蛋白水平升高，诊断 AMI 的敏感性是 70%，特异性为 80%（ + LR 3.5， – LR 0. 38）。在 90 分钟时肌红蛋白水平升高 >25%，诊断的特异性上升为 98%，但诊断敏感性下降为 29%（ + LR 14.5， – LR 0.72）。这些结果的差异是因为所使用的免疫测定法的不同、选取的诊断折点值差异以及采取的阳性值标准不同所致。

（2）CK－MB和肌钙蛋白：CK－MB的水平在2小时内升高是另一项快速而又准确的AMI诊断方法。Fesmire等（2000）研究了CK－MB和cTnI在2小时内的改变与诊断AMI的关系。初始的研究表明，CK－MB在2小时的改变>1.5μg/L对AMI诊断的敏感性为87.7%，特异性为95.8%（＋LR 20.08，－LR 0.13）。联合连续心电图检查可使诊断敏感性上升为94.0%，特异性保持为93.5%（＋LR 14.46，－LR 0.06）。他们还采用了不同的免疫检测方法重复该研究，以肌钙蛋白作为AMI的诊断“金标准”。在随后的研究中，2小时CK－MB的增加>0.7μg/L诊断AMI的敏感性为93.2%，特异性为98.5%（＋LR 62.13，－LR 0.07）。他们同时也发现CK－MB 2小时的变化要优于肌红蛋白。Kontos等（1999）研究了CK–MB 3小时内的变化。他们定义的阳性标准是CK–MB在0或3小时的测量水平高于AMI的诊断折点值，CK－MB在3小时内增加3μg/L或CK–MB在3小时内增加1倍。采用这一标准诊断AMI的敏感性为93%，特异性为98%（＋LR 46.5，–LR 0.07）。

也有一些关于cTnI在2小时内的变化的研究。Fesmire等（2000）报道，cTnI在2小时后升高0.2μg/L诊断AMI的敏感性为61.4%，特异性为96.5%（＋LR 17.54，－LR 0.4）。cTnI在2小时后的升高也与30天内不良心脏事件的危险增加有关。通过直观比较，Fesmire等（2000）观察到CK－MB在2小时的改变的意义优于cTnI在2小时的改变。

由于以上临床试验的结果杂乱，因此以心脏标志物为基础的诊断流程也没有得到广泛采用。由于心肌坏死后期心脏标志物释放到血流的速度减慢，因此这些方法的准确性取决于症状发生的时间。此外，不同的折点值、诊断的敏感性和特异性都取决于所使用的免疫方法。但是，联合其他一些检查可能会显示这些检查在急诊的应用价值。

（二）新的缺血标志物：急诊室的潜在角色

最近出现了一些新的心肌缺血和（或）斑块不稳定的标志物，如人钴结合人血白蛋白（human ser-um albumin cobalt binding）、心型脂肪酸结合蛋白、C反应蛋白以及髓过氧化物酶。尽管它们在急诊的作用还并不清楚，但它们对建立ACS的诊断和预后的判定具有潜在的应用价值。这些心脏标志物代表了另一种病理生理过程，无须心肌坏死的存在。许多这些新的心脏标志物在心肌缺血时会升高，对识别那些早期就诊ACS患者可能非常有用。

（三）心脏标志物在胸痛方案中的作用

通常来说，肌红蛋白、心肌肌钙蛋白和CK－MB只能检测心肌坏死，无法准确地检测无梗死心肌缺血。在过去的十几年里，将心脏标志物的连续检测、连续心电图和心脏激发试验相结合，建立了多种急诊胸痛诊断方案。通过将这3种诊断方法联合，能够既快速而又准确地识别和诊断AMI和不稳定心绞痛，同时降低了住院率，减少了成本效益比。

由于需要一些必要的时间，因此在传统的急诊室中完成这些检查并不是一件容易的事情。胸痛中心的建立使得急诊观察的时间延长到6～9小时，而在中国的三级甲等医院似乎无须考虑这一点。胸痛中心的成员由急诊医生和护士组成，胸痛中心任务的完成有赖于参与科室的备用资源，以及急诊医生和护士、心脏科医生、内科医生和放射科医生的通力合作。

在大多数方案中，胸痛患者在普通急诊就要开始初始评估。急诊医生必须根据病史、体格检查和初始12导联心电图来确定ACS的危险。低到中危的患者是胸痛中心的主要入住人群，要转送到胸痛中心接受进一步的评估；那些明显不是心源性胸痛的患者可以立即离院回家；对初始评估为高危的患者，特别是那些心电图就能诊断的患者，需要即刻收住院。一般完成胸痛方案的时间为6～9小时。除了连续的心脏标志物和心电图检测，还要使用静息心肌灌注显像（MPI）、运动试验和负荷超声以及负荷核素显像。具体选择哪种方法取决于该诊断方法的可行性和可靠性。随着计算机显像技术和互联网的发展，甚至可以轻松地进行远程会诊。

二、心力衰竭标志物

心力衰竭是由心脏结构改变或功能障碍所导致的临床综合征，主要表现为心室充盈障碍和射血分数减低。心力衰竭的诊断主要根据临床症状和体征，但仅仅依靠这些表现在临床上很容易造成误诊，尤其是在急诊的情况下。

在过去的10年中，B型利钠肽（BNP）和氨基末端BNP前体（NT－proBNP）的检测对呼吸困难患者的鉴别诊断、诊断和排除心力衰竭以及重症心力衰竭患者的急诊监测方面显示出了其特别的价值，同时，它们在心力衰竭患者的危险分层、预后的判定以及监测治疗效果和门诊患者的随访方面都有重要意义。在此将主要讨论这些心力衰竭标志物在急诊的应用，并简述心力衰竭患者心肌肌钙蛋白升高的临床意义。还有一些新的心力衰竭的标志物，如C型利钠肽、内皮素1（ET－1）、高敏CRP（hs－CRP）、心肌营养素1（cardiotrophic－1）和髓过氧化物酶（MPO）等，由于还没有大规模地为临床接受，因此暂不述及。

BNP检测在临床上具有下列几个方面的优点：①可以用于快速的床旁即时检测；②受年龄和肾功能的影响较小；③有统一的折点值。由于NT－proBNP的水平除了与肾功能相关之外，并且其折点值受患者年龄影响，其诊断阈值出现由125 ng/L到75岁后的450ng/L的跳跃性改变。在65～85岁的患者当中，就出现了NT－proBNP对充血性心力衰竭（CHF）的诊断"灰区"，对于这一类患者，NT－proBNP检测的结果就会给医生和患者造成迷茫。此外，NT－proBNP的半衰期为120分钟，在血液中的代谢周期大约为12小时；BNP的半衰期为22分钟，其血液代谢周期为2小时。此外，已有研究证实，BNP能够精确地反映2小时内肺毛细血管楔压的变化。

（一）急诊呼吸困难的鉴别诊断

在急诊的患者中，我们往往很难鉴别呼吸困难是由肺部原因还是心脏原因所致。一方面是"呼吸困难"这一症状的特异性不高，如一些有呼吸困难相关疾病患者，或者是机体代谢功能减低的中老年人和肥胖患者，都会发生呼吸困难。而心力衰竭的临床体征，如颈静脉怒张、第三心音、肺部啰音和水肿等，在很多CHF患者当中都不一定会出现。而常规实验室检查、心电图和胸部X线，也仅仅在阳性的患者才有意义，很难与实际患者诊断相符。超声在急诊的应用也很有限，呼吸困难的患者不一定有足够的时间等到进行心脏超声的检查，并且超声所得出的检查结果图像有可能还会受到肥胖或肺部疾病一些因素的影响。因此，对CHF患者进行诊断的新的血液学的方法呼之欲出。

1. 呼吸困难患者的急诊策略　大多数利钠肽的早期研究都集中在BNP或NT－proBNP在有心力衰竭症状患者的诊断方面。几个前瞻性多中心的临床试验研究了血中BNP或NT－proBNP的检测对急诊心力衰竭患者的初始评估价值。在多中心的呼吸困难研究（breathing－not－property study）中，采用100ng/L作为BNP的诊断折点值，诊断心力衰竭引起的呼吸困难的敏感性为90%，特异性为76%，诊断准确率为81%，在入选的样本为1 586名到急诊就诊的患者中，这一结果要优于单纯的临床判断。根据这项研究的结果，一项随机对照试验比较了包括BNP和单纯临床判断2个诊断策略，结果表明，在急诊进行BNP检测能够改善急性呼吸困难患者的诊断和治疗，缩短了出院时间，并且减少了总的治疗费用。

NT－proBNP的检测也得到了同样的结果，在监护病房中对普通患者的NT－proBNP检测也能提高心力衰竭诊断的准确性。急诊科呼吸困难患者ProBNP检测研究（proBNP investigation of dyspnea in the emergency department，PRIDE）也同样证实NT－proBNP具有相同的作用，他们一共检测了600个到急诊的呼吸困难患者的NT－proBNP，在NT－proBNP诊断折点值>450ng/L（<50岁）和>900ng/L（>50岁）对心力衰竭的诊断具有很高的敏感性和特异性；<300ng/L是急性心力衰竭的最佳排除指标（阴性预测值为90%）。

2. 临床诊断界值的应用决策　目前急诊BNP水平检测普遍采用两个折点值：低值的阴性预测值高，能够排除心力衰竭；高值的阳性预测值高，可以诊断心力衰竭。如图1-5所示，BNP水平的折点值为100ng/L和400ng/L，折点值与年龄和性别无关，但与肾脏疾病和肥胖有关。肾病患者肾小球滤过率小于60mL/min时，采用200～225 ng/L的折点值（而不是100ng/L）诊断心力衰竭更为准确。相反，肥胖的患者选择BNP水平的折点值要低，对严重肥胖的患者（定义为体重指数大于35kg/m^2），推荐采用BNP的折点值为60ng/L来排除心力衰竭，而以200ng/L来诊断心力衰竭。

75% 的急性呼吸困难患者的 BNP 水平或者是低（<100ng/L），或者是高（>400 或 500ng/L）。对于 BNP 水平在两头的患者，BNP 水平非常有助于快速准确诊断。还有 25% 患者的 BNP 水平落在诊断的灰区，还需要进行其他检查，以排除肺栓塞、肺炎以及其他疾病。

总的说来，在急诊科 BNP 数值分成三个范围：低值、高值和灰区。BNP 水平小于 100ng/L 的患者，其心力衰竭可能性很小，必须根据他们的就诊情况考虑其他诊断和治疗；BNP 水平大于 400ng/L 的患者，则心力衰竭的可能性会非常大，BNP 水平非常高的患者，急性死亡的风险也高，需要采取更为积极的治疗；BNP 值位于 100 ~ 400ng/L 灰区的患者，必须要接受其他急诊检查。

始终要和其他临床资料结合在一起来判断

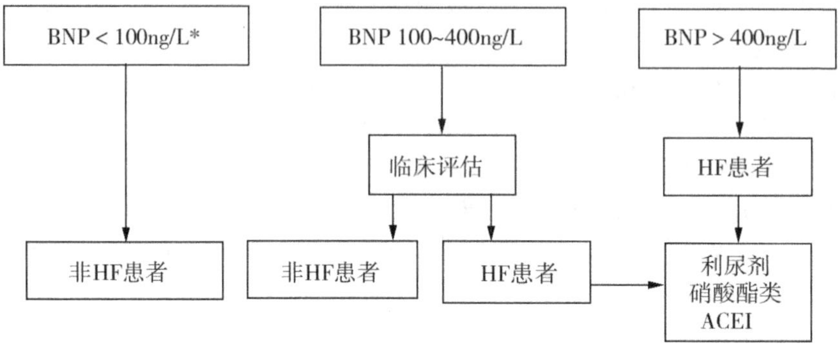

图 1-5　BNP 测定值的临床应用决策

* 如果肌酐清除率 > 60mL/min

（二）急诊重症监护室的应用

在急诊和危重疾病的治疗护理过程中，都要求用到床旁检验（POCT）技术，以便临床能够根据即时检测的结果及时地对患者进行治疗。Davis 等检测了 52 位急性呼吸困难患者的 ANP 和 BNP，结果表明，BNP 检测的结果优于左室射血分数（LVEF）和 ANP 检测。

在一个 ICU 患者的研究中，对急性失代偿的 CHF 患者进行了 48 小时的每 4 小时血流动力学和 BNP 水平的监测。肺毛细血管楔压前 24 小时从（33 ± 2）mmHg 下降到（25 ± 2）mmHg，而 BNP 的水平从（1 472 ± 156）ng/L 降到（670 ± 109）ng/L，这些改变出现在最初治疗的 2 ~ 4 小时。肺毛细血管楔压下降改变幅度与 BNP 下降的幅度有良好的相关性（r=0.73，P<0.05），BNP 最初的下降幅度为每小时（33 ± 5）ng/L。显示急性失代偿心力衰竭的患者，血中 BNP 浓度的变化与肺毛细血管楔压的改变有关。虽然 BNP 水平和其他相关检测指标例如心排血量、静脉血氧饱和度、静脉压等之间没有太多的关联意义，但可以作为右心功能评估的补充参数。

（三）心肌肌钙蛋白检测在心力衰竭患者中的临床意义

血液中肌钙蛋白阳性表示心肌坏死，这一点在急性冠状动脉综合征（ACS）的患者中已经得到了广泛的应用。对急诊心力衰竭的患者进行肌钙蛋白检测已经成为急诊医生排除心肌缺血所致的心力衰竭的检查常规。但是对晚期心力衰竭患者或患者处于心力衰竭的失代偿阶段时，一些心力衰竭患者会出现短暂或持续的 cTnI 或 cTnT 水平升高而没有任何明显的心肌缺血。血清肌钙蛋白水平升高与长期预后不良有关。几个临床试验进一步表明连续血清肌钙蛋白水平的升高提示进行性心肌坏死，与不良预后强烈相关。

三、小结

可以急诊应用的心脏标志物的种类很多，目前主要集中在心肌坏死标志物和心力衰竭标志物。心肌坏死标志物在急诊主要用于胸痛的患者诊断或排除 AMI，而心力衰竭标志物则主要用于急诊的呼吸困难患者诊断或排除心力衰竭。随着医学实践的发展，以后会逐渐出现心肌缺血标志物，甚至会出现其他一些新标志物，如呼吸道感染标志物、脓毒症标志物，急诊也必将成为这些标志物检测的主要内容之一。随着床旁检验（POCT）技术的发展，这些标志物的检测将更简单、方便、快速，达到迅速指导临床医生决策的目的，有助于急诊患者的诊断、危险分层和处置，必将有广阔的急诊应用前景。

第二章

常规心电图

第一节　心电图基础

1. 心电图的临床应用　心脏机械收缩之前，先产生电激动，心房和心室的电激动可经人体组织传导至体表。心电图（electrocardiogram，ECG）是利用心电图机从体表记录心脏每一心动周期所产生电活动变化的曲线图形。

心电图主要反映心脏激动的电学活动，心律失常是心脏激动的起源异常和（或）传导异常的结果，因此心律失常发作时的心电图记录对其诊断分析具有肯定价值，是判断心律失常的金标准。由于心肌梗死具有特征性的心电图改变和演变过程，因此心电图成为诊断心肌梗死快速、简单、可靠而实用的方法。在诊断和指导治疗遗传性心律失常（如先天性长 QT 间期综合征、Brugada 综合征、儿茶酚胺敏感型多形性室性心动过速等）方面，心电图发挥着重要作用。房室肥大、药物和电解质紊乱都可引起一定的心电图变化，通过心电图检查有助于诊断。此外，心电图对心包炎、心肌病、心肌炎、肺栓塞、慢性肺源性心脏病、各种先天性心脏病等也都有其特定的诊断价值。心脏电生理检查时，常需要与体表心电图进行同步描记，帮助判断电生理现象和辅助诊断。对于瓣膜活动、心音变化、心肌功能状态等，心电图虽不能提供直接判断，但作为心动周期的时相标记，是这些检查的重要辅助手段。除了循环系统疾病之外，心电图也广泛应用于各种危重患者的抢救，手术麻醉，用药观察，航天、登山运动的心电监测等。

2. 心电图的导联和导联轴　在人体不同部位放置电极，并通过导联线与心电图机电流计的正负极相连，这种记录心电图的电路连接方法称为心电图导联。由于电极位置和连接方法不同，可组成不同的导联。目前临床广泛应用的是国际通用导联体系（lead system），即常规 12 导联体系，这一导联体系早在 1905 年由 Einthoven 建立 3 个标准导联，以后 Wilson 进一步研究增加了 3 个单极肢体导联和 6 个胸导联（有时由于临床工作需要，胸导联可适当增加），一直沿用至今。

（1）肢体导联（limb leads）：包括标准导联Ⅰ、Ⅱ、Ⅲ及加压单极肢体导联 aVR、aVL、aVF。标准导联为双极导联，测量两个电极所在部位之间的电位差。加压单极肢体导联属于单极导联，基本上代表检测部位的局部心肌的电位变化。肢体导联电极主要放置于右臂（R）、左臂（L）、左腿（F），连接此三点即成为所谓 Einthoven 三角（图 2–1A、B）。

在每一个标准导联正负极间均可画出一条假想的直线，称为导联轴。将三个标准导联（Ⅰ、Ⅱ、Ⅲ导联）与三个加压单极肢体导联（aVR、aVL、aVF 导联）的轴线保持方向和角度不变，统一绘制在同一个坐标图的轴中心点，构成额面六轴系统（hexaxial system）（图 2–1C），又称 Bailey 六轴系统。此坐标系统采用 ±180° 的角度标志。以左侧为 0°，顺钟向的角度为正，逆钟向者为负。每个导联轴从中心点被分为正负两半，相邻导联间的夹角为 30°。

肢体各导联的电极位置和正负极连接方式见图 2–2 和图 2–3。

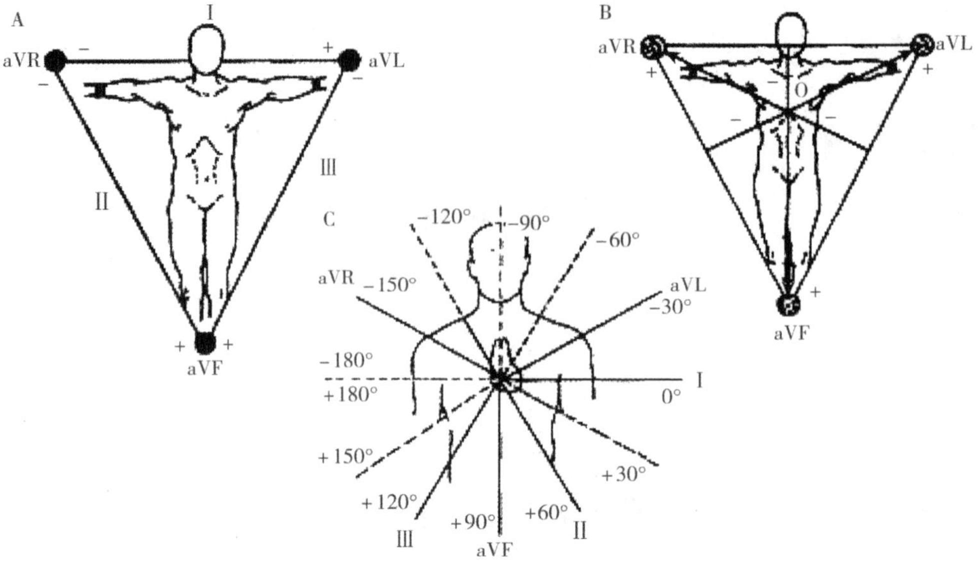

图 2-1　A. 标准导联的导联轴；B. 加压单极肢体导联的导联轴；C. 肢体导联额面六轴系统

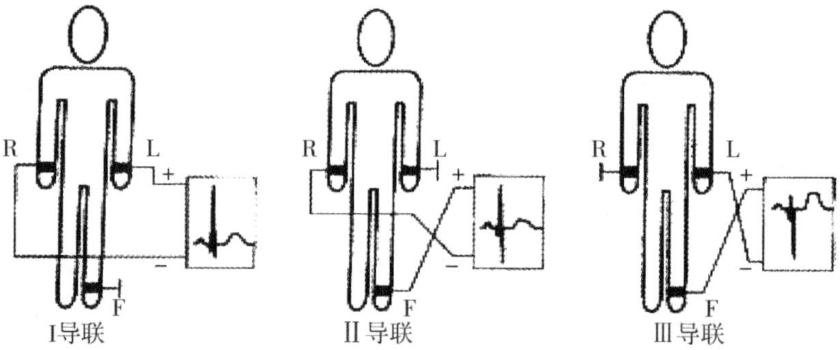

图 2-2　肢体标准导联的电极位置和正负极连接方式

Ⅰ导联：左臂（正极），右臂（负极）；Ⅱ导联：左腿（正极），右臂（负极）；Ⅲ导联：左腿（正极），左臂（负极）。L：左臂；R：右臂；F：左腿

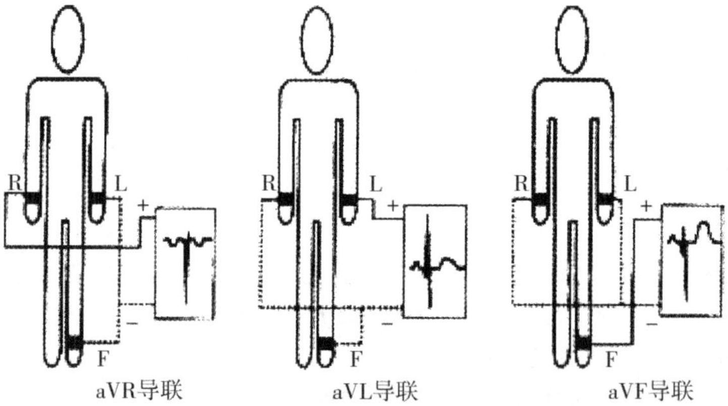

图 2-3　肢体加压单极导联的电极位置和正负极连接方式

实线表示 aVR、aVL、aVF 导联检测电极与正极连接，虚线表示其余二肢体电极同时与负极连接构成中心电端

（2）胸导联（chest leads）：属于单极导联，包括 V_1 ~ V_6 导联。正电极为安放于胸壁特定部位的探查电极，负电极为中心电端（central terminal），它是由肢体导联 3 个电极分别通过 5kΩ 电阻与负极连接构成的，这种连接方式可使中心电端电位接近零电位且较稳定（图 2–4）。具体胸导联电极安放的位置为：V_1 位于胸骨右缘第 4 肋间，V_2 位于胸骨左缘第 4 肋间，V_3 位于 V_2 与 V_4 两点连线的中点，V_4 位于左锁骨中线与第 5 肋间相交处，V_5 位于左腋前线与 V_4 同一水平处，V_6 位于左腋中线与 V_4 同一水平处。临

床上诊断急性冠脉综合征或其他特殊临床情况（小儿心电图或诊断右心病变）时，需加做 V_7 ~ V_9 导联及 V_{3R} ~ V_{5R} 导联，具体探查电极位置为：V_7 位于左腋后线 V4 水平处，V_8 位于左肩胛线 V_4 水平处，V_9 位于左脊柱旁线 V4 水平处。V_{3R} ~ V_{5R} 导联电极放置在右胸部与 V_3 ~ V_5 对称处。

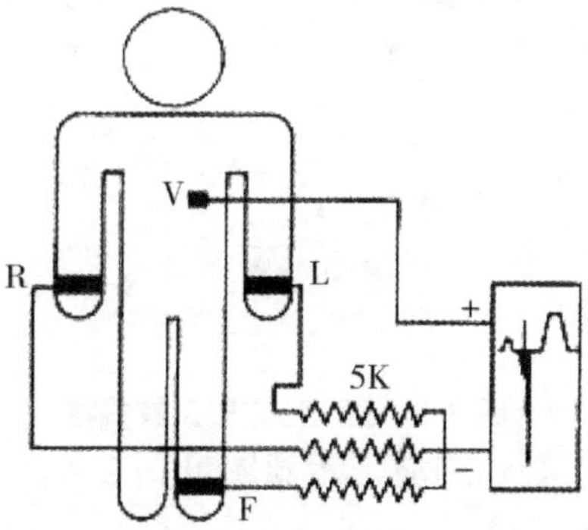

图 2-4 胸导联的电极位置和正负极连接方式

V 表示胸导联检测电极并与正极连接，3 个肢体导联电极分别通过 5K 电阻与负极连接构成中心电端

（3）平均心电轴：

①心电轴概念：一般指的是额面上平均 QRS 波电轴（mean QRS axis），它是心室除极过程中全部瞬时向量的综合（平均 QRS 波向量），代表心室除极过程这一总时间内的平均电势方向和强度。通常可用任何两个肢体导联的 QRS 波群的电压或面积计算出心电轴。一般采用心电轴与Ⅰ导联正（左）侧段之间的夹角表示平均心电轴的偏移方向。除测定 QRS 波群电轴外，P 波和 T 波电轴也可采用同样方法测定，但 P 波振幅小，不便测量，而且引起 T 波改变的因素太多，意义不够明确。

②测定方法：估测电轴是否发生偏移的方法有目测法、振幅法及查表法。其中最简单的方法是目测法：即观察Ⅰ和Ⅲ导联 QRS 波群的主波方向，若Ⅰ和Ⅲ导联的 QRS 主波均为正向波，可推断电轴不偏；若Ⅰ导联出现较深的负向波，Ⅲ导联主波为正向波，则属于电轴右偏；若Ⅲ导联出现较深的负向波，Ⅰ导联主波为正向波，则属于电轴左偏。精确的方法为振幅法：分别测算Ⅰ和Ⅲ导联的 QRS 波群振幅的代数和，然后将这两个数值分别在Ⅰ导联及Ⅲ导联上画出垂直线，求得两垂直线的交叉点。该交叉点与电偶中心 0 点相连即为心电轴，该轴与Ⅰ导联轴正侧的夹角即为心电轴的角度。另外，也可将Ⅰ和Ⅲ导联 QRS 波群振幅代数和的数值通过查表法直接求得心电轴。

③临床意义：正常额面 QRS 波心电轴在 0° ~ + 90°，少数正常人可有轻度左偏，但一般不超过 − 30°，故心电轴在 − 30° ~ + 90° 为大致正常；电轴位于 − 30° ~ − 90° 范围为心电轴左偏；位于 + 90° ~ + 180° 范围为心电轴右偏；位于 − 90° ~ − 180° 范围，传统上称为电轴极度右偏，近年主张定义为“不确定电轴”（indeterminate axis），又称无人区电轴（图 2-5）。心电轴的偏移，一般受心脏在胸腔内的解剖位置（垂位心、横位心）、左右心室的质量比例、心室内传导系统的功能状态等影响。膈肌高位或横位心、左室肥厚、左前分支阻滞等可使心电轴左偏；6 个月以内的婴儿或垂位心、右室肥厚、左后分支阻滞等可使心电轴右偏；不确定电轴可以发生在正常人（正常变异），亦可见于肺源性心脏病（肺心病）、冠心病、高血压等某些病理情况。

④心脏循长轴转位：自心尖部朝心底部方向观察，设想心脏可循其长轴做顺钟向或逆钟向转位。正常时 V_3 或 V_4 导联 R/S =1，为左、右心室过渡区波形。顺钟向转位（clockwise rotation）指的是 V_5、V_6 导联上出现 V_3 或 V_4 导联的波形。逆钟向转位（counter clockwise rotation）则表现 V_1、V_2 导联上出现 V_3 或 V_4 导联的波形。顺钟向转位可见于右室肥厚，而逆钟向转位可见于左室肥厚。但需要注意这种转位图形在正常人亦常可见到，提示此种图形改变有时为心电位的变化，而非由心脏在解剖上转位所致。

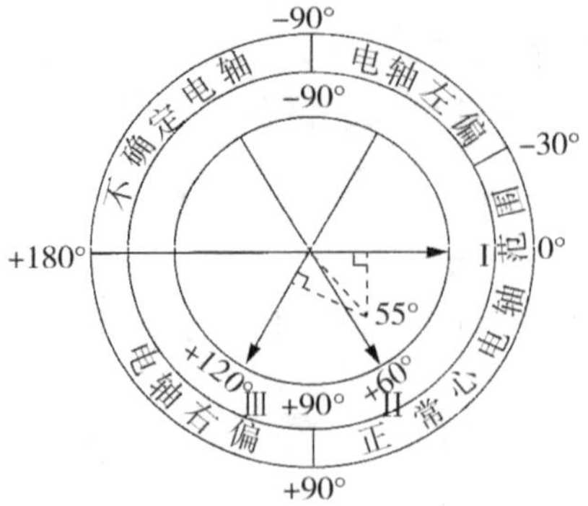

图 2-5　正常心电轴及其偏移

3. 心电图的波形特点和正常值　心电图波形示意图见图 2-6。

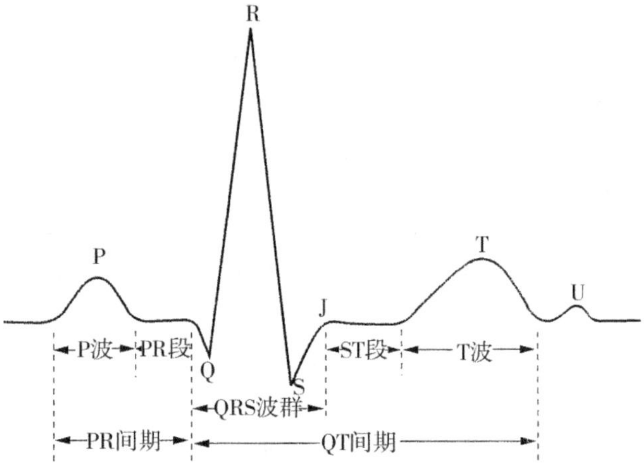

图 2-6　心电图波形的示意图

（1）P 波代表左右心房除极的电位变化：

①形态：一般在大部分导联上呈钝圆形，有时可出现小的切迹。心房激动起源于窦房结，以辐射状在心房内传导，因此心房除极的综合向量指向左、前、下，所以 P 波方向在Ⅰ、Ⅱ、aVF、V_4 ~ V_6 导联向上，aVR 导联向下，其余导联呈双向、倒置或低平均可。

②时间：正常人一般小于 0.12s，如 P 波有切迹，切迹的两个波峰之间不超过 0.03s。

③振幅：肢体导联一般小于 0.25mV，胸导联一般小于 0.2mV。

（2）PR 间期：从 P 波的起点至 QRS 波群的起始部，反映心房开始除极至心室开始除极的时间。心率在正常范围内时，PR 间期为 0.12 ~ 0.20s。在幼儿及心动过速的情况下，PR 间期相应缩短。在老年人及心动过缓的情况下，PR 间期可略延长，但一般不超过 0.22s。

（3）QRS 波群：代表心室肌除极的电位变化。

①时间：正常成年人 QRS 波时限小于 0.12s，多数在 0.06 ~ 0.10s。

②形态和振幅：在胸导联，正常人从 V_1 至 V_6 导联 R 波振幅逐渐增高，S 波逐渐减小，V_1 的 R/S 小于 1，V_3 或 V_4 的 R/S 等于 1，V_5 的 R/S 大于 1。即正常人 V_1、V_2 导联多呈 rS 型，V_1 导联的 R 波一般不超过 1.0mV。V_5、V_6 导联 QRS 波群可呈 qR、qRs、Rs 或 R 型，且 R 波一般不超过 2.5mV。在肢体导联，Ⅰ、Ⅱ导联的 QRS 波群主波一般向上，Ⅲ导联的 QRS 波群主波方向多变。aVR 导联的 QRS 波群主波向下，可呈 Qs、rS、rSr' 或 Qr 型。aVL 与 aVF 导联的 QRS 波群可呈 qR、Rs 或 R 型，也可呈 rS 型。正常人 aVR 导联的 R 波一般小于 0.5mV，Ⅰ导联的 R 波小于 1.5mV，aVL 导联的 R 波小于 1.2mV，aVF 导联的 R 波小于 2.0mV。

6 个肢体导联的 QRS 波群振幅（正向波与负向波振幅的绝对值之和）一般不应都小于 0.5mV，6 个胸导联的 QRS 波群振幅（正向波与负向波振幅的绝对值之和）一般不应都小于 0.8mV，否则称为低电压。

③ R 峰时间（R peak time）：过去称为室壁激动时间或类本位曲折时间，指 QRS 波起点至 R 波顶端垂直线的时间间期。如有 R 波，则应测量至 R 波波峰；如 R 峰有切迹，应测量至切迹第二峰。正常成人 R 峰时间在 V_1、V_2 导联不超过 0.04s，在 V_5、V_6 导联不超过 0.05s。

④ Q 波：除Ⅲ和 aVR 导联外，正常人的 Q 波时间一般不超过 0.03s（Ⅲ导联 Q 波的宽度可达 0.04s），Q 波深度不超过同导联中 R 波的 1/4。约 75% 的正常人在左胸导联上可有 q 波，而 V_1、V_2 导联不应出现 Q 波，但偶尔可呈 Qs 波。

（4）J 点：QRS 波群的终末与 ST 段起始之交接点称为 J 点。

J 点大多位于等电位线上，通常随 ST 段的偏移而发生移位。有时可因心室除极尚未完全结束，部分心肌已开始复极致使 J 点上移。还可由于心动过速等原因，导致心房复极波（Ta 波）重叠于 QRS 波群的后段，从而发生 J 点下移。

（5）ST 段：QRS 波群的终点至 T 波开始的线段，代表心室缓慢复极的过程。

正常的 ST 段多为一等电位线，有时亦可有轻微的偏移，但在任一导联，ST 段下移一般不超过 0.05mV。成人 ST 段抬高在 V_2 和 V_3 导联较明显，可达 0.2mV 或更高（一般 V_2 导联不超过 0.3mV，V_3 导联不超过 0.5mV），且男性抬高程度一般大于女性。在 V_4 ~ V_6 导联及肢体导联不超过 0.1mV。对于部分正常人（尤其是年轻人）出现在 V_2 ~ V_5 导联及Ⅱ、Ⅲ、aVF 导联 J 点上抬、ST 段呈现凹面向上型抬高的心电图表现，通常称之为早期复极，大多属于正常变异，可能为局部心外膜区心肌细胞提前复极所致。

（6）T 波代表心室快速复极时的电位变化：

①形态：正常情况下，T 波的方向大多与 QRS 主波的方向一致。T 波方向在Ⅰ、Ⅱ、V_4 ~ V_6 导联向上，aVR 导联向下，Ⅲ、aVL、aVF、V_1 ~ V_3 导联可以向上、双向或向下。若 V_1 导联的 T 波方向向上，则 V_2 ~ V_6 导联就不应再向下。

②振幅：除Ⅲ、aVL、aVF、V_1 ~ V_3 导联外，其他导联 T 波振幅一般不应低于同导联 R 波振幅的 1/10。T 波在胸导联有时可高达 1.2 ~ 1.5mV 尚属正常。

（7）QT 间期：指 QRS 波群的起点至 T 波终点的时间间期，代表心室肌除极和复极全过程所需的时间。

QT 间期长短与心率的快慢密切相关，心率越快，QT 间期越短，反之则越长。心率在 60 ~ 100 次／分时，QT 间期的正常范围为 0.32 ~ 0.44s。因为 QT 间期受心率的影响很大，所以常用校正的 QT 间期（QTc），通常采用 Bazett 公式计算：$QTc=QT/\sqrt{RR}$。QTc 就是 RR 间期为 1s 时的 QT 间期。传统的 QTc 的正常上限值设定为 0.44s，超过此时限即认为 QT 间期延长。一般女性的 QT 间期较男性略长：男性 QTc 间期≥ 0.45s，女性 QTc ≥ 0.46s。

QT 间期另一个特点是不同导联之间 QT 间期存在一定的差异，正常人不同导联间 QT 间期差异最大可达 50ms，以 V_2、V_3 导联 QT 间期最长。

（8）U 波：在 T 波之后 0.02 ~ 0.04s 出现的振幅很低小的波称为 U 波，代表心室后继电位，其产生机制目前仍未完全清楚。近年研究认为可能与心肌中层细胞（M 细胞）长动作电位、浦肯野纤维的复极化或心室肌舒张的机械作用有关。U 波方向大体与 T 波相一致。U 波在胸导联较易见到，以 V_2 ~ V_3 导联较为明显。U 波明显增高常见于低血钾。U 波倒置可见于高血压和冠心病。

第二节 心房肥大和心室肥厚

（一）心房肥大

心房肥大的病理改变多表现为心房的扩大而较少表现为心房肌肥厚。心房扩大引起心房肌纤维增长、增粗，以及房间传导束被牵拉和损伤，影响整个心房肌除极的综合向量。心电图上主要表现为 P 波振幅增高、除极时间延长及电轴偏移。P 波代表左右心房除极的电位变化，起始 30ms 代表右心房除极，中间 30 ~ 80ms 代表左右心房共同除极，终末 20ms 代表左心房单独除极。

1. 右房肥大　正常情况下右心房先除极，左心房后除极。当右房肥大（right atrial enlargement）时，右房除极时间延长，往往与稍后除极的左房时间重叠，故总的心房除极时间并未延长，心电图主要表现为 P 波振幅增高（图 2–7）。

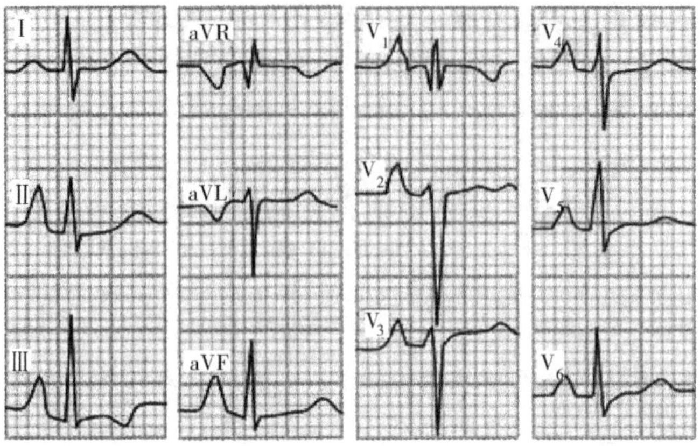

图 2–7　右房肥大

（1）P 波振幅增高：Ⅱ、Ⅲ、aVF 导联出现尖而高耸的 P 波，其振幅≥ 0.25mV，V_1 导联 P 波直立时，振幅≥ 0.15mV，如 P 波呈双向时，其振幅的算术和≥ 0.20mV。心电图显示异常高尖的 P 波，又称“肺型 P 波”。

（2）P 波时间：一般不超过 0.10s。

（3）P 波电轴：右偏超过 − 75° ～ ＋ 90°。

（4）心房复极波异常改变：由于右心房除极向量增大，心房复极波（Ta 波）也随之增大，其方向与 P 波相反，表现为 PR 段轻度下移。

需要指出的是，上述所谓“肺型 P 波”并非慢性肺心病所特有，临床上右心房的压力或容量负荷过重、右房内传导阻滞、低血钾等亦可出现，需要结合临床进行鉴别。

2. 左房肥大　正常情况下由于左房最后除极，当左房肥大（left atrial enlargement）时，心电图主要表现为 P 波时限延长（图 2–8）。

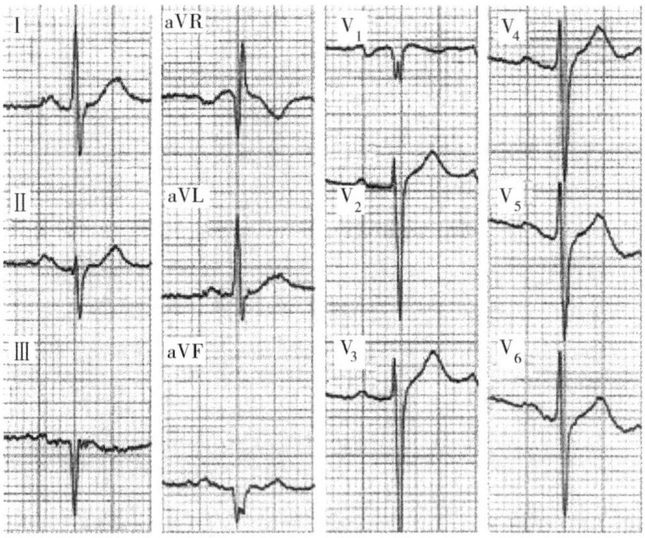

图 2–8　左房肥大

（1）P 波增宽：时限≥ 0.12s，P 波常呈双峰型，两峰间距≥ 0.04s，以Ⅰ、Ⅱ、aVL 导联明显，又称“二尖瓣型 P 波”。

（2）PR 段缩短：P 波时间与 PR 段时间之比 >1.6（P/PR 段比值 >1.6）。

（3）PtV_1 绝对值增大：V_1 导联上 P 波常表现先正而后出现深宽的负向波。将 V_1 导联负向 P 波的时间乘以负向 P 波振幅，称为 P 波终末电势（P– wave terminal force，Ptf）。左房肥大时，PtV_1（绝对值）≥ 0. 04mm · s。

同样上述“二尖瓣型 P 波”，也并非二尖瓣疾病所特有，心房内传导阻滞、各种原因引起的左心房负荷过重、心房梗死也可出现 P 波双峰和 P 波时限≥ 0.12s 的心电图改变。

3. 双心房肥大　双心房肥大（biatrial enlargement）的心电图表现为（图 2-9）：

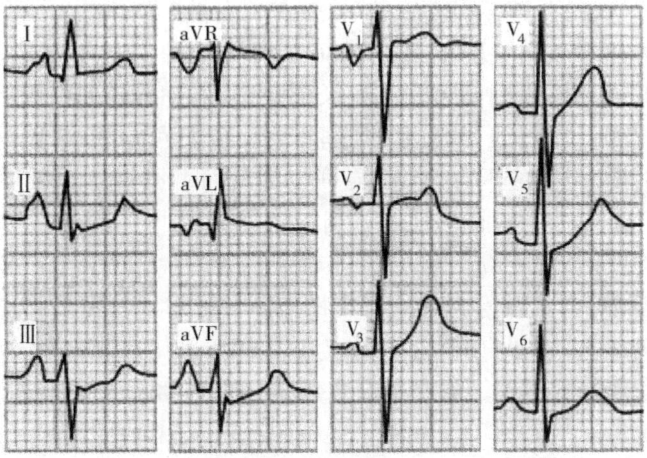

图 2-9　双心房肥大

（1）P 波增宽：时限≥ 0.12s，一般在Ⅰ、Ⅱ、aVR、V_3 ~ V_6 导联增宽明显。

（2）P 波增高：振幅≥ 0.25mV，V_1 导联 P 波高大双向，上下振幅均超过正常范围。

需要指出的是，心电图诊断双心房肥大除必须具备上述两条心电图改变外，临床也必须有引起双心房肥大的病因及证据。

（二）心室肥厚

心室舒张期和（或）收缩期负荷过重所致的心室扩大和（或）肥厚，是器质性心脏病的常见后果，心室扩大和（或）肥厚引起心肌纤维增粗、增长，心肌细胞变性，以及心肌供血不足，都会影响到心肌的除极和复极过程，其心电图主要表现为心室肌除极产生的电压增高、心电轴偏移、心肌激动的总时程延长和 ST -T 改变。

1. 左室肥厚　正常左心室壁明显厚于右心室，故心室除极综合向量表现为左心室占优势的特征。左室肥厚（left ventricular hypertrophy）时，可使左室优势的情况显得更为突出，引起面向左室的导联（Ⅰ、aVL、V_5 和 V_6）其 R 波振幅增加，而面向右室的导联（V_1 和 V_2）则出现较深的 S 波。左室肥厚时，心电图上可出现以下表现（图 2-10）：

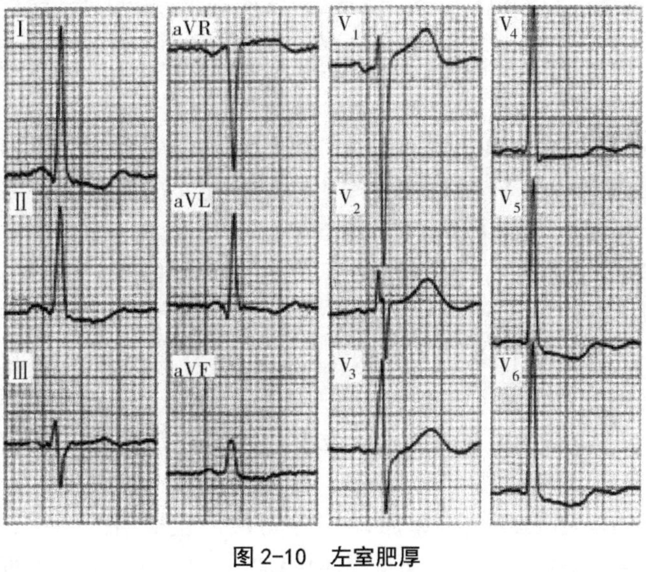

图 2-10　左室肥厚

（1） QRS 波群电压增高，QRS 波群电压除与心室壁厚度有关外，还受年龄、性别、体型及心脏在胸腔中的位置影响。常用的左室肥厚电压标准如下：

胸导联：Rv_5 或 Rv_6>2.5mV；Rv_5 + Sv_1>4.0mV（男性）或 >3.5mV（女性）。

肢体导联：R_I >1.5mV；R_{aVL}>1.2mV；R_{avF}>2.0mV；R_I + S_{III} >2.5mV。

Cornell 标准：R_{aVL} + SV_3>2.8mV（男性）或 >2.0mV（女性）。

（2）额面 QRS 波心电轴左偏：一般不超过 - 30° 。

（3） QRS 波时间延长：QRS 波时间可轻度延长到 0.10 ~ 0.11s，但一般仍 <0.12s。

（4）继发性 ST –T 改变：在以 R 波为主的导联，其 ST 段可呈下斜型压低达 0.05 mV 以上，T 波低平、双向或倒置。在以 S 波为主的导联（如 V_1 导联）则反而可见直立的 T 波。左室肥厚出现的 ST –T 改变多为继发性改变，亦可能同时伴有心肌缺血。当 QRS 波电压增高同时伴有 ST –T 改变者，传统上称左室肥厚伴劳损。

临床心电图诊断左室肥厚时需注意：由于心电图电压标准诊断左室肥厚的敏感性通常较低（<50%），而特异性较高（85% ~ 90%），因此在符合一项或几项 QRS 波电压增高标准的基础上，需结合其他阳性指标诊断左室肥厚，且符合条件越多，诊断可靠性越大。如仅有 QRS 波电压增高，而无其他任何阳性指标者，诊断左室肥大应慎重。

2. 右室肥厚　右室壁厚度仅有左室壁的 1/3，只有当右室壁的厚度达到相当程度时，才会使综合向量由左室优势转向为右室优势，并导致位于右室面导联（V_1、aVR）的 R 波增高，而位于左室面导联（I、aVL、V_5）的 S 波变深。右室肥厚（right ventricular hypertrophy）的心电图表现（图 2- 11）如下：

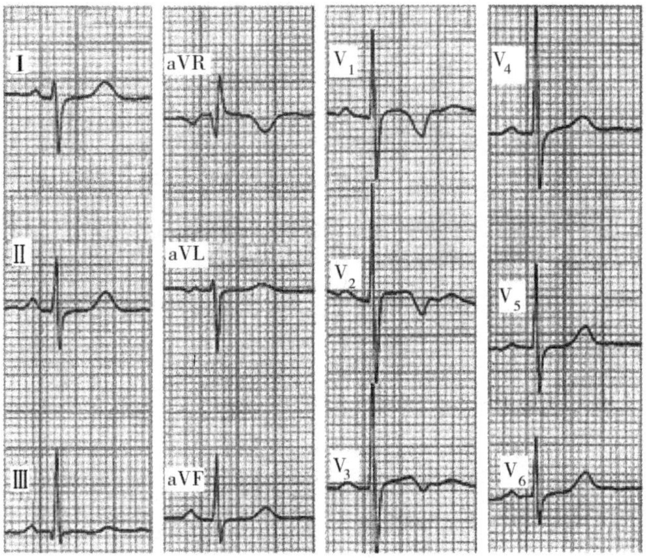

图 2-11　右室肥厚

（1）QRS 波群电压：右胸前导联 R 波增高，V_1 导联 R/S ≥ 1，呈 R 型或 Rs 型，重度右室肥厚可使 V_1 导联呈 qR 型（除外心肌梗死）；V_5 导联 R/S ≤ 1 或 S 波比正常加深；aVR 导联以 R 波为主，R/q 或 R/S ≥ 1。R_{V_1} +S_{V_5} >1. 05mV（重症 >1.2mV）；R_{aVR}>0.5mV。

（2）额面 QRS 波心电轴：心电轴右偏≥ + 90° 。重症可 > + 110° 。

（3）右心室“室壁激动时间”（VAT）：右心室室壁激动时间可 >0.03s。

（4）继发性 ST –T 改变：常同时伴有右胸导联（V_1、V_2）ST 段压低及 T 波倒置。

临床诊断右室肥厚，有时定性诊断（依据 V_1 导联 QRS 波形态及电轴右偏等）比定量诊断更有价值。一般来说，阳性指标愈多，则诊断的可靠性越高。虽然心电图对诊断明显的右室肥厚准确性较高，但敏感性较低。

3. 双心室肥厚　由于心电图表现是心室激动综合向量相互抵消的结果，双心室肥厚（biventricular hypertrophy）的心电图表现并不是左、右心室异常表现相加，心电图可出现下列情况：

（1）大致正常心电图：由于双侧心室电压同时增高，增加的除极向量方向相反，互相抵消。

（2）单侧心室肥厚心电图：只表现出一侧心室肥厚，而另一侧心室肥厚的图形被掩盖。

（3）双侧心室肥厚心电图：既表现右室肥厚的心电图特征（如 V_1 导联 R 波为主，电轴右偏等），又存在左室肥厚的某些征象（如 V_5 导联 R/S>1，R 波振幅增高等）。

因此，临床做出心室肥厚诊断时，需结合临床资料以及其他的检查结果，通过综合分析，才能得出正确结论。

第三节 心肌缺血心电图

心肌缺血（myocardial ischemia）是冠状动脉血流量相对或绝对减少，不能满足心肌代谢需要，90%是由于冠状动脉粥样硬化所致。当心肌某一部分缺血时，将影响到心室复极的正常进行，并可使缺血区相关导联发生 ST 段偏移、T 波改变、U 波改变、QT 间期延长等复极异常的心电图变化，有时也可影响 QRS 波群变化。心肌缺血的心电图改变类型取决于缺血的严重程度、持续时间和发生部位。

（一）心电图主要表现

1. 缺血型心电图改变　正常情况下，由于心肌收缩时心内膜的压力高于心外膜，心外膜温度较心内膜高，且心外膜处的动作电位时程较心内膜短，因此心外膜较心内膜更易复极，心外膜完成复极早于心内膜，心室肌复极过程可看作是从心外膜开始向心内膜方向进行。发生心肌缺血时，复极过程发生改变，心电图上出现缺血性 T 波变化。

（1）若心内膜下心肌缺血，这部分心肌复极时间较正常时更加延迟，复极仍由心外膜向心内膜进行，致使面向心外膜的导联出现 T 波高大。例如，下壁心内膜下缺血，下壁导联Ⅱ、Ⅲ、aVF 导联可出现高大直立的 T 波；前壁心内膜下缺血，胸导联可出现高耸直立的 T 波。

（2）若心外膜下心肌缺血（包括透壁性心肌缺血），心外膜动作电位时程比正常时明显延长，引起心肌复极顺序的逆转，即复极方向由心内膜向心外膜进行，复极时电穴在前（缺血的心外膜心肌尚未复极，膜外电位仍呈相对的负性），电源在后（心内膜开始先复极，膜外电位为正），于是出现与正常方向相反的 T 波向量。此时面向心外膜的导联出现倒置深尖、双肢对称的 T 波（称之为冠状 T 波）。例如，下壁心外膜下缺血，下壁导联Ⅱ、Ⅲ、aVF 导联可出现 T 波倒置；前壁心外膜下缺血，胸导联可出现倒置的 T 波。

2. 损伤型心电图改变　心肌缺血引起的复极异常除了缺血性 T 波改变外，还可表现损伤型 ST 段改变。损伤型 ST 段偏移分为 ST 段压低及 ST 段抬高两种类型。

心肌损伤（myocardial injury）时，ST 段向量从正常心肌指向损伤心肌。心内膜下心肌损伤时，ST 段向量背离心外膜面指向心内膜，使位于心外膜面的导联出现 ST 段压低；心外膜下心肌损伤时（包括透壁性心肌缺血），ST 段向量指向心外膜面导联，引起 ST 段抬高。发生损伤型 ST 段改变时，对侧部位的导联常可记录到相反的 ST 段改变。

（二）临床意义和鉴别

心电图是诊断心肌缺血的重要方法，并且可提供预后信息。心肌缺血的心电图可表现为 ST 段改变和（或）T 波改变。临床上可发现约 50% 的冠心病患者未发作心绞痛时，心电图可以正常，而仅于心绞痛发作时记录到 ST –T 动态改变。因此争取在心肌缺血发作时进行心电图检查，缓解后立即复查，ST –T 动态变化是心肌缺血最可靠的心电图表现。约 10% 的冠心病患者在心肌缺血发作时心电图可以正常或仅有轻度 ST –T 变化。

典型的心肌缺血发作时，面向缺血部位的 2 个或更多的相邻导联常显示缺血型 ST 段压低（水平型或下斜型下移≥ 0. 1mV）和（或）T 波倒置（图 2–12）。有些冠心病患者心电图可呈持续性 ST 段改变（水平型或下斜型下移≥ 0. 05mV）和（或）T 波低平、负正双向和倒置，而于心绞痛发作时出现 ST –T 改变加重或“伪性改善”（发作时原来倒置的 T 波转为直立，发作后 T 波恢复原倒置状态）。心电图表现典型的冠状 T 波，可反映心外膜下心肌缺血或有透壁性心肌缺血，这种 T 波改变亦见于心肌梗死患者；心电图表现暂时性 ST 段抬高并常伴有高耸 T 波和对应导联的 ST 段下移，临床见于变异型心绞痛，是由于冠状动脉痉挛所致，这是急性严重心肌缺血表现；如心电图表现 ST 段持续抬高，提示发生心肌梗死的可能。

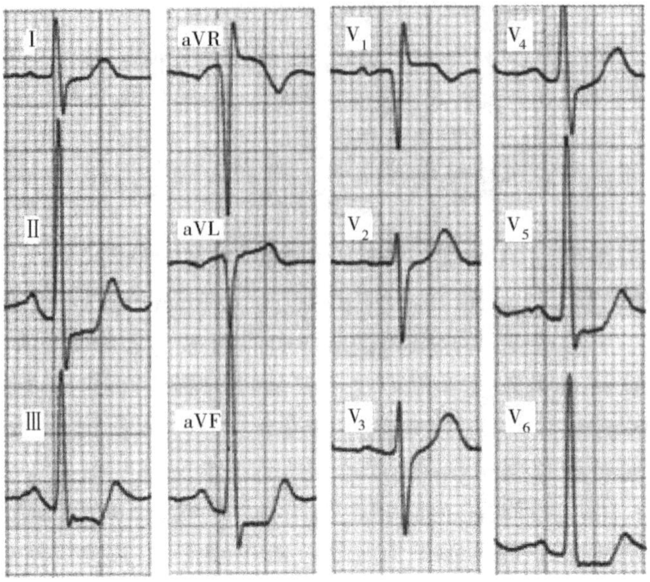

图 2-12　心肌缺血

（三）鉴别诊断

心肌缺血的主要心电图表现为 ST 段偏移和 T 波变化，但这些 ST –T 改变并非心肌缺血所特有，心电图上 ST –T 改变只是非特异性心肌复极异常的共同表现，临床上其他生理、病理、药物或电解质等因素也直接影响心室复极过程而产生 ST –T 改变（原发性 ST –T），并且当心室除极顺序异常时（如心室肥厚、束支传导阻滞、预激综合征等）也常伴有复极异常的 ST –T 改变（继发性 ST –T 改变）。因此在心肌缺血或"冠状动脉供血不足"所致的原发性 ST –T 改变之前，必须结合临床资料进行鉴别诊断。

除冠心病外，其他引起原发性 ST –T 改变的疾病包括心肌病、心肌炎、瓣膜病、心包炎、脑血管意外（尤其是颅内出血）等。低钾、高钾等电解质紊乱，药物（洋地黄、奎尼丁等）影响以及自主神经调节障碍也可引起非特异性 ST –T 改变。

第四节　心肌梗死心电图

绝大多数心肌梗死（myocardial infarction）是在冠状动脉病变的基础上发生冠状动脉血供急剧减少或中断，使相应的心肌严重而持久地急性缺血所致。除了临床表现及心脏生化标志物（最好是肌钙蛋白）增高外，心电图的特征性改变及其演变规律是确定心肌梗死诊断和判断病情的重要依据，同时心电图又是目前急性心肌梗死分类的重要依据。

（一）基本心电图改变

冠状动脉发生闭塞后，随着时间的推移在心电图上可先后出现缺血、损伤和坏死 3 种类型的图形。心电图显示的特征性变化是梗死后心肌多种心电变化综合的结果。

1. "缺血型" T 波改变　冠状动脉急性闭塞后，最早出现的心电图变化是缺血型 T 波改变。通常缺血最早出现在心内膜下肌层，使对向缺血区的导联出现高而直立的 T 波。若缺血发生在心外膜 T 肌层，则面向缺血区的导联出现 T 波倒置。缺血型 T 波的形态有以下几个特点：双肢对称；顶端尖耸呈箭头状；T 波改变仅出现在心肌缺血区导联；随心肌再灌注，T 波可明显变化，在几分钟或数十分钟内由直立变为倒置。心肌缺血导致复极 3 相延缓，引起 QT 间期延长。

2. "损伤型" ST 段改变　心肌缺血时间延长、程度进一步加重，可出现心肌损伤。心电图主要表现为面向损伤心肌的导联出现 ST 段抬高。关于 ST 段抬高的机制，目前有三种解释：①"舒张期损伤电流学说"：认为心肌发生严重损害时，心肌细胞膜的电阻降低，在复极后的静息期，损伤区心室肌细胞膜外仍有一部分正电荷不断地进入细胞内，使细胞膜外正电荷分布较少而呈相对负电位，而正常心肌由于充分极化使细胞膜外正电荷分布较多而呈相对正电位，二者之间因有电位差而产生“损伤电流”。如将电极放于损伤区，即描记出低电位的基线。当全部心肌除极完毕时，此区完全处于负电位而不产生电位差，于是等电位的ST段就高于除极前低电位的基线，形成ST段“相对”抬高。②“收缩期损伤电流学说”：受损心肌细胞不能进行正常除极，正常心肌细胞除极完毕之后，受损区心肌细胞膜外仍有一部分正电荷，与邻近的正常心肌相比，其电位较高，因而有损伤电流形成，此损伤电流向量方向是自正常心肌指向受损心肌，因而是指向探查电极的，使面向损伤区的导联上ST段抬高。③“除极波受阻现象”：当部分心肌受损时，产生保护性除极受阻，即大部分正常心肌除极后呈负电位时，而损伤心肌不除极，仍为正电位，结果出现电位差，产生从正常心肌指向损伤心肌的ST段向量，使面向损伤区的导联出现ST段抬高。ST段明显抬高可形成单向曲线（mono – phasic curve）。一般来说，损伤不会持久，要么恢复，要么进一步发生坏死。

3. “坏死型”Q波形成　若心肌缺血程度继续加重则导致细胞变性、坏死。心电图表现坏死性Q波形成。目前关于Q波形成机制多用“综合向量学说”解释，即坏死的心肌细胞丧失了电活动，该部位心肌不再除极，而正常健康心肌仍照常除极，致使产生一个与梗死部位相反的综合向量。由于大多数心肌梗死发生于室间隔或左室壁心肌，往往引起起始0.03 ~ 0.04s除极向量背离坏死区，位于心肌坏死部位的电极于心室除极时记录到的初始向量指向坏死部位相反的方向，所以常规心电图上表现为面向坏死区的导联出现异常Q波（时间≥ 0.04s，振幅≥ 1/4R波）或者呈Qs波，且Q波大小与此时综合向量的幅度有关。一般认为，梗死的心肌直径 > 20 ~ 30mm或厚度 >5mm，可产生病理性Q波。

临床上，当冠状动脉某一分支发生闭塞，则受损伤心肌组织表现为中心部分坏死（心电图记录到异常Q波或Qs波），近坏死区周边组织明显损伤（心电图记录到ST段抬高），损伤区外周组织心肌缺血（心电图记录到冠状T波）。由于体表电极离心肌较远，它所反映的室壁面积较宽，因此，体表心电图导联可同时记录到心肌缺血、损伤和坏死的图形改变。若上述3种改变同时存在，则急性心肌梗死的诊断基本确立。

（二）演变及分期

急性心肌梗死发生后，心电图的变化随着心肌缺血、损伤、坏死的发展和恢复而呈现QRS –ST –T的特征性的演变规律。根据心电图图形的演变过程和演变时间可分为超急性期、急性期、亚急性期（近期）和陈旧期（图2–13）。

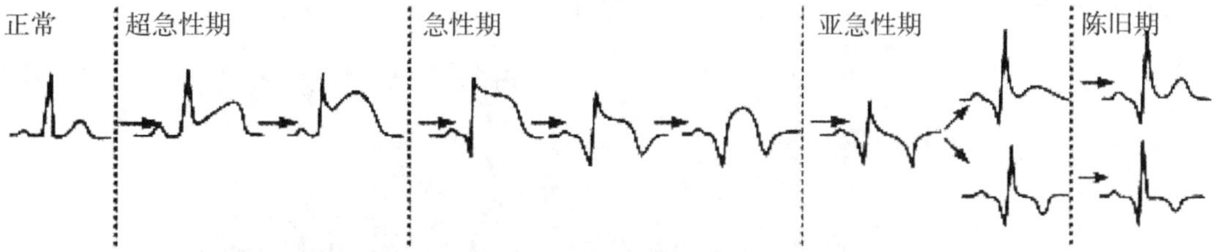

图2–13　典型的急性心肌梗死的图形演变过程及分期

1. 超急性期　亦称超急性损伤期，在心肌梗死的数分钟至数小时内发生，一般在24h内消失。急性心肌梗死发生数分钟后，首先出现短暂的心内膜下心肌缺血，心电图上产生巨大高耸、双肢对称的T波，以后迅速出现ST段呈斜型抬高，与高耸直立T波相连。由于急性损伤的心肌组织存在传导延迟（急性损伤性阻滞），可见QRS波振幅增高，并轻度增宽，但尚未出现异常Q波。这些表现仅持续数小时，临床上多因持续时间太短而不易记录到。由于此期心肌处于可逆阶段，若及时发现并有效治疗，则可能避免发展为心肌梗死或缩小梗死范围。

2. 急性期　又称充分发展期，此期开始于梗死后数小时或数日，可持续到数周，心肌为透壁性缺血、损伤合并坏死改变。心电图呈现一个动态演变过程：ST段呈弓背向上抬高，抬高显著者可与T波前肢融合形成单向曲线，随着心肌坏死导致面向坏死区导联的R波振幅降低或丢失，出现异常Q波或QS波，ST段继而逐渐下降恢复至等电位线，同时伴有T波由直立开始倒置，并逐渐加深。坏死型的Q波、损伤型的 ST 段抬高和缺血型的 T 波倒置在此期可同时并存。

3. 亚急性期　亦称近期，出现于梗死后数周至数月，此期以坏死及缺血图形为主要特征。抬高的 ST 段恢复至基线，缺血型 T 波由倒置较深逐渐变浅，坏死型 Q 波持续存在。

4. 陈旧期　又称愈合期，常出现在急性心肌梗死 3 ~ 6 个月之后或更久，ST 段和 T 波恢复正常或 T 波持续倒置、低平，趋于恒定不变，可遗留病理性 Q 波。理论上异常 Q 波将持续终身。但随着瘢痕组织的缩小和周围心肌的代偿性肥大，其 Q 波可能变得很不典型，甚至消失。

需要指出，近年来，急性心肌梗死的检测水平、诊断手段及治疗技术已取得突破性进展。通过对急性心肌梗死患者早期实施有效再灌注治疗（溶栓、抗栓或介入性治疗等），已显著缩短整个病程，使得急性心肌梗死的心电图表现可不再呈现上述典型的演变过程。

（三）定位和梗死相关动脉分析

冠状动脉闭塞致心肌梗死。各部分心肌接受不同冠状动脉分支的血液供应，因此心电图图形改变常具有明显的区域特点。心肌梗死的部位主要依据异常 Q 波出现在代表心脏不同部位的相应导联上来做出判断，当异常 Q 波未出现时，也可根据 ST 段抬高或压低，以及 T 波增高或深倒置出现在哪些导联来判断。心电图的定位基本上与病理一致。前间壁梗死时，V_1 ~ V_3 导联出现异常 Q 波或 QS 波（图 2-14）；前壁心肌梗死时，异常 Q 波或 QS 波主要出现在 V_3、V_4（V_5）导联；侧壁心肌梗死时在 Ⅰ、aVL、V_5、V_6 导联出现异常 Q 波；如异常 Q 波仅出现在 V_5、V_6 导联称为前侧壁心肌梗死，如果异常 Q 波仅出现在 Ⅰ、aVL 导联称为高侧壁心肌梗死（图 2- 15）；下壁心肌梗死时，在 Ⅱ、Ⅲ、aVF 导联出现异常 Q 波或 QS 波（图 2- 16）；正后壁心肌梗死时，V_7、V_8、V_9 导联记录到异常 Q 波或 QS 波，而与正后壁导联相对应的 V_1、V_2 导联出现 R 波增高、ST 段压低及 T 波增高。若大部分胸导联（V_1 ~ V_5）都出现异常 Q 波或 Qs 波，则称为广泛前壁心肌梗死。

由于心肌梗死的范围基本上与冠状动脉的分布一致，因此心电图确定的梗死部位可大致确定梗死相关动脉。通常情况下，前间壁或前壁心肌梗死常为左前降支（LAD）闭塞，侧壁和后壁同时梗死多为左回旋支（LCX）发生闭塞，下壁梗死多为右冠状动脉（RCA）闭塞，少数为回旋支闭塞所致；下壁梗死合并右心室梗死，往往是右冠状动脉近端发生闭塞。在超急性期，若 Ⅰ、aVL、V_1 ~ V_4 导联 ST 段抬高，Ⅱ、Ⅲ、aVF 导联 ST 段压低，提示 LAD 近端病变；V_3 ~ V_6 导联 ST 段抬高，Ⅱ、Ⅲ、aVF 导联 ST 段无压低，提示 LAD 中远段病变；Ⅱ、Ⅲ、aVF 导联 ST 段抬高，Ⅰ、aVL 导联 ST 段压低，提示 RCA 远端病变，若同时伴 V_3R、V_4R 导联 ST 段抬高，提示 RCA 近端病变；8 个或 8 个以上导联 ST 段压低 ≥ 0.1mV，同时伴有 aVR 和（或）V_1 导联 ST 段抬高，提示左主干或多支冠状动脉病变。

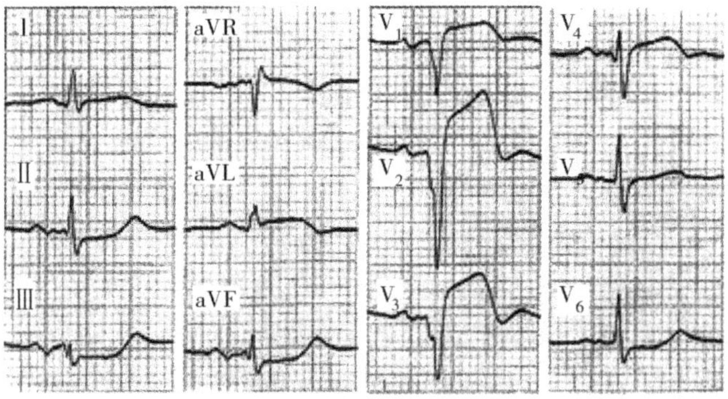

图 2-14　急性前间壁心肌梗死

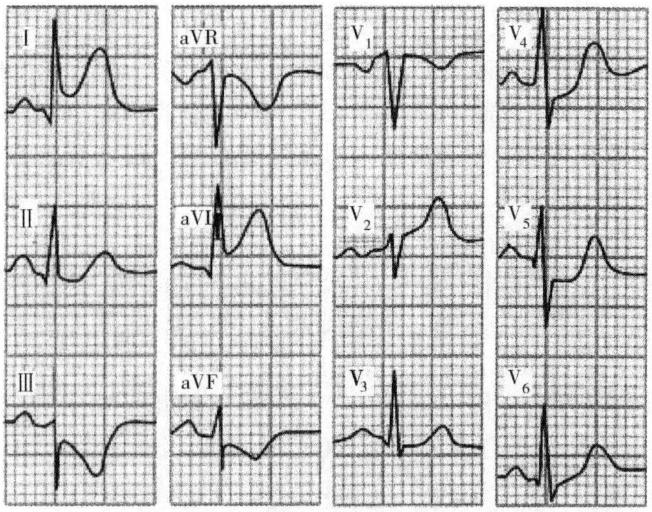

图 2-15　急性高侧壁心肌梗死

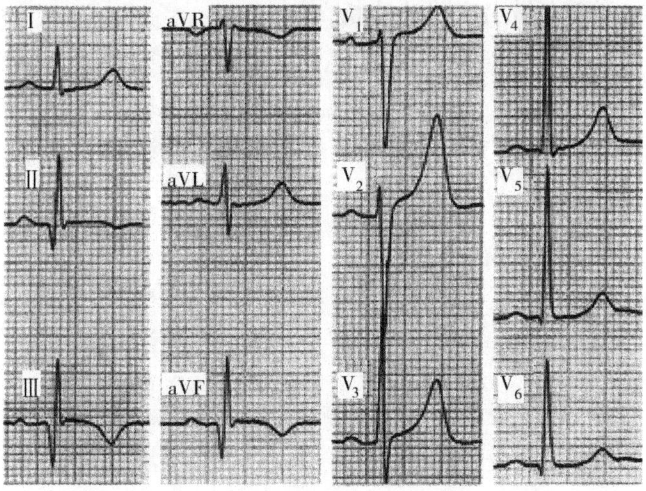

图 2-16　陈旧性下壁心肌梗死

（四）分类和鉴别诊断

1. Q 波型和非 Q 波型心肌梗死　非 Q 波型心肌梗死过去称为“非透壁性心肌梗死”或“心内膜下心肌梗死”。在心电图上主要表现为 ST 段抬高或压低及 T 波倒置，ST –T 改变可呈规律性演变，但 QRS 波群变化不明显，不出现异常 Q 波，或有等位性 Q 波变化（是指心肌发生梗死，但因某种原因未形成典型的病理性 Q 波，而产生各种特征性 QRS 波群的形态变化）。需要根据临床表现及其他检查指标明确诊断。近年研究发现，非 Q 波型梗死既可是非透壁性，亦可是透壁性。与典型的 Q 波型心肌梗死比较，此种不典型的心肌梗死较多见于多支冠状动脉病变，且有多次梗死的倾向。此外，多部位梗死（不同部位的梗死向量相互作用发生抵消）、梗死区位于心电图常规导联记录的盲区（如右心室、基底部、孤立正后壁梗死等）均可产生不典型的心肌梗死图形，表现为等位性 Q 波。

2. ST 段抬高和非 ST 段抬高型心肌梗死　由于急性心肌梗死的诊治技术已取得突破性进展，及早再灌注治疗成为改善心肌梗死患者预后的最重要措施。为了最大限度地改善心肌梗死患者预后，近年提出把急性心肌梗死分类为 ST 段抬高和非 ST 段抬高型梗死，并且与不稳定型心绞痛一起统称为急性冠状动脉综合征。以 ST 段改变对急性心肌梗死进行分类突出了早期干预的重要性。另外，ST 段抬高型梗死和非 ST 段抬高型梗死二者的干预对策是不同的，可以根据心电图 ST 段是否抬高而选择正确和合理的治疗方案。在做出 ST 段抬高或非 ST 段抬高型心肌梗死诊断时，应该结合临床病史并注意排除其他原因引起的 ST 段改变。临床研究发现：ST 段抬高型心肌梗死可以不出现 Q 波，而非 ST 段抬高型梗死有的可出现 Q 波。

3. 心肌梗死合并其他病变　心肌梗死合并室壁瘤时，可见抬高的 ST 段持续数月以上（ST 段抬高幅度常≥ 0.2mV，同时伴有病理性 Q 波或呈 Qs 型）。心肌梗死合并右束支传导阻滞时，由于右束支传导阻滞不影响初始向量的正常除极，心室除极初始向量因此可表现出心肌梗死特征，而终末向量反映出右束支传导阻滞特点，一般不影响二者的诊断。心肌梗死合并左束支传导阻滞，由于左束支传导阻滞影响初始向量的正常除极，因此梗死图形常被掩盖，按原标准进行诊断比较困难。但是通过观察急性心肌梗死早期ST段的变化，仍可做出是否合并急性心肌缺血或心肌梗死的诊断。若以R波为主的导联，出现ST段抬高≥0.1mV；在V_1～V_3导联出现ST段压低≥0.1mV；在以S波为主的导联，出现ST段抬高≥0.5mV，均提示左束支传导阻滞合并急性心肌缺血或心肌梗死。

4. 心肌梗死的鉴别诊断　Q波的出现及ST-T的变化虽然是诊断心肌梗死的重要依据，但单纯的ST段抬高还可见于急性心包炎、变异型心绞痛、早期复极综合征等；异常Q波也可发生于感染或脑血管意外时，但缺乏典型演变过程，很快可以恢复正常；由于心脏横位可导致Ⅲ导联出现Q波，但Ⅱ导联通常正常；顺钟向转位、左室肥厚及左束支传导阻滞时，V_1、V_2导联可出现Qs波，但并非前间壁心肌梗死；预激综合征在某些导联上可因δ波的存在而酷似“Q”或“Qs”波；此外，右室肥厚、心肌病、心肌炎等也可出现异常Q波；当异常的Q波、抬高的ST段以及倒置的T波同时出现，并具有一定的演变规律，这样特征性改变才可考虑急性心肌梗死。因此，心电图诊断心肌梗死需结合其他临床及实验室资料，进行认真分析，根据不同的鉴别要点做出正确的诊断。

第三章

心内科常见症状

第一节　呼吸困难

呼吸困难（dyspnea）是指患者主观上自觉呼吸不畅或呼吸费力，常被描述为“气短”“气促”；客观上表现为患者用力呼吸，并伴呼吸频率、深度和节律的改变。引起呼吸困难的原因有心源性、肺源性、代谢性以及神经精神性几类，且各具特点。因为健康人在重体力负荷时也可出现呼吸困难，所以只有当安静状态或一般情况下，不引起呼吸困难的体力活动时出现的呼吸困难方属病理性呼吸困难。呼吸困难是一种主观症状，各人的耐受性有较大的差别。在呼吸功能受限程度相同的情况下，有些患者几乎完全不能活动，而另一些患者却可坚持相对正常的活动。

引起心源性呼吸困难的主要病理生理基础，是左心衰竭或二尖瓣病变引起的肺静脉和毛细血管内压力升高。由于肺内血液或肺间质内液体量增加，而肺内空气含量相对减少使肺的顺应性下降，这无疑增加了呼吸肌的负荷，使患者感到呼吸费力，肺血管内压力增加所引起的反射性呼吸加快也增加了呼吸困难的程度。这类因肺淤血而引起的心源性呼吸困难，一般表现为呼吸浅表而快。相反地，肺气肿患者因气道阻塞而致呼吸困难，患者以呼吸深大为主，而呼吸频率增快不明显。此外，心源性呼吸困难除非伴发于肺水肿，一般情况下，动脉血气分析无变化，而肺气肿所致呼吸困难时，血气分析结果大多异常。详细的病史和体格检查是鉴别上述两类呼吸困难的最主要的依据。

心源性呼吸困难又因疾病性质或程度不同，而有以下几种类型。

（一）劳力性呼吸困难

劳力性呼吸困难是左心衰或二尖瓣病变时最早和最常见的症状，其呼吸困难的程度与体力负荷的轻重有关。在询问病史中应了解患者在何种程度的体力负荷下出现呼吸困难，如上楼、爬山、负重行走或跑步等。在评定呼吸困难程度时，还应注意结合患者的精神状态及其耐受性。如有些明显二尖瓣狭窄的患者，主诉仅有轻度呼吸困难，其原因部分是由于在病情逐渐发展的长期过程中，患者已不自觉地将自身的体力活动限制在可耐受的范围内，因而不致出现明显的呼吸困难。

与心源性呼吸困难不同，肺源性呼吸困难早期出现于某些妨碍胸部扩张的动作时，如穿衣、脱衣、下蹲系鞋带等，而且其发展过程相对缓慢。

少数情况下，短暂发作性劳力性呼吸困难实际上相当于心绞痛发作。这是由于劳力负荷造成严重的心肌缺血，导致左心室功能暂时下降，而使呼吸困难的症状比胸痛的症状更明显。此类患者诉说呼吸困难的部位常与心绞痛的部位一致。

（二）端坐呼吸

端坐呼吸（orthopnea）是另一类型的心源性呼吸困难，当其伴发于劳力性呼吸困难时，表明左心功能不全已较明显，或有严重的二尖瓣狭窄。安静休息时即有呼吸困难，平卧时呼吸困难加重，患者为减轻这一症状常自发取坐位或高枕卧位。这样可使静脉回心血量减少，继之可使肺淤血减轻。与这一机制相同，有些患者还可有卧位性咳嗽。

支气管哮喘或其他严重肺部疾患时，也可出现端坐呼吸，这种情况可能是因为坐位时横膈低位，有利于肺的扩张，使呼吸困难减轻。更重要的是取端坐体位有利于咳出分泌物而明显缓解呼吸困难。

（三）急性心源性呼吸困难

这类呼吸困难常发生于急性左心衰竭或急性心律失常时，是左、右心排血量之间急剧失衡所致。右心排血量维持不变或有所增加，而左心又不能将其所接纳的血液全部排出，这样就使血液淤滞在肺中。呼吸困难常骤然发生，或夜间出现（夜间阵发性呼吸困难），或白天发生，均可发展至肺水肿。急性肺水肿的病理生理机制是急性静脉淤血而有渗液进入肺实质。其表现有三种常见的临床类型。

1. 夜间阵发性呼吸困难　夜间阵发性呼吸困难（paroxysmal nocturnal dyspnea）见于左心衰已较明显时，仅在夜间出现。一般在入睡后 1 ~ 2h 发生，患者常常因憋气而突然惊醒，伴窒息感。常被迫坐起甚至走到窗口以便吸入更多空气，有时这种呼吸困难伴有咳嗽或喘鸣。这是由肺淤血挤压了小支气管使之狭窄所致。有时还伴有心悸、眩晕或压榨性胸骨后疼痛，持续 10 ~ 30min，之后症状消失，患者重新上床，一般可安静入睡至天明。当呼吸困难发作时，患者面色苍白或轻微发绀，皮肤湿冷。特别严重的夜间阵发性呼吸困难可发展至肺水肿。

从原则上说，夜间阵发性呼吸困难的发生机制与其他的心源性急性呼吸困难相似。夜间发作的特征性机制，尚未能充分了解。除了夜间平卧睡眠时肺内血容量增加外，睡眠时肾上腺素能活力下降、左心室收缩力减弱，夜间迷走神经张力增加、小支气管收缩，平卧时横膈高位、肺活量减少以及夜间呼吸中枢处于抑制状态等也是影响因素。

2. 心性哮喘　心性哮喘可以是劳力性呼吸困难、端坐呼吸以及夜间阵发性呼吸困难的表现形式，急性左心衰当小支气管壁高度充血时，即可出现哮喘样发作。有时与支气管哮喘难以鉴别。若自幼即有哮喘发作史，则多为支气管哮喘。中年首次发作哮喘则首先考虑为心源性，但是慢性支气管哮喘的患者也可同时有心脏疾病，也就是同一患者既有呼吸系疾病又有左心衰竭，这必须依靠详细地询问病史及体格检查。对有些病情复杂的病例，甚至需要进行血气分析，肺功能测定或心导管检查等方能确定是心源性或支气管性哮喘。

3. 急性肺水肿　这是心源性呼吸困难中最为严重的一种类型，是急性重度左心衰竭的表现，常伴发于急性心肌梗死、高血压危象、二尖瓣腱索或乳头肌断裂时。此外，高度二尖瓣狭窄的患者劳力负荷过重时，由于肺静脉压突然增高也可出现肺水肿。快速心房颤动心室率过快时，左心室充盈受限，也可导致肺水肿。慢性心力衰竭的患者由于保护性机制，使肺内小动脉发生组织学改变，可防止在心力衰竭加重时血管内液体向肺泡内渗出。所以左心衰及二尖瓣病变早期比晚期更容易发生肺水肿。肺水肿的严重程度可有所不同，但所有肺水肿的患者均有呼吸困难。如果水肿仅限于肺间质内，听诊可无水泡音，而X线胸片可资证明。最严重的肺水肿时，患者似骤然被自己的呼吸道分泌物所淹溺，处于极度痛苦的状态下，自己可以听到胸内如壶中开水沸腾，并不断有白色或粉红色泡沫状痰从口、鼻中涌出。患者面色苍白并有发绀，皮肤湿冷。症状持续时间长短不一。处于这样的紧急关头，如不采取紧急抢救措施，患者难免一死。

（四）潮式（Cheyne – Stokes）呼吸

1818 年 Cheyne 首先描述了这种节律异常的呼吸。呼吸暂停约十数秒钟后，出现慢而微弱的呼吸，继之逐渐加深加快，然后再逐渐减慢以至停止，如此周而复始。这种潮式呼吸是脑部受损的一种表现，也可出现于严重的左心功能不全时，缺血性与高血压性心脏损害患者更为多见，而这类患者通常也合并脑血管病变。但脑源性与心源性潮式呼吸的病理生理基础不尽相同，对脑部疾病而言，是因为呼吸中枢处于抑制状态，对正常的二氧化碳和 O_2 分压不能产生调节效应。所以呼吸中枢抑制到一定的程度时引起呼吸暂停，而呼吸暂停后潴留的二氧化碳又可刺激呼吸中枢而激发数次呼吸。心源性潮式呼吸主要是由于血液从左心室至脑的循环时间延长，因而干扰了呼吸的反馈调节机制。此外，颈动脉窦反射异常和低氧血症也参与了作用。

（五）其他的心源性呼吸困难

有些特殊的心脏病其呼吸困难的机制尚不十分清楚，如左向右分流量较大的先天性心脏病（室间隔或房间隔缺损、动脉导管未闭等），其呼吸困难是由于肺内血流量增多——多血肺，还可能有反射性机制参与。右向左分流的发绀型先天性心脏病时的呼吸困难，可能是低氧血症引起的反射性呼吸加快。右心衰时，可能有胸水、腹水压迫或同时存在的左心衰及肺部疾患等因素参与。

左心房黏液瘤或左心房内球形血栓常在坐位时或某一特殊体位时，突发呼吸困难，而卧位时可较轻。这是由于坐位或某一特殊体位时，黏液瘤或球形血栓恰好堵塞在二尖瓣口，使左心房血流至左心室受阻。法洛四联症（fallot tetrad）时的呼吸困难可在蹲踞位时减轻。这是由于这一体位可增加体循环阻力，而使右向左的分流量减少。

肺栓塞也属于心血管病急症之一，其呼吸困难的发生更为突然，呼吸困难程度与劳力负荷无关，常伴有惊恐、心悸、胸痛和咯血。由于肺栓塞大多数情况下并无器质性心脏病基础，栓子多来自下腔静脉系统，临床诊断较困难，很易误诊为急性心肌梗死。

第二节　胸痛

胸痛（chest pain）是心血管疾病常见症状之一。对于胸痛症状应了解以下有关的内容：起始情况、疼痛部位、放射区域、疼痛性质、严重程度、持续时间、诱发因素（如体力负荷、精神紧张、进食等）、缓解因素（如休息、体位改变等）及是否伴有呼吸困难、出汗、眩晕或心悸等。有些患者对胸痛的感觉描述为压迫感、窒息感或胸部不适等。可有严重胸痛症状的心血管疾病主要有 4 种：缺血性心脏病、急性心包炎、肺栓塞及主动脉夹层。

（一）缺血性心脏病

缺血性心脏病的胸痛包括稳定型心绞痛和急性冠脉综合征（acute coronary syndrome），其发生是由冠状动脉粥样硬化使冠脉狭窄或痉挛，或冠脉阻塞、斑块破裂和出血所致。心血管专科医师对患者的胸痛症状应认真耐心地询问，以判明是稳定型心绞痛或急性冠脉综合征。

1. 心绞痛　典型稳定型心绞痛的特点可归纳如下：疼痛的部位为胸骨下段后（患者在描述其症状时常以手握拳置于胸骨区），疼痛可放射，主要向左肩及左臂尺侧放射；疼痛性质多为压榨感、紧缩感，有时为烧灼感；疼痛持续 1 ~ 10min，大多为 3 ~ 5min；疼痛常因劳力负荷所诱发，特别是在寒冷时或进餐后；休息和含服硝酸甘油可使疼痛缓解。心绞痛除上述典型表现外，临床上尚有较多不典型的表现，有时甚至十分离奇，如心绞痛的部位在骶部、大腿或身体的某一处瘢痕。疼痛性质不典型及发作无规律的现象更为多见。

2. 急性冠脉综合征　包括不稳定型心绞痛、ST 段抬高型心肌梗死和非 ST 段抬高型心肌梗死。不稳定型心绞痛可由稳定型心绞痛发展而来，也可直接出现或在急性心肌梗死之前发生。除疼痛性质与典型心绞痛相似外，一般程度更严重，与劳力负荷可无关系，静息状态下也可发生，持续时间较长但一般短于 20min。ST 段抬高型心肌梗死表现为突然发生的、持久而剧烈的胸痛，诱因多不明显，且常发生于安静时，持续时间可长达 30min 或更长，休息或含服硝酸甘油不能使疼痛缓解。患者常有濒死感伴呼吸困难、大汗、乏力、恶心和呕吐，同时心电图示 ST 段明显抬高，血清心肌坏死标志物浓度升高并有动态变化。非 ST 段抬高型心肌梗死是指具有典型的缺血性胸痛症状，持续时间超过 20min，血清心肌坏死标志物浓度升高并有动态演变，但心电图无典型的 ST 段抬高而是表现为 ST 段压低、T 波异常或 ST –T 正常等非特征性改变的一类心肌梗死，其胸痛症状与 ST 段抬高型心肌梗死不尽相同。

当患者具有冠心病的危险因素，且主诉为典型的劳力性胸骨后疼痛时，诊断为心绞痛的准确率是较高的。如果没有明显的冠心病危险因素，胸痛也不典型，则心绞痛的可能性不大。具有明显冠心病危险因素者，即使胸痛不典型也不能轻易否定心绞痛的诊断。冠心病的危险因素如高龄、男性、高血压及冠心病的家族史以及本人有高血压、血脂异常、糖尿病、吸烟史等均与冠心病发病有一定关系，在病史中均应注意询问。

还有一点也不能忘记，既往没有冠心病的年轻人有时也可以出现心肌缺血性胸痛，这种情况多见于严重贫血、阵发性心动过速心率极快时、主动脉瓣病变、肥厚型心肌病等，如有怀疑，应对相关的病史进行仔细询问。

（二）急性心包炎

急性心包炎的胸痛主要是由于壁层心包受炎症侵犯所致，或炎症侵及邻近的胸膜之故。疼痛部位较局限，通常位于胸骨及胸骨旁区，可放射至颈、背或上腹部，由于左侧横膈胸膜受侵犯，疼痛可放射至左肩部，但很少波及左上臂。疼痛性质多为锐痛，但其程度差异甚大，一般持续数小时至数天，可在吞咽、深呼吸及仰卧位时加剧。当前倾坐位时疼痛可缓解；应用止痛消炎药物也可使疼痛减轻。发病前有上呼吸道感染病史，有助于诊断。若体检听到心包摩擦音，可以诊断。

（三）肺栓塞

大面积的肺栓塞其疼痛性质、部位与不稳定型心绞痛或急性心肌梗死十分类似，但一般更为剧烈，放射更为广泛，可在呼吸时加剧。含服硝酸甘油不能使疼痛缓解。常伴有呼吸困难、咳嗽、咯血、心动过速及低血压，严重者出现休克及猝死。其疼痛可能是由于右心室压力突然增高，使冠脉血流量减少，而氧耗量反而增高，导致心肌缺氧所致。也有人认为肺动脉的扩张也可能是引起疼痛的因素之一，这一机制也常用以解释肺动脉高压时的胸痛。巨大肺栓塞时，患者常有胸膜性胸痛和少量咯血等症状。

（四）急性主动脉夹层

主动脉夹层疼痛常突然暴发，持续而异常剧烈。其疼痛部位依主动脉壁内层断裂的部位不同而异。主动脉夹层最常发生于主动脉弓或降主动脉，此时疼痛多局限于前胸，并放射至背部，有时以背部疼痛为主而放射至项部、颈部或手臂。如果主动脉夹层在数小时或数日内继续扩展，则疼痛将扩展至腹部、腰部和下肢。对于慢性高血压患者、妊娠妇女及马方综合征（Marfan syndrome）的患者应多考虑这种可能性，少数患者疼痛不十分剧烈而以突发呼吸困难及昏厥为主要表现。

以上几种心源性胸痛的鉴别见表 3-1。

表 3-1　几种心源性胸痛的鉴别

	稳定型心绞痛	不稳定型心绞痛	心肌梗死	急性心包炎	肺栓塞	急性主动脉夹层
部位	胸骨后可波及心前区	胸骨后可波及心前区	胸骨后可波及心前区	心前区及胸骨后	胸骨下端	前胸部或背部
放射	左肩、左臂尺侧或达下颌、咽及颈部	左肩、左背上方、左臂尺侧或达下颌、咽及颈部	左肩、左背上方、左臂尺侧或达下颌、咽及颈部	颈、背、上腹、左肩	广泛	颈、背部、腹部、腰部和下肢
性质	压榨感、紧缩感	胸痛阈值降低、程度加重、次数增加	胸痛的程度较心绞痛更剧烈	锐痛	剧烈痛	胸痛突然暴发、剧烈，呈撕裂样
时间	3 ~ 5min	通常＜20min	数小时或更长	持续性	持续性	持续性
诱因	劳力、情绪激动、寒冷、进餐	轻体力活动或休息时发作	不常有	吸气、吞咽、咳嗽加剧	右心室压力增高所致	常患高血压或马方综合征
缓解方式	休息、硝酸酯缓解	硝酸酯缓解作用减弱	休息和硝酸酯不能缓解	前倾坐位可缓解	硝酸酯不能缓解	硝酸酯不能缓解
伴随临床表现	有时可出现第 4 心音和乳头肌功能不全的表现	第 4 心音和乳头肌功能不全的表现明显，可出现一过性心功能不全的表现	呼吸短促、出汗、烦躁不安和濒死感；恶心、呕吐和上腹胀	心包摩擦音	呼吸困难、咯血、低血压，急性右心衰和肺动脉高压的表现	下肢暂时性瘫痪、偏瘫和主动脉关闭不全的表现，双上肢血压和脉搏不对称

（五）其他原因引起的胸痛

除了上述引起胸痛的疾病外，还有一些心源性和非心源性疾病可引起胸痛。在鉴别诊断时应予以考虑。

（1）扩张型心肌病和二尖瓣脱垂患者常诉胸痛，其机制不明。疼痛性质可类似典型心绞痛，也可类似功能性胸痛。

（2）肋软骨炎或肌炎引起的胸壁疼痛，这类胸痛常伴有肋软骨或肌肉的局部压痛。身体活动或咳嗽时可使疼痛加重。

（3）左侧胸部带状疱疹，在出疹前其胸痛有时可误诊为心肌梗死，但随之出现的疱疹可使诊断当即明确。

（4）功能性或精神性胸痛，忧郁症的患者也可有胸痛，常同时伴有叹息样呼吸、过度换气、手足发麻，称之为心血管神经症。这种胸痛常局限于心尖部，持续性钝痛，长达数小时或十数小时，伴有心悸，兼有针刺样短暂锐痛。心前区常有压痛。胸痛发作间期常有神经衰弱、疲倦无力等症状。情绪不稳定，止痛药不能使疼痛完全缓解，但休息或活动或镇静剂，甚至安慰剂可使疼痛部分缓解。

胸腔内其他脏器或组织的疾病，上腹部脏器的疾病有不少也有胸痛症状。值得一提的是，食管痉挛及反流性食管炎其胸痛症状常易与心绞痛混淆。尽管有不少检查手段有助于鉴别多种不同原因的胸痛，但毫无疑问询问病史是最重要、最有价值的方法。特别是对胸痛性质及其伴随症状的综合分析常可得到重要的鉴别线索。

第四章

冠心病

第一节　总论

一、概述

冠状动脉疾病（coronary artery disease，CAD），简称冠心病，是一种最常见的心脏病，是因冠状动脉痉挛，狭窄或闭塞，引起心肌供氧与耗氧间不平衡，从而导致心肌缺血性损害，也称为缺血性心脏病（ischemic heart disease，IHD）。引起冠状动脉狭窄的原因绝大部分为冠状动脉粥样硬化所致（占 95% 以上），因此习惯上把冠状动脉病视为冠状动脉粥样硬化性心脏病。冠心病目前是我国居民致残、致死的主要原因之一。本病多见于 40 岁以上的男性和绝经期后的女性。近年来，我国冠心病发病有增多趋势。

二、冠心病的发病机制及危险因素

（一）发病机制

冠心病的发病机制也即动脉粥样硬化的发病机制，目前尚不十分清楚，比较公认的几个学说：内皮损伤 - 反应学说；脂质浸润学说；免疫反应学说；血栓形成学说等。

目前观点看，动脉粥样硬化是一种慢性炎症性疾病。内皮损伤或血清胆固醇水平过高导致大量以低

密度脂蛋白（low - density lipoprotein - cholesterol，LDL）为主的脂质颗粒沉积于动脉内皮下；这些沉积的脂质颗粒随后被修饰标记并吸引血液中的单核细胞、淋巴细胞等迁移至内皮下；迁移至内皮下的单核细胞转化为巨噬细胞并大量吞噬修饰的脂质颗粒，但超过高密度脂蛋白（high - density lipoprotein - cholesterol，HDL）等把胆固醇向内膜外转运能力，则巨噬细胞形成的泡沫细胞破裂、死亡；大量死亡的泡沫细胞聚集形成脂池并吸收动脉中层的平滑肌细胞迁移至内膜，随后平滑肌细胞由收缩型衍变为合成型并产生大量胶原和弹力纤维等包裹脂池形成典型粥样硬化病变。

（二）危险因素

尽管动脉粥样硬化发生机制并不十分清楚，但流行病学研究显示，有些因素与动脉粥样硬化的发生发展有明显相关性，称为危险因素。

1. 高血压病　收缩压或舒张压升高与冠心病发病危险性之间有明显的相关性，而且收缩压升高比舒张压升高的危险性更大。9 项前瞻性研究，包括 42 万人的回顾性分析表明，平均随访 10 年后，在舒张压最高的 20% 人中冠心病事件的发生率是舒张压最低的 20% 人群的 5 ~ 6 倍。舒张压每增高 1kPa（7.5mmHg），估计患冠心病的危险性增加 29%。且血压越高，持续时间越长，患冠心病的危险性就越大。降压药物使高血压病患者的血压降低 0.8kPa （6mmHg），冠心病事件减少 14%。我国冠心病患者中 50% ~ 70% 患有高血压病，而全国的成人高血压病患者达 2 亿，患病率达 18.8%。

高血压病引起动脉粥样硬化的可能原因：①由于对动脉壁的侧压作用，动脉伸长等导致动脉壁机械损伤，使胆固醇和 LDL 易侵入动脉壁；②由于血管张力增加，使动脉内膜伸张及弹力纤维破裂，引起内

膜损伤，并刺激平滑肌细胞增生，壁内黏多糖、胶原及弹力素增多；③由于引起毛细血管破裂，使动脉壁局部血栓形成；④使平滑肌细胞内溶酶体增多，减少动脉壁上胆固醇清除。

2. 吸烟 在Framingham心脏研究中，不论男女，每天吸10支烟，可使心血管病病死率增加31%。原来每天吸烟1包的高血压病患者，戒烟可减少心血管疾病危险35% ~ 40%。吸烟增加冠心病危险的机制：①吸烟降低HDL胆固醇水平，男性减低12%，女性降低7%。吸烟改变LCAT活性，对HDL的代谢和结构产生不良影响。吸烟可使apoA－Ⅰ和apoA－Ⅱ相互交联，使HDL的功能改变，失去保护心脏的作用，这可能是吸烟增加患冠心病危险的主要机制。②对冠状动脉血流量有不利影响。吸烟可明显增加血管痉挛的危险，对血管内皮细胞功能、纤维蛋白原浓度和血小板凝集性也产生不利影响。③可使碳氧血红蛋白显著增高，载氧血红蛋白减少，氧离曲线左移，从而使动脉组织缺氧，平滑肌细胞对LDL的摄取增加而降解减少。④可使组织释放儿茶酚胺增多，前列环素释放减少，致血小板聚集和活力增强，从而促进动脉粥样硬化的发生和发展。

3. 血脂异常

（1）血脂：是血浆中的胆固醇、三酰甘油（triacylglycerol，TG）和类脂如磷脂等的总称。血脂异常指循环血液中脂质或脂蛋白的组成成分浓度异常，可由遗传基因和（或）环境条件引起。冠心病是多因素疾病，其中，总胆固醇（total cholesterol，TC）作为危险因素积累了最多的循证证据。研究显示，LDL每降低1mmol/L，冠心病死亡风险降低20%，其他心源性死亡风险降低11%，全因死亡风险降低10%。在Framingham研究中，HDL在0.9mmol/L以下者，与HDL胆固醇在1.6mmol/L以上者相比，冠心病的发病率增高8倍。据估计，HDL胆固醇每增高0.026mmol/L，男性的冠心病危险性减少2%，女性减少3%。可见HDL具有保护心脏的作用。血浆三酰甘油和冠心病的关系尚未明确，但流行病学资料提示，TG在判断冠心病危险性时起重要作用。在前瞻性研究中，单变数分析显示TG浓度和冠心病发生率直接相关，但在多变数分析时这个相关性减弱。在控制HDL的分析中，TG和冠心病发生率的相关性可以消失。TG增高和冠心病的相关性减弱的部分原因是富含TG的脂蛋白和HDL在代谢中有相互关系。现有证据显示，载脂蛋白B（apoB）是心血管疾病（CVD）危险因素之一，比LDL-C更能反映降脂治疗是否恰当，而且实验室检测中apoB比LDL-C出现错误的概率更小，尤其对于有高三酰甘油血症的患者。因此，目前apoB已经作为评估冠心病危险因素的重要指标。

（2）临床应用：临床上检测血脂的项目为TC、TG、HDL－C、LDL－C、ApoAⅠ、apoB、Lp（a）、sLDL，其中前4项为基本临床实用检测项目。各血脂项目测定值的计量单位为mmol/L，有些国家用mg/dl。TC、HDL－C、LDL－C的换算系数为mg/dl × 0.025 9=mmol/L；TG的换算系数为mg/dl × 0.011 3=mmol/L。

从实用角度出发，血脂异常可进行简易的临床分型（表4–1）。

表4-1 血脂异常的临床分型

分型	TG	TG	HDL－C	相当于WHO表型
高胆固醇血症	增高			Ⅱa
高三酰甘油血症		增高		Ⅳ、Ⅰ
混合型高脂血症	增高	增高		Ⅱb、Ⅲ、Ⅳ、Ⅴ
低高密度脂蛋白血症			降低	

（3）治疗目标：血脂治疗的主要目标是降低LDL－C，次要目标为降低apoB。

2011欧洲心脏病学会（ESC）/欧洲动脉粥样硬化学会（EAS）指南依据年龄、血压（SBP）、血脂水平（TC）、是否吸烟、性别对患者进行心血管总风险的分层（SCORE积分系统，图4–1），针对不同危险程度的患者制定治疗的具体目标值（表4–2）。

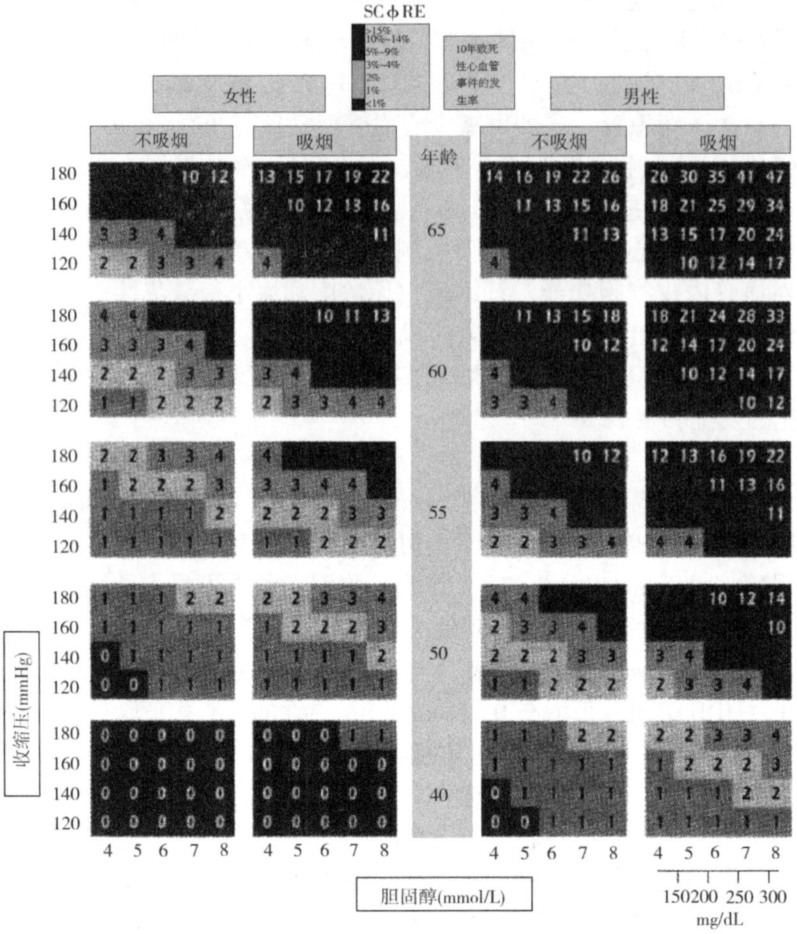

图 4-1 SCORE 积分

表 4-2 2011 ESC/EAS 指南对冠心病危险人群的分类及治疗目标值

危险程度	患者类型	LDL -C 目标值
极高危	CVD、T2DM、T1DM 合并靶器官损害、中重度 CKD、SCORE 评分 >10%	<1.8mmol/L （70mg/dl）和 / 或 LDL -C 下降 >50%
高危	单个危险因素显著升高、5% ≤ SCORE< 10%	<2.5mmol/L（100mg/dl）
中危	1% ≤ SCORE<5%	<3.0mmol/L（115mg/dl）
低危	SCORE 评分≤ 1%	未推荐

（4）药物治疗：

①他汀类：治疗血脂异常的基石。“他汀”的化学名为 3- 羟基 -3 甲基戊二酰辅酶 A 还原酶抑制剂。这类药物为一大类其英文词尾均为“statin”因此得名为他汀类药物（表 4-3）。

表 4-3 常用他汀类药物降低 LDL -C 水平 30% ～ 40% 所需剂量（标准剂量）*

药物	剂量（mg/d）	LDL -C 降低（%）
阿托伐他汀	0#	39
洛伐他汀	40	31
普伐他汀	40	34
辛伐他汀	20 ～ 40	35 ～ 41
氟伐他汀	40 ～ 80	25 ～ 35
瑞舒伐他汀	5 ～ 10	39 ～ 45

注：* 估计 LDL-C 降低数据来自各药说明书；# 从标准剂量起剂量每增加 1 倍，LDL-C 水平降低约 6%。

他汀类主要不良反应为肝脏转氨酶如丙氨酸氨基转移酶（ALT）和天冬氨酸氨基转移酶（AST）升

高，且呈剂量依赖性。另外，可引起肌病，包括肌痛、肌炎和横纹肌溶解。因此，在启用他汀类药物时，要检测 ALT、AST 和 CK，治疗期间定期监测复查。

②贝特类：临床上常用的贝特类药物：非诺贝特（片剂 0.1g，3 次 / 天；微粒化胶囊 0.2g，1 次 / 天）；苯扎贝特 0.2g，3 次 / 天；吉非贝齐 0.6g，2 次 / 天。其适应证为高三酰甘油血症或以 TG 升高为主的混合型高脂血症和低高密度脂蛋白血症。

当血清 TG 水平 >5.65mmol/L 时，治疗目标主要为预防急性胰腺炎，首选贝特类药物。当患者为混合型高脂血症时，可以他汀和贝特类合用，但需严密监测 AST、ALT 和 CK。但注意吉非贝齐通过抑制 CYP450 酶升高他汀浓度，还可能抑制他汀的葡糖醛酸化，从而导致不良反应而发生危险增加。因此，临床上吉非贝齐与他汀类不要联合应用，可选择非诺贝特与他汀类药物联合应用。

③其他：烟酸类、胆酸螯合剂、胆固醇吸收抑制剂等药物治疗，尚有外科手术治疗（部分小肠切除和肝移植）、透析疗法及基因治疗等。

4. 糖尿病　糖尿病使中年男性患冠心病的危险性增加 1 倍，中年女性增加 3 倍。胰岛素依赖性糖尿病（IDDM）患者有 1/3 死于冠心病。而非胰岛素依赖性糖尿病（NIDDM）患者有一半死于冠心病。若糖尿病患者同时伴有高血压，其冠心病的发生率为单纯高血压病者的 2 倍。另有报道，糖耐量不正常的男性发生冠心病的危险性较糖耐量正常者多 50%；女性则增加 2 倍。

糖尿病使患冠心病危险增高的机制：①糖尿病常与其他冠心病危险因素如高血压和肥胖同时存在。②糖尿病患者典型的血脂异常表现是血浆 HDL 胆固醇降低，TG 升高；常伴有小颗粒致密 LDL。③糖尿病患者的脂蛋白可经糖基化而改变结构，影响受体识别和结合。LDL 糖基化后在循环中积聚，使巨噬细胞中积聚的胆固醇酯增多，HDL 糖基化后可促进胆固醇酯在动脉壁中积聚。④伴有动脉粥样硬化的糖尿病患者血小板凝集性增高和纤溶酶原激活抑制剂（PAI -1）增多，导致高凝状态。⑤胰岛素促进平滑肌细胞增殖，增加动脉壁内胆固醇的积聚。近年，已把糖尿病作为冠心病的等危症。

5. 缺少体力活动　定期体育活动可减少患冠心病事件的危险。与积极活动的职业相比，久坐职业的人员冠心病相对危险是 1.9。在 MRFIT 研究的 10 年随访中，从事中等体育活动的人冠心病病死率比活动少的人减少 27%。增加体育活动减少冠心病事件的机制，有增高 HDL 胆固醇、减轻胰岛素抵抗、减轻体重和降低血压。

6. 肥胖　在男性和女性中，肥胖都是心血管疾病的独立危险因素。年龄 <50 岁的最胖的 1/3 人群，比最瘦的 1/3 人群的心血管病发生率在男性和女性分别增加 1 倍和 1.5 倍。

7. 其他因素

（1）血栓因子：各种致血栓因子可预测冠心病事件。纤维蛋白原、凝血因子Ⅶ和 PAI -1 浓度增高，纤维蛋白溶解活性降低可导致高凝状态；溶解血块的能力和清除纤维蛋白片断的能力降低，在粥样硬化形成中起作用。

（2）高半胱氨酸血症：也是冠心病的一个独立危险因素。确切机制不明，可能与血管内皮损伤和抗凝活性减退有关。

（3）饮酒：在冠心病危险中的地位难以确定，中等量适度饮酒伴冠心病危险减少。这可能与饮酒增加 HDL 胆固醇浓度和增加纤溶活性有关。在中国居民膳食指南中建议每天红酒不超过 50mL，白酒不超过 20mL。

（4）A 型性格：A 型性格者患心绞痛或心肌梗死的危险性是 B 型性格者的 2 倍，但也有不同的意见，可能与不同的研究用于判断性格分型的方法不同有关。

（5）抗氧化物：血液中抗氧化物浓度低可使 LDL 和 Lp（a）易于氧化，脂蛋白氧化被认为是巨噬细胞上的清除受体识别脂蛋白的先决条件，抗氧化物浓度降低就增加了动脉粥样硬化的危险性。

8. 不可调整的危险因素

（1）家族史：是较强的独立危险因素。在控制其他危险因素后，冠心病患者的亲属患冠心病的危险性是对照组亲属的 2.0 ～ 3.9 倍。阳性家族史伴随冠心病危险增加可能是基因对其他易患因素（如肥胖、高血压病、血脂异常和糖尿病）介导而起作用的。冠心病家族史是指患者的一级亲属男性在 55 岁以前、女性在 65 岁以前患冠心病。

（2）年龄：临床绝大多数冠心病发生于 40 岁以上的人，随着年龄增长患冠心病的危险性增高。致死性心肌梗死患者中约 4/5 是 65 岁以上的老年人。

（3）性别：男性冠心病病死率为女性的 2 倍，60% 冠心病事件发生在男性中。男性发生有症状性冠心病比女性早 10 年，但绝经后女性的冠心病发生率迅速增加，与男性接近。女性可调节危险因素与男性相同，但糖尿病对女性产生较大的危险。HDL 胆固醇减低和 TG 增高对女性的危险也较大。

三、病理和病理生理

（一）动脉粥样硬化的病理

动脉粥样硬化斑块是慢性进展病变，其形成需要 10 ～ 15 年的时间（图 4–2）。形成过程动脉粥样硬化病变常位于血管分支开口的内侧，或血管固定于周围组织的部位，如左冠状动脉的前降支近端，主动脉弓的弯曲部等。因为这些部位血流呈高度湍流，承受的机械应力较大，易致内皮细胞损伤。动脉粥样硬化病变可有下列四种情况。

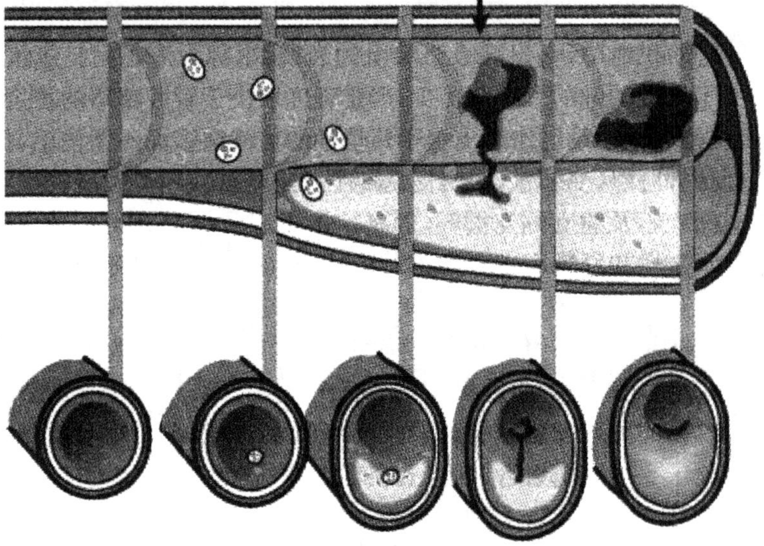

图 4–2　动脉粥样硬化的进展过程

斑块不稳定，破裂、血栓形成、临床各种心血管事件发生如 ACS

1. 脂质条纹　为早期病变，常在儿童和青年人中发现，局限于动脉内膜，形成数毫米大小的黄色脂点或长达数厘米的黄色脂肪条纹。其特征是内含大量泡沫细胞，是可逆的。

2. 弥漫性内膜增厚　该病变是由大量内膜平滑肌细胞，围以数量不等的结缔组织组成，尚有细胞外脂质广泛地与平滑肌、巨噬细胞、T 淋巴细胞和结缔组织混合。

3. 纤维斑块　为进行性动脉粥样硬化最具特征性的病变。外观白色，隆起并向动脉腔内突出，可引起管腔狭窄。内含大量脂质、泡沫细胞、淋巴细胞、增生的平滑肌细胞及基质成分（如胶原、弹力蛋白、糖蛋白等）。这些细胞和细胞外基质共同形成纤维帽，覆盖着深部的粥样的黄色物质，这些物质由大量脂质和坏死崩解的细胞碎片混合而成。脂质主要是胆固醇和胆固醇酯。

4. 复合病变　是由纤维斑块出血、钙化、细胞坏死而形成。钙化是复合性病变的特征。斑块较大时表面可出现裂隙或溃疡，可继发血栓形成，如血栓形成发生在冠状动脉内，则导致急性冠状动脉综合征。

（二）冠心病的病理生理

冠状动脉有左、右两支，分别开口于左、右冠状窦。左冠状动脉有 1 ～ 3cm 的总干，然后再分为前降支及回旋支。前降支供血给左心室前壁中下部、心室间隔的前 2/3 及二尖瓣前外乳头肌和左心房；回旋支供血给左心房、左心室前壁上部及外侧壁、心脏膈面的左半部或全部和二尖瓣后内乳头肌。右冠状动脉供血给右心室、室间隔的后 1/3 和心脏膈面的右侧或全部。此三支冠状动脉之间有许多细小分支互相吻合。

粥样硬化病变可累及冠状动脉的一支、二支或三支。其中以左前降支受累最为多见，病变也最重，其次是右冠状动脉、左回旋支和左冠状动脉主干。病变在血管近端较远端重，主支病变较分支重。病变可局限在冠状动脉某一段造成明显的管腔狭窄甚至急性闭塞，亦可成节段性分布造成一支或几支冠状动脉多处狭窄，常造成慢性冠状动脉供血不全。

正常情况下，冠状动脉通过神经和体液机制调节，使心肌的需血和冠状动脉的供血保持动态平衡。当管腔轻度狭窄时（<50%），心肌的血供未受影响，患者无症状，运动负荷试验也不显示心肌缺血的表现，故虽有冠状动脉粥样硬化，还不能认为已有冠心病。当管腔狭窄加重时（>50%），心肌供血障碍，出现心肌缺血的表现，则称为冠心病。冠状动脉供血不足范围的大小取决于病变动脉的大小和多少，严重程度取决于管腔狭窄的程度及病变发展的速度。病变发展缓慢者细小动脉吻合支由于代偿性的血流增多而逐渐增粗，促进侧支循环，改善心肌供血。此时即使病变较重，心肌损伤却不一定严重。病变发展较快者，管腔迅速堵塞，冠状动脉分支间来不及建立侧支循环，而迅速出现心肌损伤、坏死。长期冠状动脉供血不足引起心肌萎缩、变性和纤维增生，可致心肌硬化，心脏扩大。此外，粥样斑块的出血或破裂，粥样硬化冠状动脉（亦可无粥样硬化病变）发生痉挛或病变动脉内血栓形成，均可使动脉腔迅速发生严重的狭窄或堵塞，引起心肌急性缺血或坏死。现在认为粥样斑块有两种，即稳定斑块与易碎斑块。稳定斑块的脂质核心较小而纤维帽较厚，不易发生破裂，在临床上多表现为稳定性心绞痛；易碎斑块的脂质核心较大而纤维帽较薄，容易发生破裂，随之在破裂处形成血栓，如果血栓未完全堵塞血管，临床上表现为不稳定性心绞痛或非 ST 段抬高性心肌梗死，如完全堵塞血管，就引起 ST 段抬高性心肌梗死。

四、临床分型

1. 隐匿型或无症状性冠心病　无症状，但有客观心肌缺血的证据（包括心电图、运动负荷试验等）。心肌无组织形态改变。

2. 心绞痛　有发作性胸骨后疼痛，为短时间心肌供血不足引起。心肌多无组织形态改变。临床分为三种。

（1）劳力性心绞痛（angina pectoris of effort）：由体力劳动或其他增加心肌耗氧量的因素（如运动、情绪激动等）所诱发的短暂胸痛发作，休息或舌下含服硝酸甘油后疼痛可迅速消失。①如心绞痛性质稳定在 1 个月以上无明显改变，诱发疼痛的劳力和情绪激动程度相同，且疼痛程度和频度相仿者，称为稳定型劳力性心绞痛（stable angina pectoris）；②如心绞痛病程在 1 个月以内者称为初发型劳力性心绞痛（initial onset angina pectoris）；③如在原来稳定型心绞痛的基础上，在 3 个月内疼痛发作次数增加、疼痛程度加剧、发作时限延长（可能超过 10min），用硝酸甘油不能使疼痛立即或完全消除，在较轻的体力活动或情绪激动即能引起发作者，称为恶化型劳力性心绞痛（worsening angina pectoris），亦称进行性心绞痛（progressive angina pectoris）。

（2）自发性心绞痛：指胸痛发作与心肌耗氧量的增加无明显关系，在安静状态下发生心绞痛。这种心绞痛一般持续时间较长，程度较重，且不易为硝酸甘油所缓解，包括：①卧位型心绞痛（angina decubitus）：指在休息时或熟睡时发生的疼痛。此疼痛持续时间较长，程度较重，患者常烦躁不安，起床走动。硝酸甘油的疗效不明显。发生机制尚有争论，可能与夜梦、夜间血压降低或发生未被发觉的左心室衰竭，以致狭窄的冠状动脉远端心肌灌注不足；或平卧时静脉回流增加，心脏工作量增加，耗氧增加有关。②变异型心绞痛（Prinzmetal's variant angina pectoris）：特点是休息时胸痛，劳力不诱发心绞痛；有定时发作倾向，常在下半夜、清晨或其他固定时间发作；发作时心电图某些导联 ST 段抬高，伴非缺血区导联 ST 段压低，发作缓解后 ST 段恢复正常；发作时间超过 15 min。其原因主要由冠状动脉大分支痉挛引起，痉挛可发生在冠状动脉狭窄的基础上，也可发生在冠状动脉造影正常的血管。可能与 α 受体受到刺激有关。心电图 ST 段抬高系由受累区域全层心肌急性缺血所致。③中间综合征（intermediate syndrome）：指心肌缺血引起的心绞痛历时较长，从 30 ~ 60min，甚至更长时间。发作常在休息或睡眠中发生，但心电图和心肌酶检查无心肌坏死。常是心肌梗死的前奏。④梗死后心绞痛（postinfarction angina）：指在急性心肌梗死后 24h 至 1 个月内发生的心绞痛。

（3）混合性心绞痛（mixed type angina pectoris）：指劳力性和自发性心绞痛混合出现，由冠状动脉病变导致冠状动脉血流储备固定地减少，同时又发生短暂性的再减少所致。

3. 心肌梗死　症状严重，为冠状动脉闭塞致心肌急性缺血性坏死所引起。

4. 缺血性心肌病　长期心肌缺血所导致的心肌逐渐纤维化，过去称为心肌纤维化或心肌硬化。表现为心脏增大，心力衰竭和（或）心律失常。

5. 猝死　突发心脏骤停而死亡，多为心脏局部发生电生理紊乱或起搏、传导功能障碍引起严重心律失常所致。

目前临床上根据病理、临床表现及治疗的不同常分为：稳定型心绞痛和急性冠状动脉综合征（acute coronary syndrome）。急性冠状动脉综合征包括：①不稳定型心绞痛；②急性非 ST 段抬高型心肌梗死；③急性 ST 段抬高型心肌梗死。不稳定型心绞痛包括初发劳力性心绞痛、恶化劳力性心绞痛、自发性心绞痛、混合性心绞痛。

第二节　不稳定型心绞痛

一、定义

临床上将原来的初发型心绞痛、恶化型心绞痛和各型自发性心绞痛广义地统称为不稳定型心绞痛（UAP）。其特点是疼痛发作频率增加、程度加重、持续时间延长、发作诱因改变，甚至休息时亦出现持续时间较长的心绞痛。含化硝酸甘油效果差，或无效。本型心绞痛介于稳定型心绞痛和急性心肌梗死之间，易发展为心肌梗死，但无心肌梗死的心电图及血清酶学改变。

不稳定型心绞痛是介于稳定型心绞痛和急性心肌梗死之间的一组临床心绞痛综合征。有学者认为除了稳定的劳力性心绞痛为稳定型心绞痛外，其他所有的心绞痛均属于不稳定型心绞痛，包括初发劳力型心绞痛、恶化劳力型心绞痛、卧位型心绞痛、夜间发作的心绞痛、变异型心绞痛、梗死前心绞痛、梗死后心绞痛和混合型心绞痛。若劳力性和自发性心绞痛同时发生在一个患者身上，则称为混合型心绞痛。

不稳定型心绞痛具有独特的病理生理机制及临床预后，如果得不到恰当及时的治疗，可能发展为急性心肌梗死。

二、病因及发病机制

目前认为有五种因素与产生不稳定型心绞痛有关，它们相互关联。

（一）冠脉粥样硬化斑块上有非阻塞性血栓

为最常见的发病原因，冠脉内粥样硬化斑块破裂诱发血小板聚集及血栓形成，血栓形成和自溶过程的动态不平衡过程，导致冠脉发生不稳定的不完全性阻塞。

（二）动力性冠脉阻塞

在冠脉器质性狭窄基础上，病变局部的冠脉发生异常收缩、痉挛导致冠脉功能性狭窄，进一步加重心肌缺血，产生不稳定型心绞痛。这种局限性痉挛与内皮细胞功能紊乱、血管收缩反应过度有关，常发生在冠脉粥样硬化的斑块部位。

（三）冠状动脉严重狭窄

冠脉以斑块导致的固定性狭窄为主，不伴有痉挛或血栓形成，见于某些冠脉斑块逐渐增大、管腔狭窄进行性加重的患者，或 PCI 术后再狭窄的患者。

（四）冠状动脉炎症

近年来研究认为斑块发生破裂与其局部的炎症反应有十分密切的关系。在炎症反应中感染因素可能也起一定作用，其感染物可能是巨细胞病毒和肺炎衣原体。这些患者炎症递质标志物水平检测常有明显增高。

（五）全身疾病加重的不稳定型心绞痛

在原有冠脉粥样硬化性狭窄基础上，由于外源性诱发因素影响冠脉血管导致心肌氧的供求失衡，心绞痛恶化加重。常见原因有：①心肌需氧增加：如发热、心动过速、甲亢等；②冠脉血流减少：如低血压、休克；③心肌氧释放减少：如贫血、低氧血症。

三、临床表现

（一）症状

临床上不稳定型心绞痛可表现为新近发生（1个月内）的劳力型心绞痛，或原有稳定型心绞痛的主要特征近期内发生了变化，如心前区疼痛发作更频繁、程度更严重、时间也延长，轻微活动甚至在休息也发作。少数不稳定型心绞痛患者可无胸部不适表现，仅表现为颌、耳、颈、臂或上胸部发作性疼痛不适，或表现为发作性呼吸困难，其他还可表现为发作性恶心、呕吐、出汗和不能解释的疲乏症状。

（二）体格检查

一般无特异性体征。心肌缺血发作时可发现反常的左室心尖冲动，听诊有心率增快和第一心音减弱，可闻及第三心音、第四心音或二尖瓣反流性杂音。当心绞痛发作时间较长，或心肌缺血较严重时，可发生左室功能不全的表现，如双肺底细小水泡音、甚至急性肺水肿或伴低血压。也可发生各种心律失常。

体检的主要目的是努力寻找诱发不稳定型心绞痛的原因，如难以控制的高血压、低血压、心律失常、梗阻性肥厚型心肌病、贫血、发热、甲状腺功能亢进、肺部疾病等，并确定心绞痛对患者血流动力学的影响，如对生命体征、心功能、乳头肌功能或二尖瓣功能等的影响，这些体征的存在高度提示预后不良。

体检对胸痛患者的鉴别诊断至关重要，有几种疾病状态如得不到及时准确诊断，即可能出现严重后果。如背痛、胸痛、脉搏不整，心脏听诊发现主动脉瓣关闭不全的杂音，提示主动脉夹层破裂，心包摩擦音提示急性心包炎，而奇脉提示心脏压塞，气胸表现为气管移位、急性呼吸困难、胸膜疼痛和呼吸音改变等。

（三）临床类型

1. 静息心绞痛　心绞痛发生在休息时，发作时间较长，含服硝酸甘油效果欠佳，病程1个月以内。

2. 初发劳力型心绞痛　新近发生的严重心绞痛（发病时间在1个月以内），CCS（加拿大心脏病学会的劳力型心绞痛分级标准，表4-4）分级，Ⅲ级以上的心绞痛为初发性心绞痛，尤其注意近48h内有无静息心绞痛发作及其发作频率变化。

3. 恶化劳力型心绞痛　既往诊断的心绞痛，最近发作次数频繁、持续时间延长或痛阈降低（CCS分级增加Ⅰ级以上或CCS分级Ⅲ级以上）。

4. 心肌梗死后心绞痛　急性心肌梗死后24h以后至1个月内发生的心绞痛。

5. 变异型心绞痛　休息或一般活动时发生的心绞痛，发作时ECG显示暂时性ST段抬高。

表4-4　加拿大心脏病学会的劳力型心绞痛分级标准

分级	特点
Ⅰ级	一般日常活动例如走路、登楼不引起心绞痛，心绞痛发生在剧烈、速度快或长时间的体力活动或运动后
Ⅱ级	日常活动轻度受限，心绞痛发生在快步行走、登楼、餐后行走、冷空气中行走、逆风行走或情绪波动后活动
Ⅲ级	日常活动明显受限，心绞痛发生在路一般速度行走时
Ⅳ级	轻微活动即可诱发心绞痛患者不能做任何体力活动，但休息时无心绞痛发作

四、辅助检查

（一）心电图

不稳定型心绞痛患者中，常有伴随症状而出现的短暂的ST段偏移伴或不伴有T波倒置，但不是所有不稳定型心绞痛患者都发生这种ECG改变。ECG变化随着胸痛的缓解而常完全或部分恢复。症状缓解后，ST段抬高或降低或T波倒置不能完全恢复，是预后不良的标志。伴随症状产生的ST段、T波改变持续超过 12h 者可能提示非 ST 段抬高心肌梗死。此外临床表现拟诊为不稳定型心绞痛的患者，胸导联 T 波呈明显对称性倒置（≥ 0.2mV），高度提示急性心肌缺血，可能系前降支严重狭窄所致。胸痛患者 ECG 正常也不能排除不稳定型心绞痛可能。若发作时倒置的 T 波呈伪性改变（假正常化），发作后 T 波恢复原倒置状态；或以前心电图正常者近期内出现心前区多导联 T 波深倒，在排除非 Q 波性心肌梗死后结合临床也应考虑不稳定型心绞痛的诊断。

不稳定型心绞痛患者中有 75% ~ 88% 的一过性 ST 段改变不伴有相关症状，为无痛性心肌缺血。动态心电图检查不仅有助于检出上述心肌缺血的动态变化，还可用于不稳定型心绞痛患者常规抗心绞痛药物治疗的评估以及是否需要进行冠状动脉造影和血管重建术的参考指标。

（二）心脏生化标记物

心脏肌钙蛋白：肌钙蛋白复合物包括 3 个亚单位，即肌钙蛋白 T （TnT）、肌钙蛋白 I（TnI）和肌钙蛋白 C（TnC），目前只有 TnT 和 TnI 应用于临床。约有 35% 不稳定型心绞痛患者显示血清 TnT 水平增高，但其增高的幅度与持续的时间与 AMI 有差别。AMI 患者 TnT>3.0ng/mL 者占 88%，非 Q 波心肌梗死中仅占 17%，不稳定型心绞痛中无 TnT>3.0ng/mL 者。因此，TnT 升高的幅度和持续时间可作为不稳定型心绞痛与 AMI 的鉴别诊断之参考。

不稳定型心绞痛患者 TnT 和 TnI 升高者较正常者预后差。临床怀疑不稳定型心绞痛者 TnT 定性试验为阳性结果者表明有心肌损伤（相当于 TnT>0.05 μ g/L），但如为阴性结果并不能排除不稳定型心绞痛的可能性。

（三）冠状动脉造影

目前仍是诊断冠心病的金标准。在长期稳定型心绞痛的基础上出现的不稳定型心绞痛常提示为多支冠脉病变，而新发的静息心绞痛可能为单支冠脉病变。冠脉造影结果正常提示可能是冠脉痉挛、冠脉内血栓自发性溶解、微循环系统异常等原因引起，或冠脉造影病变漏诊。

不稳定型心绞痛有以下情况时应视为冠脉造影强适应证：①近期内心绞痛反复发作，胸痛持续时间较长，药物治疗效果不满意者可考虑及时行冠状动脉造影，以决定是否急诊介入性治疗或急诊冠状动脉旁路移植术（CABG）；②原有劳力性心绞痛近期内突然出现休息时频繁发作者；③近期活动耐量明显减低，特别是低于 Bruce Ⅱ级或 4METs 者；④梗死后心绞痛；⑤原有陈旧性心肌梗死，近期出现由非梗死区缺血所致的劳力性心绞痛；⑥严重心律失常、LVEF< 40% 或充血性心力衰竭。

（四）螺旋 CT 血管造影（CTA）

近年来，多层螺旋 CT 尤其是 64 排螺旋 CT 冠状动脉成像（CTA）在冠心病诊断中正在推广应用。CTA 能够清晰显示冠脉主干及其分支狭窄、钙化、开口起源异常及桥血管病变。有资料显示，CTA 诊断冠状动脉病变的灵敏度 96.33%、特异度 98.16%，阳性预测值 97.22%，阴性预测值 97.56%。其中对左主干、左前降支病变及大于 75% 的病变灵敏度最高，分别达到 100% 和 94.4%。CTA 对冠状动脉狭窄病变、桥血管、开口畸形、支架管腔、斑块形态均显影良好，对钙化病变诊断率优于冠状动脉造影，阴性者不能排除冠心病，阳性者应进一步行冠状动脉造影检查。另外，CTA 也可以作为冠心病高危人群无创性筛选检查及冠脉支架术后随访手段。

（五）其他

其他非创伤性检查包括运动平板试验、运动放射性核素心肌灌注扫描、药物负荷试验、超声心动图等，也有助于诊断。通过非创伤性检查可以帮助决定冠状动脉造影单支临界性病变是否需要做介入性治疗，明确缺血相关血管，为血运重建治疗提供依据。同时可以提供有否存活心肌的证据，也可作为经皮腔内冠状动脉成形术（PTCA）后判断有否再狭窄的重要对比资料。但不稳定型心绞痛急性期应避免做任何形式的负荷试验，这些检查宜放在病情稳定后进行。

五、诊断

（一）诊断依据

对同时具备下述情形者，应诊断不稳定型心绞痛。

（1）临床新出现或恶化的心肌缺血症状表现（心绞痛、急性左心衰竭）或心电图心肌缺血图形。

（2）无或仅有轻度的心肌酶（肌酸激酶同工酶）或 TnT、TnI 增高（未超过 2 倍正常值），且心电图无 ST 段持续抬高。应根据心绞痛发作的性质、特点、发作时体征和发作时心电图改变以及冠心病危险因素等，结合临床综合判断，以提高诊断的准确性。心绞痛发作时心电图 ST 段抬高或压低的动态变化或左束支阻滞等具有诊断价值。

（二）危险分层

不稳定型心绞痛的诊断确立后，应进一步进行危险分层，以便于对其进行预后评估和干预措施的选择。

1. 中华医学会心血管分会关于不稳定型心绞痛的危险度分层　根据心绞痛发作情况，发作时 ST 段下移程度以及发作时患者的一些特殊体征变化，将不稳定型心绞痛患者分为高、中、低危险组（表 4－5）。

表 4-5　不稳定型心绞痛临床危险度分层

组别	心绞痛类型	发作时 ST 降低幅（mm）	持续时间（min）	肌钙蛋白 T 或 I
低危险组	初发、恶化劳力型，无静息时发作	≤ 1	<20	正常
中危险组	1 个月内出现的静息心绞痛，但 48h 内无发作者（多数由劳力型心绞痛进展而来）或梗死后心绞痛	> 1	<20	正常或轻度升高
高危险组	48h 内反复发作静息心绞痛或梗死后心绞痛	>1	>20	升高

注：①陈旧性心肌梗死患者其危险度分层上调一级，若心绞痛是由非梗死区缺血所致时，应视为高危险组。②左心室射血分数（LVEF）<40％，应视为高危险组。③若心绞痛发作时并发左心功能不全、二尖瓣反流、严重心律失常或低血压 [SBP ≤ 12.0kPa　(90mmHg)]，应视为高危险组。④当横向指标不一致时，按危险度高的指标归类。例如：心绞痛类型为低危险组，但心绞痛发作时 ST 段压低 >1mm，应归人中危险组。

2. 美国 ACC/AHA 关于不稳定型心绞痛／非 ST 段抬高心肌梗死危险分层　见表 4–6。

表 4-6　ACC/AHA 关于不稳定型心绞痛 / 非 ST 段抬高心肌梗死的危险分层

危险分层	高危（至少有下列特征之一）	中危（无高危特点但有以下特征之一）	低危（无高中危特点但有下列特点之一）
①病史	近 48h 内加重的缺血性胸痛发作	既往 MI、外围血管或脑血管病，或 CABG，曾用过阿司匹林	近 2 周内发生的 ccs 分级Ⅲ级或以上伴有高、中度冠脉病变可能者
②胸痛性质	静息心绞痛 > 20min	静息心绞痛 >20min，现已缓解，有高、中度冠脉病变可能性，静息心绞痛 < 20min，经休息或含服硝酸甘油缓解	无自发性心绞痛 >20min 持续发作
③临床体征或发现	第三心音、新的或加重的奔马律，左室功能不全（EF< 40％），二尖瓣反流，严重心律失常或低血压 [SBP ≤ 12.0kPa（90mmHg）] 或存在与缺血有关的肺水肿，年龄 >75 岁	年龄 >75 岁	
④ ECG 变化	休息时胸痛发作伴 ST 段变化 >0.1mV；新出现 Q 波，束支传导阻滞；持续性室性心动过速	T 波倒置 >0.2mV，病理性 Q 波	胸痛期间 ECG 正常或无变化
⑤肌钙蛋白监测	明显增高（TnT 或 TnI>0.1μg / mL）	轻度升高（即 TnT>0 01，但监测 <0. 1μg/mL）	正常

六、鉴别诊断

在确定患者为心绞痛发作后，还应对其是否稳定做出判断。

与稳定型心绞痛相比，不稳定型心绞痛症状特点是短期内疼痛发作频率增加、无规律，程度加重、持续时间延长、发作诱因改变或不明显，甚至休息时亦出现持续时间较长的心绞痛，含化硝酸甘油效果差，或无效，或出现了新的症状如呼吸困难、头晕甚至昏厥等。不稳定型心绞痛的常见临床类型包括初发劳力型心绞痛、恶化劳力型心绞痛、卧位型心绞痛、夜间发作的心绞痛、变异型心绞痛、梗死前心绞痛、梗死后心绞痛和混合型心绞痛。

临床上，常将不稳定型心绞痛和非 ST 段抬高心肌梗死（NSTEMI）以及 ST 段抬高心肌梗死（STEMI）统称为急性冠脉综合征。

不稳定型心绞痛和非 ST 段抬高心肌梗死（NSTEMI）是在病因和临床表现上相似、但严重程度不同而又密切相关的两种临床综合征，其主要区别在于缺血是否严重到导致足够量的心肌损害，以至于能检测到心肌损害的标记物肌钙蛋白（TnI、TnT）或肌酸激酶同工酶（CK－MB）水平升高。如果反映心肌坏死的标记物在正常范围内或仅轻微增高（未超过 2 倍正常值），就诊断为不稳定型心绞痛，而当心肌坏死标记物超过正常值 2 倍时，则诊断为 NSTEMI。

不稳定型心绞痛和 ST 段抬高心肌梗死（STEMI）的区别，在于后者在胸痛发作的同时出现典型的 ST 段抬高并具有相应的动态改变过程和心肌酶学改变。

七、治疗

不稳定型心绞痛的治疗目标是控制心肌缺血发作和预防急性心肌梗死。治疗措施包括内科药物治疗、冠状动脉介入治疗（PCI）和外科冠状动脉旁路移植手术（CABG）。

（一）一般治疗

对于符合不稳定型心绞痛诊断的患者应及时收住院治疗（最好收入监护病房），急性期卧床休息 1 ～ 3d，吸氧，持续心电监测。对于低危险组患者留观期间未再发生心绞痛，心电图也无缺血改变，无左心衰竭的临床证据，留观 12 ～ 24h 期间未发现有 CK－MB 升高，TnT 或 TnI 正常者，可在留观 24 ～ 48h 后出院。对于中危或高危组的患者特别是 TnT 或 TnI 升高者，住院时间相对延长，内科治疗亦应强化。

（二）药物治疗

1．控制心绞痛发作

（1）硝酸酯类：硝酸甘油主要通过扩张静脉，减轻心脏前负荷来缓解心绞痛发作。心绞痛发作时应舌下含化硝酸甘油，初次含硝酸甘油的患者以先含 0.5mg 为宜。对于已有含服经验的患者，心绞痛发作时若含 0.5mg 无效，可在 3 ～ 5min 追加 1 次，若连续含硝酸甘油 1.5 ～ 2.0mg 仍不能控制疼痛症状，需应用强镇痛药以缓解疼痛，并随即采用硝酸甘油或硝酸异山梨酯静脉滴注，硝酸甘油的剂量以 5μg/min 开始，以后每 5 ～ 10min 增加 5μg/min，直至症状缓解或收缩压降低 1.3kPa（10mmHg），最高剂量一般不超过 80 ～ 100 μg/min，一旦患者出现头痛或血压降低 [SBP<12.0kPa（90mmHg）] 应迅速减少静脉滴注的剂量。维持静脉滴注的剂量以 10 ～ 30μg/min 为宜。对于中危和高危险组的患者，硝酸甘油持续静脉滴注 24 ～ 48h 即可，以免产生耐药性而降低疗效。

常用口服硝酸酯类药物：心绞痛缓解后可改为硝酸酯类口服药物。常用药物有硝酸异山梨酯（消心痛）和 4– 单硝酸异山梨酯。硝酸异山梨酯作用的持续时间为 4 ～ 5h，故以每日 3 ～ 4 次口服为妥，对劳力性心绞痛患者应集中在白天给药。4– 单硝酸异山梨酯可采用每日 2 次给药。若白天和夜间或清晨均有心绞痛发作者，硝酸异山梨酯可每 6h 给药 1 次，但宜短期治疗以避免耐药性。对于频繁发作的不稳定型心绞痛患者口服硝酸异山梨酯短效药物的疗效常优于服用 4– 单硝类的长效药物。硝酸异山梨酯的使用剂量可以从 10mg/ 次开始，当症状控制不满意时可逐渐加大剂量，一般不超过 40mg/ 次，只要患者心绞痛发作时口含硝酸甘油有效，即是增加硝酸异山梨酯剂量的指征，若患者反复口含硝酸甘油不能缓解症状，常提示患者有极为严重的冠状动脉阻塞病变，此时即使加大硝酸异山梨酯剂量也不一定能取得良好效果。

（2）β 受体阻滞药：通过减慢心率、降低血压和抑制心肌收缩力而降低心肌耗氧量，从而缓解心绞痛症状，对改善近、远期预后有益。

对不稳定型心绞痛患者控制心绞痛症状以及改善其近、远期预后均有好处，除有禁忌证外，主张常规服用。首选具有心脏选择性的药物，如阿替洛尔、美托洛尔和比索洛尔等。除少数症状严重者可采用

静脉推注 β 受体阻滞药外，一般主张直接口服给药。剂量应个体化，根据症状、心率及血压情况调整剂量。阿替洛尔常用剂量为 12.5 ~ 25mg，每日 2 次，美托洛尔常用剂量为 25 ~ 50mg，每日 2 ~ 3 次，比索洛尔常用剂量为 5 ~ 10mg 每日 1 次，不伴有劳力性心绞痛的变异性心绞痛不主张使用。

（3）钙拮抗药：通过扩张外周血管和解除冠状动脉痉挛而缓解心绞痛，也能改善心室舒张功能和心室顺应性。非二氢吡啶类有减慢心率和减慢房室传导作用。常用药物有两类：①二氢吡啶类钙拮抗药：硝苯地平对缓解冠状动脉痉挛有独到的效果，故为变异性心绞痛的首选用药，一般剂量为 10 ~ 20mg，每 6h 1 次，若仍不能有效控制变异性心绞痛的发作还可与地尔硫䓬合用，以产生更强的解除冠状动脉痉挛的作用，当病情稳定后可改为缓释和控释制剂。对合并高血压病者，应与 β 受体阻滞药合用。②非二氢吡啶类钙拮抗药：地尔硫䓬有减慢心率、降低心肌收缩力的作用，故较硝苯地平更常用于控制心绞痛发作。一般使用剂量为 30 ~ 60mg，每日 3 ~ 4 次。该药可与硝酸酯类合用，亦可与 β 受体阻滞药合用，但与后者合用时需密切注意心率和心功能变化。

如心绞痛反复发作，静脉滴注硝酸甘油不能控制时，可试用地尔硫䓬短期静脉滴注，使用方法为 5 ~ 15μg/（kg·min），可持续静脉滴注 24 ~ 48h，在静脉滴注过程中需密切观察心率、血压的变化，如静息心率低于 50 次 /min，应减少剂量或停用。

钙通道阻滞药用于控制下列患者的进行性缺血或复发性缺血症状：①已经使用足量硝酸酯类和 β 受体阻滞药的患者；②不能耐受硝酸酯类和 β 受体阻滞药的患者；③变异性心绞痛的患者。因此，对于严重不稳定型心绞痛患者常需联合应用硝酸酯类、β 受体阻滞药和钙拮抗药。

2. 抗血小板治疗　阿司匹林为首选药物。急性期剂量应在 150 ~ 300mg/d，可达到快速抑制血小板聚集的作用，3d 后可改为小剂量即 50 ~ 150mg/d 维持治疗，对于存在阿司匹林禁忌证的患者，可采用氯吡格雷替代治疗，使用时应注意经常检查血常规，一旦出现明显白细胞或血小板降低应立即停药。

（1）阿司匹林：阿司匹林对不稳定型心绞痛治疗目的是通过抑制血小板的环氧化酶快速阻断血小板中血栓素 A_2 的形成。因小剂量阿司匹林（50 ~ 75mg）需数天才能发挥作用。故目前主张：①尽早使用，一般应在急诊室服用第一次；②为尽快达到治疗性血药浓度，第一次应采用咀嚼法，促进药物在口腔颊部黏膜吸收；③剂量 300mg，每日 1 次，5d 后改为 100mg，每日 1 次，很可能需终身服用。

（2）氯吡格雷：为第二代抗血小板聚集的药物，通过选择性地与血小板表面腺苷酸环化酶偶联的 ADP 受体结合而不可逆地抑制血小板的聚集，且不影响阿司匹林阻滞的环氧化酶通道，与阿司匹林合用可明显增加抗凝效果，对阿司匹林过敏者可单独使用。噻氯匹定的最严重不良反应是中性粒细胞减少，见于连续治疗 2 周以上的患者，易出现血小板减少和出血时间延长，亦可引起血栓性血小板减少性紫癜，而氯吡格雷则不明显，目前在临床上已基本取代噻氯匹定。目前对于不稳定型心绞痛患者和接受介入治疗的患者多主张强化血小板治疗，即二联抗血小板治疗，在常规服用阿司匹林的基础上立即给予氯吡格雷治疗至少 1 个月，亦可延长至 9 个月。

（3）血小板糖蛋白Ⅱb/Ⅲa 受体抑制药：为第三代血小板抑制药，主要通过占据血小板表面的糖蛋白Ⅱb/Ⅲa 受体，抑制纤维蛋白原结合而防止血小板聚集。但其口服制剂疗效及安全性令人失望。静脉制剂主要有阿昔单抗和非抗体复合物替罗非班、lamifiban、xemilofiban、eptifiban、lafradafiban 等，其在注射停止后数小时作用消失。目前临床常用药物有盐酸替罗非班注射液，是一种非肽类的血小板糖蛋白Ⅱb/Ⅲa 受体的可逆性拮抗药，能有效地阻止纤维蛋白原与血小板表面的糖蛋白Ⅱb/Ⅲa 受体结合，从而阻断血小板的交联和聚集。盐酸替罗非班对血小板功能的抑制的时间与药物的血浆浓度相平行，停药后血小板功能迅速恢复到基线水平。在不稳定型心绞痛患者盐酸替罗非班静脉输注可分两步，在肝素和阿司匹林应用条件下，可先给以负荷量 0.4μg/（kg·min）（30min），而后以 0.1μg/（kg·min）维持静脉点滴 48h。对于高度血栓倾向的冠脉血管成形术患者盐酸替罗非班两步输注方案为负荷量 10μg/kg 于 5 min 内静脉推注，然后以 0.15μg（kg·min）维持 16 ~ 24h。

3. 抗凝血酶治疗　目前临床使用的抗凝药物有普通肝素、低分子肝素和水蛭素，其他人工合成或口服的抗凝药正在研究或临床观察中。

（1）普通肝素：是常用的抗凝药，通过激活抗凝血酶而发挥抗栓作用，静脉滴注肝素会迅速产生抗凝作用，但个体差异较大，故临床需化验部分凝血活酶时间（APTT）。一般将APTT延长至60 ~ 90s作为治疗窗口。多数学者认为，在ST段不抬高的急性冠状动脉综合征，治疗时间为3 ~ 5d，具体用法为75 U/kg体重，静脉滴注维持，使APTT在正常的1.5 ~ 2倍。

（2）低分子肝素：低分子肝素是由普通肝素裂解制成的小分子复合物，分子量在2 500 ~ 7 000，具有以下特点：抗凝血酶作用弱于肝素，但保持了抗因子Xa的作用，因而抗因子Xa和凝血酶的作用更加均衡；抗凝效果可以预测，不需要检测APTT；与血浆和组织蛋白的亲和力弱，生物利用度高；皮下注射，给药方便；促进更多的组织因子途径抑制物生成，更好地抑制因子Ⅶ和组织因子复合物，从而增加抗凝效果等。许多研究均表明低分子肝素在不稳定型心绞痛和非ST段抬高心肌梗死的治疗中起作用至少等同或优于经静脉应用普通肝素。低分子肝素因生产厂家不同而规格各异，一般推荐量按不同厂家产品以千克体重计算皮下注射，连用一周或更长。

（3）水蛭素：是从药用水蛭唾液中分离出来的第一个直接抗凝血酶制药，通过重组技术合成的是重组水蛭素。重组水蛭素理论上优点有：无须通过AT-Ⅲ激活凝血酶；不被血浆蛋白中和；能抑制凝血块黏附的凝血酶；对某一剂量有相对稳定的APTT，但主要经肾脏排泄，在肾功能不全者可导致不可预料的蓄积。多数试验证实水蛭素能有效降低死亡与非致死性心肌梗死的发生率，但出血危险有所增加。

（4）抗血栓治疗的联合应用：①阿司匹林+ ADP受体拮抗药：阿司匹林与ADP受体拮抗药的抗血小板作用机制不同，一般认为，联合应用可以提高疗效。CURE试验表明，与单用阿司匹林相比，氯吡格雷联合使用阿司匹林可使死亡和非致死性心肌梗死降低20%，减少冠状动脉重建需要和心绞痛复发。②阿司匹林加肝素：RISC试验结果表明，男性非ST段抬高心肌梗死患者使用阿司匹林明显降低死亡或心肌梗死的危险，单独使用肝素没有受益，阿司匹林加普通肝素联合治疗的最初5d事件发生率最低。目前资料显示，普通肝素或低分子肝素与阿司匹林联合使用疗效优于单用阿司匹林；阿司匹林加低分子肝素等同于甚至可能优于阿司匹林加普通肝素。③肝素加血小板GP Ⅱ b/ Ⅲ a抑制药：PUR - SUTT试验结果显示，与单独应用血小板GP Ⅱ b/ Ⅲ a抑制药相比，未联合使用肝素的患者事件发生率较高。目前多主张联合应用肝素与血小板GP Ⅱ b/ Ⅲ a抑制药。由于两者连用可延长APTT，肝素剂量应小于推荐剂量。④阿司匹林加肝素加血小板GP Ⅱ b/ Ⅲ a抑制药：目前，合并急性缺血的非ST段抬高心肌梗死的高危患者，主张三联抗血栓治疗，是目前最有效的抗血栓治疗方案。持续性或伴有其他高危特征的胸痛患者及准备做早期介入治疗的患者，应给予该方案。

4. 调脂治疗　血脂增高的干预治疗除调整饮食、控制体重、体育锻炼、控制精神紧张、戒烟、控制糖尿病等非药物干预手段外，调脂药物治疗是最重要的环节。近代治疗急性冠脉综合征的最大进展之一就是3-羟基-3甲基戊二酰辅酶A（HMGCoA）还原酶抑制药（他汀类）药物的开发和应用，该类药物除降低总胆固醇（TC）、低密度脂蛋白胆固醇（LDL - C）、三酰甘油（TG）和升高高密度脂蛋白胆固醇（HDL - C）外，还有缩小斑块内脂质核、加固斑块纤维帽、改善内皮细胞功能、减少斑块炎性细胞数目、防止斑块破裂等作用，从而减少冠脉事件，另外还能通过改善内皮功能减弱凝血倾向，防止血栓形成，防止脂蛋白氧化，起到了抗动脉粥样硬化和抗血栓作用。随着长期的大样本的实验结果出现，已经显示他汀类强化降脂治疗和PTCA加常规治疗可同样安全有效地减少缺血事件。所有他汀类药物均有相同的不良反应，即胃肠道功能紊乱、肌痛及肝损害，儿童、孕妇及哺乳期妇女不宜应用。常见他汀类降调脂药见表4-7。

表4-7　临床常见他汀类药物剂量

药物	常用剂量（mg）	用法
阿托伐他汀（立普妥）	10 ~ 80	每天1次，口服
辛伐他汀（舒将之）	10 ~ 80	每天1次，口服
洛伐他汀（美将之）	20 ~ 80	每天1次，口服
普伐他汀（普拉固）	20 ~ 40	每天1次，口服
氟伐他汀（来适可）	40 ~ 80	每天1次，口服

5. 溶血栓治疗　国际多中心大样本的临床试验（TIMI Ⅲ B）业已证明采用AMI的溶栓方法治疗不

稳定型心绞痛反而有增加 AMI 发生率的倾向，故已不主张采用。至于小剂量尿激酶与充分抗血小板和抗凝血酶治疗相结合是否对不稳定型心绞痛有益，仍有待临床进一步研究。

6. 不稳定型心绞痛出院后的治疗 不稳定型心绞痛患者出院后仍需定期门诊随诊。低危险组的患者 1 ~ 2 个月随访 1 次，中、高危险组的患者无论是否行介入性治疗都应 1 个月随访 1 次，如果病情无变化，随访半年即可。

UA 患者出院后仍需继续服阿司匹林、β 受体阻滞药。阿司匹林宜采用小剂量，每日 50 ~ 150mg 即可，β 受体阻滞药宜逐渐增量至最大可耐受剂量。在冠心病的二级预防中阿司匹林和降胆固醇治疗是最重要的。降低胆固醇的治疗应参照国内降血脂治疗的建议，即血清胆固醇 >4.68mmol/L（180mg/dl）或低密度脂蛋白胆固醇 >2.60mmol/L（100mg/dl）均应服他汀类降胆固醇药物，并达到有效治疗的目标。血浆三酰甘油 >2. 26mmol/L（200mg/dl）的冠心病患者一般也需要服降低三酰甘油的药物。其他二级预防的措施包括向患者宣教戒烟、治疗高血压和糖尿病、控制危险因素、改变不良的生活方式、合理安排膳食、适度增加活动量、减少体重等。

八、影响不稳定型心绞痛预后的因素

（1）左心室功能：为最强的独立危险因素，左心室功能越差，预后也越差，因为这些患者的心脏很难耐受进一步的缺血或梗死。

（2）冠状动脉病变的部位和范围：左主干病变和右冠开口病变最具危险性，三支冠脉病变的危险性大于双支或单支者，前降支病变危险大于右冠或回旋支病变，近段病变危险性大于远端病变。

（3）年龄：是一个独立的危险因素，主要与老年人的心脏储备功能下降和其他重要器官功能降低有关。

（4）合并其他器质性疾病或危险因素：不稳定型心绞痛患者如合并肾衰竭、慢性阻塞性肺疾患、糖尿病、高血压、高血脂、脑血管病以及恶性肿瘤等，均可影响不稳定型心绞痛患者的预后。其中肾状态还明显与 PCI 术预后有关。

第三节 稳定型心绞痛

稳定型心绞痛是由于劳力引起心肌耗氧量增加，而病变的冠状动脉不能及时调整和增加血流量，从而引起可逆性心肌缺血，但不引起心肌坏死。这是由于心肌供氧与耗氧之间暂时失去平衡而发生心肌缺血的临床症状，是在一定条件下冠状动脉所供应的血液和氧不能满足心肌需要的结果。

本病多见于男性，多数患者年龄在 40 岁以上，常合并高血压、吸烟、糖尿病、脂质代谢异常等心血管疾病危险因子。大多数为冠状动脉粥样硬化导致血管狭窄引起，还可由主动脉瓣病变、梅毒性主动脉炎、肥厚型心肌病、先天性冠状动脉畸形、风湿性冠状动脉炎、心肌桥等引起。

一、发病机制

心肌内没有躯体神经分布，因此机械性刺激并不引起疼痛。心肌缺血时产生痛觉的机制仍不明确。当冠状动脉的供氧与心肌的氧耗之间发生矛盾时，心肌急剧的、暂时的缺血缺氧，导致心肌的代谢产物如乳酸、丙酮酸、磷酸等酸性物质，以及一些类似激肽的多肽类物质在心肌内大量积聚，刺激心脏内自主神经的传人纤维末梢，经 1 ~ 5 胸交感神经节和相应的脊髓段，传至大脑，产生疼痛感觉。因此，与心脏自主神经传人处于相同水平脊髓段的脊神经所分布的区域，如胸骨后、胸骨下段、上腹部、左肩、左上肢内侧等部位可以出现痛觉，这就是牵涉痛产生的可能原因。由于心绞痛并非躯体神经传人，所以常不是锐痛，不能准确定位。

心肌产生能量的过程需要大量的氧供，心肌耗氧量（MVO_2）的增加是引起稳定型心绞痛发作的主要原因之一。心肌耗氧量由心肌张力、心肌收缩强度和心率所决定，常用心率与收缩压的乘积作为评估心肌耗氧程度的指标。在正常情况下，冠状循环有强大的储备力量，在剧烈运动时，其血流量可增加到静

息时的6～7倍，在缺氧状况下，正常的冠状动脉可以扩张，也能使血流量增加4～5倍。动脉粥样硬化而致冠状动脉狭窄或部分分支闭塞时，冠状动脉对应激状态下血流的调节能力明显减弱。在稳定型心绞痛患者，虽然冠状动脉狭窄，心肌的血液供应减少，但在静息状态下，仍然可以满足心脏的需要，故安静时患者无症状；当心脏负荷突然增加，如劳力、激动、寒冷刺激、饱食等，使心肌张力增加（心腔容积增加、心室舒张末期压力增高）、心肌收缩力增加（收缩压增高、心室压力曲线最大压力随时间变化率增加）或心率增快，均可引起心肌耗氧量增加，引起心绞痛的发作。

在其他情况下，如严重贫血、肥厚型心肌病、主动脉瓣狭窄／关闭不全等，由于血液携带氧的能力下降，或心肌肥厚致心肌氧耗增加，或心排血量过少／舒张压过低，均可以造成心肌氧供和氧耗之间的失平衡，心肌血液供给不足，遂引起心绞痛发作。

在多数情况下，稳定型心绞痛常在同样的心肌耗氧量的情况下发生，即患者每次某一固定运动强度的诱发下发生症状，因此症状的出现很具有规律性。当发作的规律性在短期内发生显著变化时（如诱发症状的运动强度明显减低），常提示患者出现了不稳定型心绞痛。

二、病理和病理生理

一般来说，至少1支冠状动脉狭窄程度>70%才会导致心肌缺血。

（一）心肌缺血、缺氧时的代谢与生化改变

在正常情况下，心肌主要通过脂肪氧化的途径获得能量，供能的效率比较高。但相对于对糖的利用供能来说，对脂肪的利用需要消耗更多的氧。

1. 心肌的缺氧代谢及其对能量产生和心肌收缩力的影响　缺血缺氧引起心肌代谢的异常改变。心肌在缺氧状态下无法进行正常的有氧代谢，从三磷腺苷（ATP）或肌酸磷酸（CP）产生的高能磷酸键减少，导致依赖能源的心肌收缩和膜内外离子平衡发生障碍。缺血时由于乳酸和丙酮酸不能进入三羧酸循环进行氧化，无氧糖酵解增强，乳酸在心肌内堆积，冠状静脉窦乳酸含量增高。由于无氧酵解供能效率较低，而且乳酸的堆积限制了无氧糖酵解的进行，心肌能量产生障碍，以及乳酸积聚引起心肌内的乳酸性酸中毒，均可导致心肌收缩功能的下降。

2. 心肌细胞离子转运的改变对心肌收缩及舒张功能的影响　正常心肌细胞受激动而除极时，细胞内钙离子浓度增高，钙离子与原肌凝蛋白上的肌钙蛋白C结合后，解除了肌钙蛋白I的抑制作用，促使肌动蛋白和肌浆球蛋白合成肌动球蛋白，引起心肌收缩。当心肌细胞缺氧时，细胞膜对钠离子的渗透性异常增高，细胞内钠离子增多以及细胞内的酸中毒，使肌浆网内的钙离子流出障碍，细胞内钙离子浓度降低并妨碍钙离子与肌钙蛋白的结合，使心肌收缩功能发生障碍。缺氧也使心肌松弛发生障碍，可能因心肌高能磷酸键的储备降低，导致细胞膜上钠－钙离子交换系统功能的障碍以及肌浆网钙泵对钙离子的主动摄取减少，因此钙离子与肌钙蛋白的解离缓慢，心肌舒张功能下降，左室顺应性减低，心室充盈的阻力增加。

3. 心肌缺氧对心肌电生理的影响　肌细胞受缺血性损伤时，钠离子在细胞内积聚而钾离子向细胞外漏出，使细胞膜在静止期处于部分除极化状态，当心肌细胞激动时，由于除极不完全，从而产生损伤电流。在心电图上表现为ST段的偏移。由于心腔内的压力，在冠状动脉血供不足的情况下，心内膜下的心肌更容易发生急性缺血。受急性缺血性损伤的心内膜下心肌，其静息电位较外层为高（部分除极化状态），而在心肌除极后其电位则较外层为低（除极不完全）；因此，在左心室表面记录的心电图上出现ST段的压低。当心肌缺血发作时主要累及心外膜下心肌，则心电图可以表现为ST段抬高。

（二）左心室功能及血流动力学改变

缺血部位心室壁的收缩功能，在心肌缺血发生时明显减弱甚至暂时完全丧失，而正常心肌区域代偿性收缩增强，可以表现为缺血部位收缩期膨出。但存在大面积的心肌缺血时，可影响整个左心室的收缩功能，心室舒张功能受损，充盈阻力也增加。

在稳定型心绞痛患者，各种心肌代谢和功能障碍是暂时、可逆性的，心绞痛发作时患者自动停止活动，使缺血部位心肌的血液供应恢复平衡，从而减轻或缓解症状。

三、临床表现

稳定型心绞痛通常均为劳力性心绞痛，其发作的性质通常在3个月内并无改变，即每日和每周疼痛发作次数大致相同，诱发疼痛的劳力和情绪激动程度相同，每次发作疼痛的性质和部位无改变，用硝酸甘油后，也在相同时间内发生疗效。

（一）症状

稳定型心绞痛的发作具有其较为特征性的临床表现，对临床的冠心病诊断具有重要价值，可以通过仔细的病史询问获得这些有价值的信息。心绞痛以发作性胸痛为主要临床表现，疼痛的特点为：

1. 性质　心绞痛发作时，患者常无明显的疼痛，而表现为压迫、发闷或紧缩感，也可有烧灼感，但不尖锐，非针刺样或刀割样痛，偶伴濒死、恐惧感。发作时，患者往往不自觉地停止活动，至症状缓解。

2. 部位　主要位于心前区、胸骨体上段或胸骨后，界线不清楚，约有手掌大小。常放射至左肩、左上肢内侧达无名指和小指、颈、咽或下颌部，也可以放射至上腹部甚至下腹部。

3. 诱因　常由体力劳动或情绪激动（如愤怒、焦急、过度兴奋等）、饱食、寒冷、吸烟、心动过速等诱发。疼痛发生于劳力或激动的当时，而不是在劳累以后。典型的稳定型心绞痛常在类似活动强度的情况下发生。早晨和上午是心肌缺血的好发时段，可能与患者体内神经体液因素在此阶段的激活有关。

4. 持续时间和缓解因素　心绞痛出现后常逐步加重，在患者停止活动后3 ~ 5min逐渐消失。舌下含服硝酸甘油症状也能在2 ~ 3min缓解。如果患者在含服硝酸甘油后10min内无法缓解症状，则认为硝酸甘油无效。

5. 发作频率　稳定型心绞痛可数天或数星期发作一次，也可一日内发作多次。一般来说发作频率固定，如短时间内发作频率较以前明显增加，应该考虑不稳定型心绞痛（恶化劳力型）。

（二）体征

稳定型心绞痛患者在心绞痛发作时常见心率增快、血压升高。通常无其他特殊发现，但仔细的体格检查可以明确患者存在的心血管病危险因素。体格检查对鉴别诊断有很大的意义，例如在胸骨左缘闻及粗糙的收缩期杂音应考虑主动脉瓣狭窄或肥厚梗阻型心肌病的可能。在胸痛发作期间，体格检查可能发现乳头肌缺血和功能失调引起的二尖瓣关闭不全的收缩期杂音；心肌缺血发作时可能出现左心室功能障碍，听诊时有时可闻及第四或第三心音奔马律、第二心音逆分裂或出现交替脉。

四、辅助检查

（一）心电图

心电图是发现心肌缺血、诊断心绞痛最常用、最便宜的检查方法。

1. 静息心电图检查　稳定型心绞痛患者静息心电图多数是正常的，所以静息心电图正常并不能除外冠心病。一些患者可以存在ST –T改变，包括ST段压低（水平型或下斜型），T波低平或倒置，可伴有或不伴有陈旧性心肌梗死的表现。单纯、持续的ST –T改变对心绞痛并无显著的诊断价值，可以见于高血压、心室肥厚、束支传导阻滞、糖尿病、心肌病变、电解质紊乱、抗心律失常药物或化疗药物治疗、吸烟、心脏神经官能症患者。因此，单纯根据静息心电图诊断心肌缺血很不可靠。虽然冠心病患者可以出现静息心电图ST –T异常，并可能与冠状动脉病变的严重程度相关，但绝对不能仅根据心电图存在ST –T的异常即诊断冠心病。

心绞痛发作时特征性的心电图异常是ST –T较发作前发生明显改变，在发作以后恢复至发作前水平。由于心绞痛发作时心内膜下心肌缺血常见，心电图改变多表现为ST段压低（水平型或下斜型）0.1mV以上，T波低平或倒置，ST段改变往往比T波改变更具特异性；少数患者在发作时原来低平、倒置的T波变为直立（假性正常化），也支持心肌缺血的诊断。虽然T波改变对心肌缺血诊断的特异性不如ST段改变，但如果发作时的心电图与发作之前比较有明显差别，发作后恢复，也具有一定的诊断意义。部分稳定型心绞痛患者可以表现为心脏传导系统功能异常，最常见的是左束支传导阻滞和左前分支传导阻滞。此外，心绞痛发作时还可以出现各种心律失常。

2. 心电图负荷试验　心电图负荷试验是对疑有冠心病的患者，通过给心脏增加负荷（运动或药物）而激发心肌缺血来诊断冠心病。运动试验的阳性标准为运动中出现典型心绞痛，运动中或运动后出现 ST 段水平或下斜型下降≥ 1mm（J 点后 60 ～ 80ms），或运动中出现血压下降者。心电图负荷试验检查的指征为：临床上怀疑冠心病，为进一步明确诊断；对稳定型心绞痛患者进行危险分层；冠状动脉搭桥及心脏介入治疗前后的评价；陈旧性心肌梗死患者对非梗死部位心肌缺血的监测。禁忌证包括急性心肌梗死，高危的不稳定型心绞痛，急性心肌、心包炎，严重高血压（收缩压≥ 200mmHg 和／或舒张压≥ 110mmHg）心功能不全，严重主动脉瓣狭窄，肥厚型梗阻性心肌病，静息状态下有严重心律失常，主动脉夹层。负荷试验终止的指标：ST –T 降低或抬高≥ 0.2mV，心绞痛发作，收缩压超过 220mmHg，血压较负荷前下降，室性心律失常（多源性、连续 3 个室性期前收缩和持续性室性心动过速）。

通常运动负荷心电图的敏感性可达到约 70%，特异性 70% ～ 90%。有典型心绞痛并且负荷心电图阳性，诊断冠心病的准确率达 95% 以上。运动负荷试验为最常用的方法，运动方式主要为分级踏板或蹬车，其运动强度可逐步分期升级。目前通常是以达到按年龄预计的最大心率（HRmax）或 85% ～ 90% 的最大心率为目标心率，前者为极量运动试验，后者为次极量运动试验。运动中应持续监测心电图、血压的改变并记录，运动终止后即刻和此后每 2min 均应重复心电图记录，直至心率恢复运动前水平。

Duke 活动平板评分是可以用来进行危险分层的指标。

Duke 评分 = 运动时间（min） – 5 × ST 段下降（mm） –（4 × 心绞痛指数）

心绞痛指数 0：运动中无心绞痛；1：运动中有心绞痛；2：因心绞痛需终止运动试验。Duke 评分≥ 5 分低危，1 年病死率 0.25%；-10 ～ -4 分中危，1 年病死率 1.25%；≤ – 11 高危，1 年病死率 5.25%。Duke 评分系统适用于 75 岁以下的冠心病患者。

3. 心电图连续监测（动态心电图）　连续记录 24h 的心电图，可从中发现心电图 ST –T 改变和各种心律失常，通过将 ST–T 改变出现的时间与患者症状的对照分析，从而确定患者症状与心电图改变的意义。心电图中显示缺血性 ST –T 改变而当时并无心绞痛发作者称为无痛性心肌缺血，诊断无痛性心肌缺血时，ST 段呈水平或下斜型压低≥ 0.1mV，并持续 1min 以上。进行 12 导联的动态心电图监测对心肌缺血的诊断价值较大。

（二）超声心动图

稳定型心绞痛患者的静息超声心动图大部分无异常表现，但在心绞痛发作时，如果同时进行超声心动图检查，可以发现节段性室壁运动异常，并可以出现一过性心室收缩与舒张功能障碍的表现。超声心动图负荷试验是诊断冠心病的手段之一，可以帮助识别心肌缺血的范围和程度，敏感性和特异性均高于心电图负荷试验。超声心动图负荷试验按负荷的性质可分为药物负荷试验（常用多巴酚丁胺）、运动负荷试验、心房调搏负荷试验以及冷加压负荷试验。根据负荷后室壁的运动情况，可将室壁运动异常分为运动减弱、运动消失、矛盾运动及室壁瘤。

（三）放射性核素检查

^{201}Tl – 静息和负荷心肌灌注显像：^{201}Tl（铊）随冠状动脉血流很快被正常心肌所摄取。静息时铊显像所示灌注缺损主要见于心肌梗死后瘢痕部位；而负荷心肌灌注显像可以在运动诱发心肌缺血时，显示出冠状动脉供血不足导致的灌注缺损。不能运动的患者可作双嘧达莫（潘生丁）试验，静脉注射双嘧达莫使正常或较正常的冠状动脉扩张，引起“冠状动脉窃血”，产生狭窄血管供应的局部心肌缺血，可取得与运动试验相似的效果。近年还用腺苷或多巴酚丁胺作药物负荷试验。近年用 ^{99m}Tc – MIBI 作心肌显像取得良好效果，并已推广，它在心肌内分布随时间变化相对固定，无明显再分布，显像检查可在数小时内进行。

（四）多层 CT 或电子束 CT

多层 CT 或电子束 CT 平扫可检出冠状动脉钙化并进行积分。人群研究显示钙化与冠状动脉病变的高危人群相联系，但钙化程度与冠状动脉狭窄程度却并不一致，因此，不推荐将钙化积分常规用于心绞痛患者的诊断。

CT 冠状动脉造影（CTA）为显示冠状动脉病变及形态的无创检查方法，具有较高的阴性预测价值，若 CTA 未见狭窄病变，一般无须进行有创检查。但 CT 冠状动脉造影对狭窄部位病变程度的判断仍有一定局限性，特别当存在明显的钙化病变时，会显著影响狭窄程度的判断，而冠状动脉钙化在冠心病患者中相当普遍，因此，CTA 对冠状动脉狭窄程度的显示仅能作为参考。

（五）左心导管检查

主要包括冠状动脉造影术和左心室造影术，是有创性检查方法，前者目前仍然是诊断冠心病的金标准。左心导管检查通常采用穿刺股动脉（Judkins 技术）、肱动脉（Sones 技术）或桡动脉的方法。选择性冠状动脉造影将导管插入左、右冠状动脉口，注射造影剂使冠状动脉主支及其分支显影，可以较准确地反映冠状动脉狭窄的程度和部位。左心室造影术是将导管送入左心室，用高压注射器将造影剂以 12 ~ 15 mL/s 的速度注入左心室以评价左心室整体收缩功能及局部室壁运动状况。心导管检查的风险与疾病的严重程度以及术者经验直接相关，并发症大约 0.1%。根据冠状动脉的灌注范围，将冠状动脉分为左冠状动脉优势型、右冠状动脉优势型和均衡型。“优势型”是指哪一支冠状动脉供应左室间隔和左室后壁；85% 为右冠状动脉优势型，7% 为右冠状动脉和左冠的回旋支共同支配，即均衡型，8% 为左冠状动脉优势型。

五、危险分层

通过危险分层，定义出发生冠心病事件的高危患者，对采取个体化治疗，改善长期预后具有重要意义。根据以下各个方面对稳定型心绞痛患者进行危险分层。

1. 临床评估　患者病史、症状、体格检查及实验室检查可为预后提供重要信息。冠状动脉病变严重、有外周血管疾病、心力衰竭者预后不良。心电图有陈旧性心肌梗死、完全性左束支传导阻滞、左心室肥厚、二至三度房室传导阻滞、心房颤动、分支阻滞者，发生心血管事件的危险性也增高。

2. 负荷试验　Duke 活动平板评分可以用来进行危险分层。此外运动早期出现阳性（ST 段压低 >1mm）、试验过程中 ST 段压低 >2mm、出现严重室律失常时，预示患者高危。超声心动图负荷试验有很好的阴性预测价值，年死亡或心肌梗死发生率 <0.5%。而静息时室壁运动异常、运动引发更严重的室壁运动异常者高危。

核素检查显示运动时心肌灌注正常则预后良好，年心脏性猝死、心肌梗死的发生率 <1%，与正常人群相似；运动灌注明显异常提示有严重的冠状动脉病变，预示患者高危，应动员患者行冠状动脉造影及血运重建治疗。

3. 左心室收缩功能　左心室射血分数（LVEF）<35% 的患者年病死率 >3%。男性稳定型心绞痛伴心功能不全者 5 年存活率仅 58%。

4. 冠状动脉造影　冠状动脉造影显示的病变部位和范围决定患者预后。CASS 注册登记资料显示正常冠状动脉 12 年的存活率 91%，单支病变 74%，双支病变 59%，三支病变 50%，左主干病变预后不良，左前降支近端病变也能降低存活率，但血运重建可以降低病死率。

六、诊断和鉴别诊断

根据典型的发作特点，结合年龄和存在的其他冠心病危险因素，除外其他疾病所致的胸痛，即可建立诊断。发作时典型的心电图改变为：以 R 波为主的导联中，ST 段压低，T 波平坦或倒置，发作过后数分钟内逐渐恢复。心电图无改变的患者可考虑做心电图负荷试验。发作不典型者，诊断要依靠观察硝酸甘油的疗效和发作时心电图的变化，如仍不能确诊，可以考虑做心电图负荷试验或 24h 的动态心电图连续监测。诊断困难者可考虑行超声心动图负荷试验、放射性核素检查和冠状动脉 CTA。考虑介入治疗或外科手术者必须行选择性冠状动脉造影。在有 CTA 设备的医院，单纯进行冠心病的诊断已经很少使用选择性冠状动脉造影检查。

稳定型心绞痛尤其需要与以下疾病进行鉴别。

1. 心脏神经症　患者胸痛常为短暂（几秒钟）的刺痛或持久（几小时）的隐痛，胸痛部位多在左胸乳房下心尖部附近，部位常不固定。症状多在劳力之后出现，而不在劳力的当时发生。患者症状多在安静时出现，体力活动或注意力转移后症状反而缓解，常可以耐受较重的体力活动而不出现症状。

含服硝酸甘油无效或在10多分钟后才"见效"，常伴有心悸、疲乏及其他神经衰弱的症状，常喜欢叹息性呼吸。

2. 不稳定型心绞痛和急性心肌梗死　不稳定型心绞痛包括初发型心绞痛、恶化劳力型心绞痛、静息型心绞痛等。通常疼痛发作较频繁、持续时间延长、对药物治疗反应差，常伴随出汗、恶心呕吐、濒死感等症状。

3. 肋间神经痛　本病疼痛常累及1 ~ 2个肋间，沿肋间神经走向，疼痛性质为刺痛或灼痛，持续性而非发作性，咳嗽、用力呼吸和身体转动可使疼痛加剧，局部有压痛。

4. 其他疾病　包括主动脉严重狭窄或关闭不全、冠状动脉炎引起的冠状动脉口狭窄或闭塞、肥厚型心肌病、X综合征等疾病均可引起心绞痛，要根据其他临床表现来鉴别。此外，还需与胃食管反流、食管动力障碍、食管裂孔疝等食管疾病以及消化性溃疡、颈椎病等鉴别。

七、治疗

治疗有两个主要目的，一是预防心肌梗死和猝死，改善预后；二是减轻症状，提高生活质量。

（一）一般治疗

症状出现时立刻休息，在停止活动后3 ~ 5min症状即可消除。应尽量避免各种确知的诱发因素，如过度的体力活动、情绪激动、饱餐等，冬天注意保暖。调节饮食，特别是一次进食不宜过饱，避免油腻饮食，禁绝烟酒。调整日常生活与工作量；减轻精神负担；同时治疗贫血、甲状腺功能亢进等相关疾病。

（二）药物治疗

药物治疗的目的是预防心肌梗死和猝死，改善生存率；减轻症状和缺血发作，改善生活质量。在选择治疗药物时，应首先考虑预防心肌梗死和死亡。此外，应积极处理心血管危险因素。

1. 预防心肌梗死和死亡的药物治疗

（1）抗血小板治疗：冠状动脉内血栓形成是急性冠心病事件发生的主要特点，而血小板的激活和白色血栓的形成，是冠状动脉内血栓的最早期形式。因此，在冠心病患者，抑制血小板功能对于预防事件、降低心血管死亡具有重要意义。

①阿司匹林：通过抑制血小板环氧化酶从而抑制血栓素A_2（TXA_2）诱导的血小板聚集，防止血栓形成。研究表明，阿司匹林治疗能使稳定型心绞痛的心血管不良事件的相对危险性降低33%，在所有缺血性心脏病的患者，无论有否症状，只要没有禁忌证，应常规、终身服用阿司匹林75 ~ 150mg/d。阿司匹林不良反应主要是胃肠道症状，并与剂量有关。阿司匹林引起消化道出血的年发生率为1‰ ~ 2‰，其禁忌证包括过敏、严重未经治疗的高血压、活动性消化性溃疡、局部出血和出血体质。因胃肠道症状不能耐受阿司匹林的患者，在使用氯吡格雷代替阿司匹林的同时，应使用质子泵抑制药（如奥美拉唑）。

②二磷酸腺苷（ADP）受体拮抗药：通过ADP受体抑制血小板内Ca^{2+}活性，从而发挥抗血小板作用，主要抑制ADP诱导的血小板聚集。常用药物包括氯吡格雷和噻氯匹定，氯吡格雷的应用剂量为75mg，每日1次；噻氯匹定为250mg，1 ~ 2/d。由于噻氯匹定可以引起白细胞、中性粒细胞和血小板减少，因此要定期做血象检查，目前已经很少使用。在使用阿司匹林有禁忌证时可口服氯吡格雷。在稳定型心绞痛患者，目前尚无足够证据推荐联合使用阿司匹林和氯吡格雷。

（2）β肾上腺素能受体阻滞药（β受体阻滞药）：β受体阻滞药对冠心病病死率影响的荟萃分析显示，心肌梗死后患者长期接受β受体阻滞药治疗，可以使病死率降低24%。而具有内在拟交感活性的β受体阻滞药心脏保护作用较差，故推荐使用无内在拟交感活性的β受体阻滞药（如美托洛尔、比索洛尔、阿罗洛尔、普萘洛尔等）。β受体阻滞药的使用剂量应个体化，从较小剂量开始，逐级增加剂量，以达到缓解症状、改善预后的目的。β受体阻滞药治疗过程中，以清醒时静息心率不低于5 0/min为宜。

β受体阻滞药长期应用可以显著降低冠心病患者心血管事件的患病率和病死率，为冠心病二级预防的首选药物，应终身服用。如果必须停药时应逐步减量，突然停用可能引起症状反跳，甚至诱发急性心肌梗死。对慢性阻塞性肺部／支气管哮喘、心力衰竭、外周血管病患者，应谨慎使用β受体阻滞药，对显著心动过缓（用药前清醒时心率＜50/min），或高度房室传导阻滞者不用为宜。

（3）HMG－CoA 还原酶抑制药（他汀类药物）：他汀类药物通过抑制胆固醇合成，在治疗冠状动脉粥样硬化中起重要作用，大量临床研究和荟萃分析均证实，降低胆固醇（主要是低密度脂蛋白胆固醇，LDL－C）治疗与冠心病病死率和总死亡率的降低有明显的相关性。他汀类药物还可以改善血管内皮细胞的功能、抑制炎症反应、稳定斑块、促使动脉粥样硬化斑块消退，从而发挥调脂以外的心血管保护作用。稳定型心绞痛的患者（高危）应长期接受他汀类治疗，建议将 LDL–C 降低至 100mg/dl 以下，对合并糖尿病者（极高危），应将 LDL–C 降低至 80mg/dl 以下。

（4）血管紧张素转换酶抑制药（ACEI）：ACEI 治疗在降低稳定型冠心病缺血性事件方面有重要作用。ACEI 能逆转左心室肥厚、血管增厚，延缓动脉粥样硬化进展，能减少斑块破裂和血栓形成，另外有利于心肌氧供／氧耗平衡和心脏血流动力学，并降低交感神经活性。推荐用于冠心病患者的二级预防，尤其是合并高血压、糖尿病和心功能不全的患者。HOPE、PEACE 和 EUROPA 研究的荟萃分析显示，ACEI 用于稳定型心绞痛患者，与安慰剂相比，可以使所有原因死亡降低 14%、非致死性心肌梗死降低 18%、所有原因卒中降低 23%。下述情况不应使用：收缩压 <90mmHg、肾衰竭、双侧肾动脉狭窄和过敏者。其不良反应包括干咳、低血压和罕见的血管性水肿。

2. 抗心绞痛和抗缺血治疗

（1）β 受体阻滞药：通过阻断儿茶酚胺对心率和心收缩力的刺激作用，减慢心率、降低血压、抑制心肌收缩力，从而降低心肌氧耗量，预防和缓解心绞痛的发作。由于心率减慢后心室射血时间和舒张期充盈时间均延长，舒张末心室容积（前负荷）增加，在一定程度上抵消了心率减慢引起的心肌耗氧量下降，因此与硝酸酯类药物联合可以减少舒张期静脉回流，而且 β 受体阻滞药可以抑制硝酸酯给药后对交感神经系统的兴奋作用，获得药物协同作用。

（2）硝酸酯类药物：这类药物通过扩张容量血管、减少静脉回流、降低心室容量、心腔内压和心室壁张力，同时对动脉系统有轻度扩张作用，降低心脏后负荷，从而降低心肌耗氧量。此外，硝酸酯可以扩张冠状动脉，增加心肌供氧，从而改善心肌氧供和氧耗的失平衡，缓解心绞痛症状。近期研究发现，硝酸酯还具有抑制血小板聚集的作用，其临床意义有待于进一步证实。

①硝酸甘油：为缓解心绞痛发作，可使用起效较快的硝酸甘油舌下含片，1 ~ 2 片（0.3 ~ 0.6mg），舌下含化，通过口腔黏膜迅速吸收，给药后 1 ~ 2min 即开始起作用，约 10min 后作用消失。

大部分患者在给药 3 min 内见效，如果用药后症状仍持续 10min 以上，应考虑舌下硝酸甘油无效。延迟见效或无效时，应考虑药物是否过期或未溶解，或应质疑患者的症状是否为稳定型心绞痛。硝酸甘油口腔气雾剂也常用于缓解心绞痛发作，作用方式同舌下含片。用 2% 硝酸甘油油膏或贴片（含 5 ~ 10mg）涂或贴在胸前或上臂皮肤而缓慢吸收，适用于预防心绞痛发作。

②二硝酸异山梨酯：二硝酸异山梨酯（isosorbide dinitrate，消心痛）口服 3/d，每次 5 ~ 20mg，服后半小时起作用，持续 3 ~ 5h。本药舌下含化后 2 ~ 5min 见效，作用维持 2 ~ 3h，可用 5 ~ 10mg/ 次。口服二硝酸异山梨酯肝脏首过效应明显，生物利用度仅 20% ~ 30% 气雾剂通过黏膜直接吸收，起效迅速，生物利用度相对较高。

③ 4– 单硝酸异山梨酯（isosorbide 4– mononitrate）：为二硝酸异山梨酯的两种代谢产物之一，半衰期长达 4 ~ 6h，口服吸收完全，普通剂型每日给药 2 次，缓释剂型每日给药 1 次。

硝酸酯药物持续应用的主要问题是产生耐药性，其机制尚未明确，可能与体内巯基过度消耗、肾素－血管紧张素－醛固酮（RAS）系统激活等因素有关。防止发生耐药的最有效方法是偏心给药，保证每天足够长（8 ~ 10h）的无硝酸酯期。硝酸酯药物的不良作用有头晕、头胀痛、头部跳动感、面红、心悸等，偶有血压下降（静脉给药时相对多见）。

（3）钙通道阻滞药：本类药物抑制钙离子进入心肌内，抑制心肌细胞兴奋－收缩偶联中钙离子的作用。因而抑制心肌收缩；扩张周围血管，降低动脉压，降低心脏后负荷，因此减少心肌耗氧量。钙通道阻滞药可以扩张冠状动脉，解除冠状动脉痉挛，改善心内膜下心肌的供血；此外，实验研究发现钙通道阻滞药还可以降低血黏度，抑制血小板聚集，改善心肌的微循环。常用制剂包括二氢吡啶类钙通道阻滞药（氨氯地平、硝苯地平等）和非二氢吡啶类钙通道阻滞药（硫氮唑酮等）。

钙通道阻滞药在减轻心肌缺血和缓解心绞痛方面，与 β 受体阻滞药疗效相当。在单用 β 受体阻滞药症状控制不满意时，二氢吡啶类钙通道阻滞药可以与 β 受体阻滞药合用，获得协同的抗心绞痛作用。与硝酸酯联合使用，也有助于缓解症状。应避免将非二氢吡啶类钙通道阻滞药与 β 受体阻滞药合用，以免两类药物的协同作用导致对心脏的过度抑制。

推荐使用控释、缓释或长效剂型，避免使用短效制剂，以免明显激活交感神经系统。常见的副作用包括胫前水肿、便秘、头痛、面色潮红、嗜睡、心动过缓和房室传导阻滞等。

（三）经皮冠状动脉介入治疗

经皮冠状动脉介入治疗（PCI）包括经皮冠状动脉球囊成形术（PTCA）、冠状动脉支架植入术和粥样斑块消蚀技术。自 1977 年首例 PTCA 应用于临床以来，PCI 术成为冠心病治疗的重要手段之一。COURAGE 研究显示，与单纯理想的药物治疗相比，PCI + 理想药物治疗能减少血运重建的次数，提高患者的生活质量（活动耐量增加），但是心肌梗死的发生和病死率与单纯药物治疗无显著差异。对 COURAGE 研究进一步分析显示，对左心室缺血面积大于 10% 的患者，PCI + 理想药物治疗对硬终点的影响优于单纯药物治疗。随着新技术的出现，尤其是药物洗脱支架（DES）及新型抗血小板药物的应用，远期疗效明显提高。冠状动脉介入治疗不仅可以改善生活质量，而且可明显降低高危患者的心肌梗死发生率和病死率。

（四）冠状动脉旁路手术

冠状动脉旁路手术（CABG）是使用患者自身的大隐静脉、内乳动脉或桡动脉作为旁路移植材料，一端吻合在主动脉，另一端吻合在有病变的冠状动脉段的远端，通过引流主动脉血流以改善病变冠状动脉所供血心肌区域的血流供应。CABG 术前进行选择性冠状动脉造影，了解冠状动脉病变的程度和范围，以供制定手术计划（包括决定移植血管的根数）的参考。目前在发达的国家和地区，CABG 已成为最普通的择期心脏外科手术，对缓解心绞痛、改善冠心病长期预后有很好效果。随着动脉化旁路手术的开展，极大提高了移植血管桥的远期开通率；微创冠状动脉手术及非体外循环的 CABG 均在一定程度上减少创伤及围手术期并发症的发生，患者能够很快恢复。目前 CABG 总的手术死亡率在 1% ~ 4%。

对于低危（年病死率 <1%）的患者，CABG 并不比药物治疗给患者更多的预后获益。因此，CABG 的适应证主要包括：①冠状动脉多支血管病变，尤其是合并糖尿病的患者；②冠状动脉左主干病变；③不适合于行介入治疗的严重血管病变患者；④心肌梗死后合并室壁瘤，需要进行室壁瘤切除的患者；⑤闭塞段的远段管腔通畅，血管供应区有存活心肌。

（五）其他治疗措施

1. 患者的教育　对患者进行疾病知识的教育，对长期保持病情稳定，改善预后具有重要意义。有效的教育可以使患者全身心参与治疗和预防，并减轻对病情的担心与焦虑，协调患者理解其治疗方案，更好地依从治疗方案和控制危险因素，从而改善和提高患者的生活质量，降低病死率。

2. 戒烟　吸烟能使心血管疾病病死率增加 50%，心血管死亡的风险与吸烟量直接相关。吸烟还与血栓形成、斑块不稳定及心律失常相关。资料显示，戒烟能降低心血管事件的风险。医务工作者应向患者讲明吸烟的危害，动员并协助患者完全戒烟，并且避免被动吸烟。一些行为及药物治疗措施，如尼古丁替代治疗等，可以协助患者戒烟。

3. 运动　运动应与多重危险因素的干预结合起来，成为冠心病患者综合治疗的一部分。研究显示，适当运动能减少心绞痛发作次数、改善运动耐量。建议每日运动 30min，每周运动不少于 5d。运动强度以不引起心绞痛发作为度。

4. 控制血压　目前高血压治疗指南推荐，冠心病患者的降压治疗目标应将血压控制在 130/80mmHg 以下。选择降压药物时，应优先考虑 β 受体阻滞药和 ACEI。

5. 糖尿病　糖尿病合并稳定型心绞痛患者为极高危患者，应在改善生活方式的同时及时使用降糖药物治疗，使糖化血红蛋白（HbA_{1c}）在正常范围（≤ 7%）。

6. 肥胖　按照中国肥胖防治指南定义，体重指数（BMI）　24 ~ 27. 9kg/m^2 为超重，BMI ≥ 28kg/m^2 为肥胖；腹形肥胖指男性腰围≥ 90cm，女性≥ 80cm。肥胖多伴随着其他冠心病发病的危险因素，如高血压、胰岛素抵抗、HDL -C 降低和 TG 升高等。减轻体重（控制饮食、活动和锻炼、减少饮酒量）有利于控制其他多种危险因素，也是冠心病二级预防的重要组成部分。

八、预后

稳定型心绞痛患者在接受规律的冠心病二级预防后，大多数患者的冠状动脉粥样斑块能长期保持稳定，患者能够长期存活。决定稳定型心绞痛患者预后的主要因素包括冠状动脉病变的部位和范围、左心室功能、合并的心血管危险因子（如吸烟、糖尿病、高血压等）控制情况、是否坚持规律的冠心病二级预防治疗。一旦患者心绞痛发作在短期内变得频繁、程度严重、对药物治疗反应差，应考虑发生急性冠脉综合征，应采取更积极的药物治疗和血运重建治疗。

第五章

心律失常

第一节　心律失常总论

一、心律失常的发生机制

心脏电活动的形成源于特殊心肌细胞的内在节律性。自律性是指心肌细胞能够在没有外来刺激的情况下按一定节律重复去极化达到阈值，从而自发地产生动作电位的能力。心房和心室的工作细胞在正常状态下不具有自律性，特殊传导系统的细胞（特殊传导系统包括窦房结、房室结区、希氏束、束支及浦肯野纤维网系统）却具有自律性，故被称作起搏细胞（图 5–1）。在病理状态下，特殊传导系统之外的心肌细胞可获得自律性。

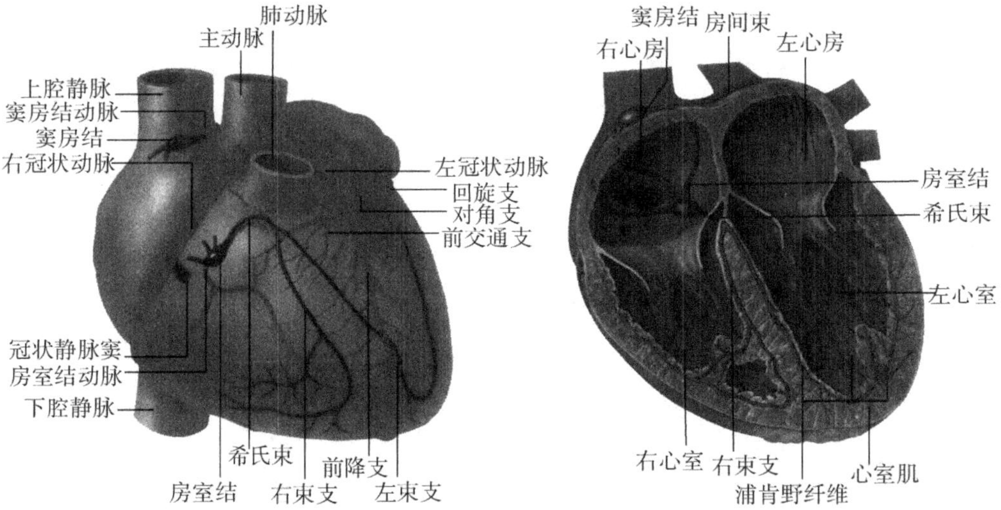

图 5–1　心脏传导系统示意图

特殊传导系统中自律细胞的自律性是不同的。正常情况下，窦房结细胞的自动节律性最高（约 100 次 / 分），浦肯野纤维网的自律性最低（约 25 次 / 分），而房室结（约 50 次 / 分）和希氏束（约 40 次 / 分）的自律性依次介于二者之间。整个心脏总是依照在当时情况下自律性最高的部位所发出的节律性兴奋来进行活动。正常情况下，窦房结是主导整个心脏兴奋和搏动的正常部位，故称为正常起搏点；特殊传导系统中的其他细胞并不表现出它们自身的自律性，只是起着传导兴奋的作用，故称为潜在起搏点。某些病理情况下，窦房结的兴奋因传导阻滞而不能控制其他自律组织的活动，或窦房结以外的自律组织的自律性增高，心房或心室就受当时情况下自律性最高的部位发出的兴奋节律支配而搏动，这些异常的起搏部位就称为异位起搏点。

（一）激动形成的异常

窦房结或其他组织（包括特殊传导系统和心肌组织）的异常激动形成会导致心律失常。可导致心律失常的主要异常激动包括自律性异常（包括窦房结、特殊传导系统中的潜在起搏细胞、心房或心室肌细胞的异常自律性）和触发活动。

1. 窦房结自律性异常

（1）窦房结自律性增高：正常情况下，窦房结的自律性高低主要受自主神经系统的调控。交感神经刺激作用于起搏细胞的 β_1 肾上腺素能受体，使起搏离子流通道的开放增加，起搏离子内流增多，4 期除极的斜率增大。因此，窦房结 4 期除极达到阈值的时间较正常缩短，自律性因而增高。另外，交感神经的刺激增加电压敏感性 Ca^{2+} 通道的开放概率（起搏细胞中，Ca^{2+} 组成了 0 期去极化电流），从而使阈电位水平负向移动（降低），舒张期除极到达阈电位的时间因而提前。总之，交感神经的活动通过使阈电位阈值负值加大、起搏离子流增加而提高窦房结的自律性（图 5–2）。

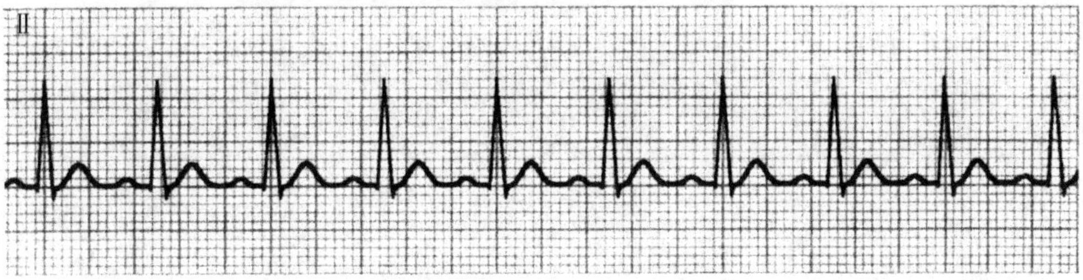

图 5–2　窦性心动过速

（2）窦房结自律性降低：生理情况下，交感神经刺激减弱和副交感神经活性增强可降低窦房结的自律性。胆碱能刺激经迷走神经作用于窦房结，减少起搏细胞离子通道的开放概率。这样，起搏离子流及 4 期除极的斜率都会下降，细胞自发激动的频率减低。此外，由于 Ca^{2+} 通道开放概率减低，阈电位向正向移动（升高）。而且，胆碱能神经的刺激增加了静息状态下 K^+ 通道开放概率，使带正电荷的 K^+ 外流，细胞的最大舒张电位负值增加。起搏离子流的减少、细胞最大舒张电位负值增加及阈电位负值降低共同作用的最终结果是细胞自发激活速率降低，心率减慢（图 5–3）。

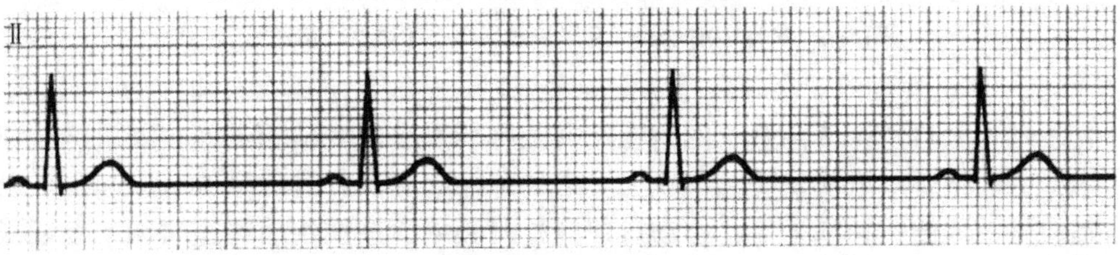

图 5–3　窦性心动过缓

2. 逸搏心律　当窦房结受到抑制使激动发放的频率降低时，特殊传导通路中的潜在起搏点通常会发出激动。由于窦房结的频率降低而使潜在起搏点引发的一次激动称作逸搏；连续的逸搏，称为逸搏心律。逸搏心律具有保护性作用，当窦房结的激动发放受损时，可确保心率不会过低。心脏的不同部位对副交感（迷走）神经刺激的敏感性不同。窦房结和房室结的敏感性最强，心房组织次之，心室传导系统最不敏感。因此，轻度副交感神经的刺激会降低窦房结的频率，起搏点转移至心房的其他部位；而强烈的副交感神经的刺激将抑制窦房结和心房组织的兴奋性，可导致房室结的传导阻滞，并出现室性逸搏心律（图 5–4）。

3. 潜在起搏点自律性增高　潜在起搏点控制激动形成的另一种方式是其自发的除极速率快于窦房结，这种情况称为异位搏动或期前收缩（异位搏动与逸搏的区别在于前者先于正常节律出现，而后者则延迟出现并中止窦性心率缓慢所造成的停搏）。连续发生的异位搏动称作异位节律。多种不同的情况都会产生异位节律，例如，高浓度的儿茶酚胺会提高潜在起搏细胞的自律性，如其除极化的速率超过窦房结，就会发生异位节律；低氧血症、缺血、电解质紊乱和某些药物中毒（如洋地黄）的作用也会导致异位搏动的出现（图 5–5）。

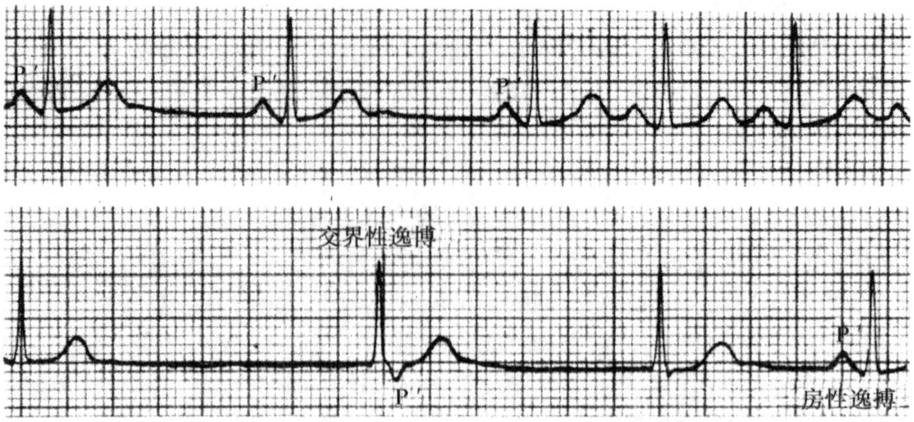

图 5-4　窦性心动过速、交界性逸搏、房性逸搏心律

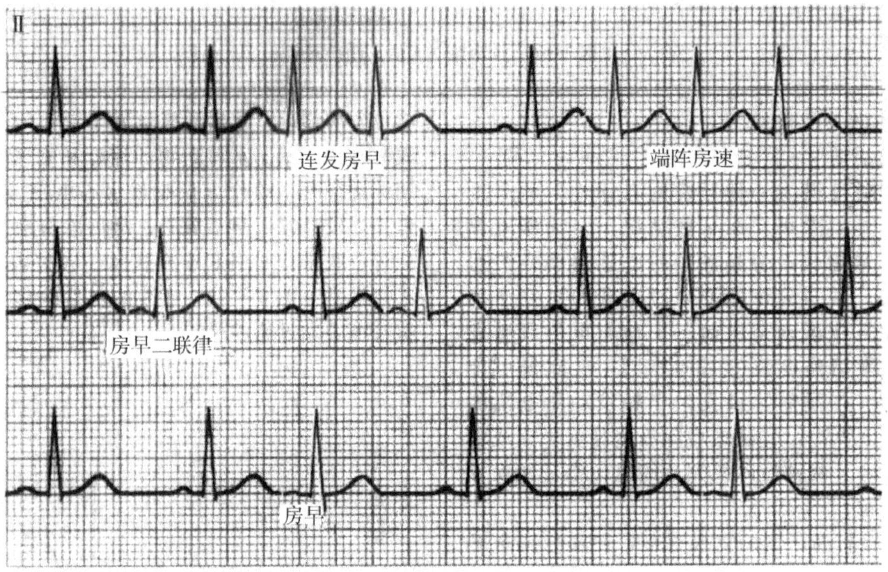

图 5-5　房性期前收缩（房早）及房性心动过速（房速）

4. 异常自律性　多种病理因素会导致特殊传导系统之外、通常不具有自律性的心肌细胞获得自律性并自发除极，其表现与来自特殊传导系统的潜在起搏细胞所发出的激动相类似。如果这些细胞的去极化速率超过窦房结，它们将暂时取代窦房结，成为异常的节律起源点。这种异位节律起源点也像窦房结一样具有频率自适应性，因此，频率不等、心动过速开始时频率逐渐加快而终止时频率逐渐减慢、可被其他比其频率更快的节律所夺获是自律性心律失常的重要特征（图 5–6）。

因为普通心肌细胞没有或仅有少量激活的起搏细胞离子通道，所以通常没有起搏离子流。各种病理因素是如何使这些细胞自发除极的原因尚不十分清楚，明确的是当心肌细胞受到损伤，它们的细胞膜通透性将增加，这样，它们就不能维持正常的电离子浓度梯度，细胞膜的静息电位负值变小（即细胞部分去极化）；当细胞膜的负值小于 60mV，非起搏细胞就可产生逐渐的 4 期除极化。这种缓慢的自发除极大概与慢钙电流和通常参与复极的某亚组 K^+ 离子通道的关闭有关。

5. 触发活动　触发活动可视为一种异常的自律性，其产生的根本原因是后除极。在某些情况下，动作电位能够触发异常除极，引起额外的心脏搏动或快速性心律失常。这与自律性升高时出现的自发活动不同，这种自律活动是由前一个动作电位所激发的。根据激发动作电位的时间不同，后除极可分为两种类型：①早后除极发生于触发动作电位的复极期（图 5–7）；②延迟后除极紧随复极完成之后（图 5–8）。两种后除极到达阈电位都会触发异常的动作电位。

早后除极打断正常的复极过程，使膜电位向正电位方向移动。早后除极可发于动作电位的平台期或快速复极期。某些药物的治疗和先天性长 QT 间期综合征时，动作电位时程（心电图上 QT 间期）延长，较易发生早后除极。早后除极触发的动作电位可自我维持并引起连续除极，从而表现为快速性心律失常（图 5-9），连续的早后除极可能是尖端扭转型心动过速的机制。

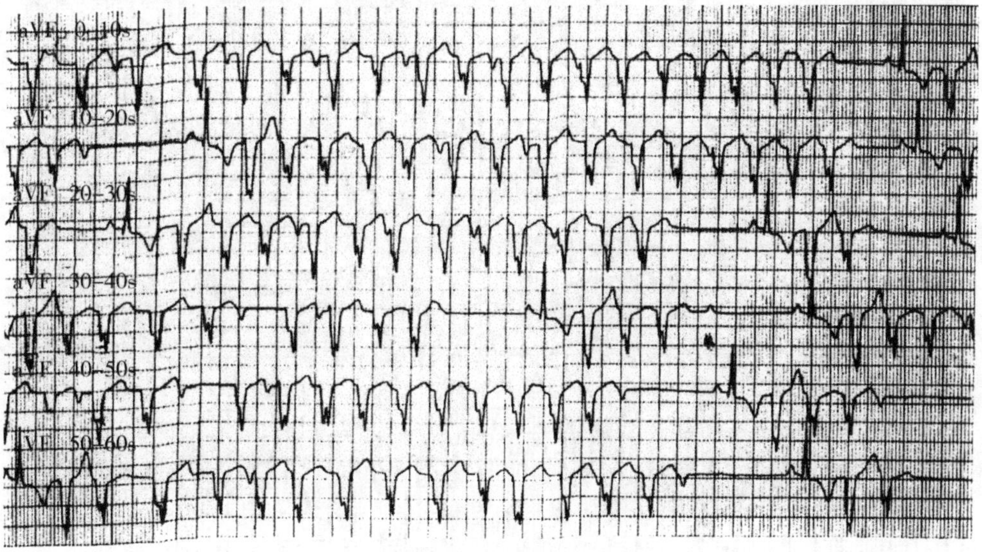

图 5-6　自律性（无休止性）室速

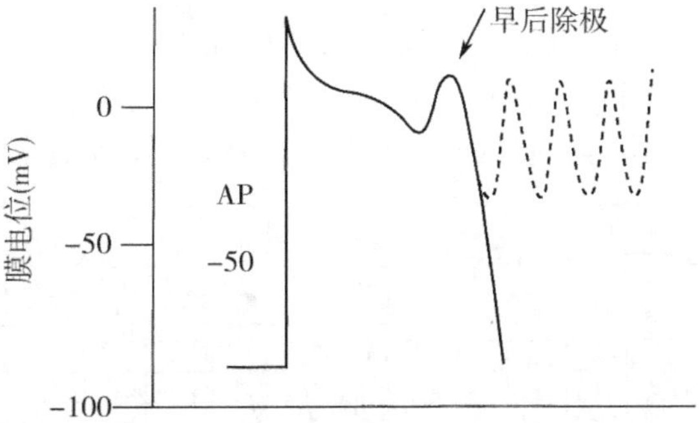

图 5-7　触发活动

早后除极发生于触发动作电位（AP）完全复极之前。反复的后除极（虚线）引起连续、快速的触发动作电位，导致心动过速

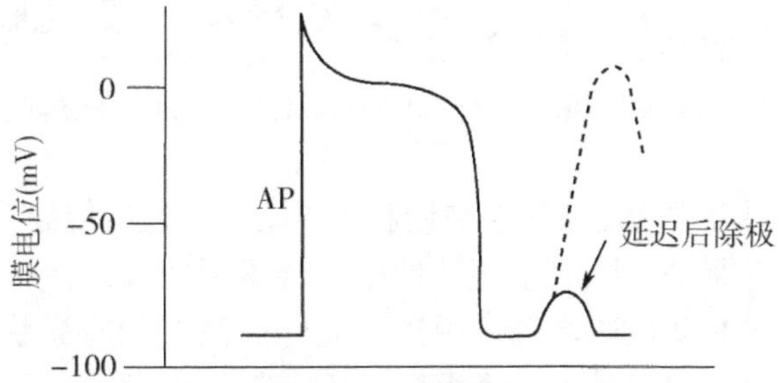

图 5-8　触发活动

延迟后除极发生于触发动作电位（AP）完全复极之后。如果延迟后除极到达阈电位，触发可扩布的动作电位

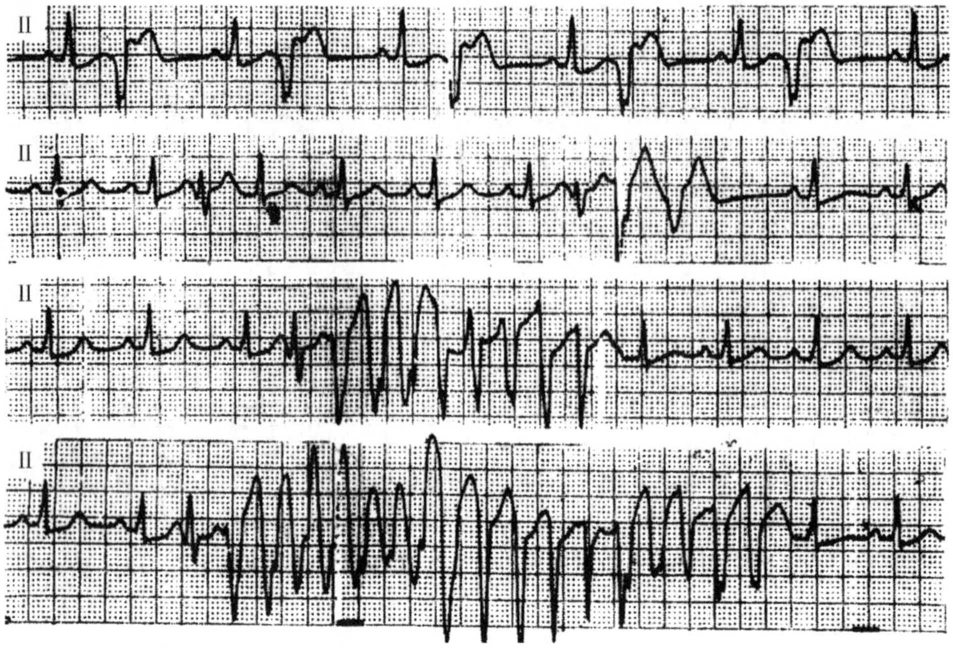

图 5-9　早后除极所致室性期前收缩（期前收缩）及其诱发的室性心动过速

延迟后除极紧随复极完成之后发生，最常见于细胞内高钙的情况，如洋地黄中毒或明显的儿茶酚胺刺激。与早后除极一样，延迟后除极达到阈电位就会产生动作电位。这种动作电位也可自我维持并导致快速性心律失常，例如，洋地黄中毒引起的多种心律失常就是延迟后除极所致（图 5- 10）。

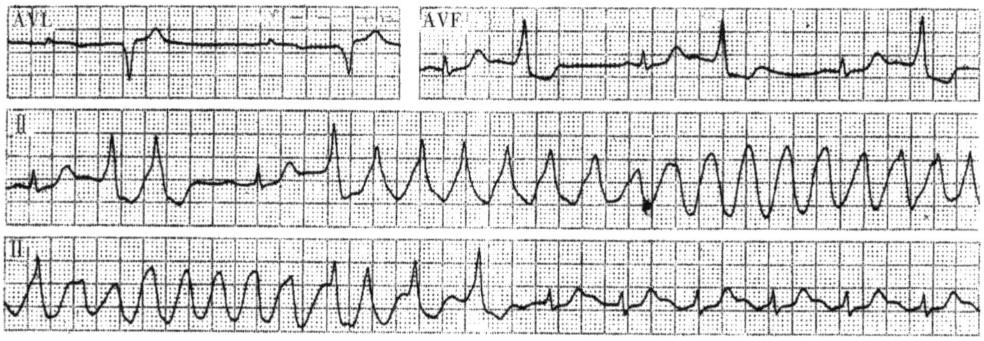

图 5-10　延迟后除极所致室性期前收缩及其诱发的室性心动过速

（二）激动传导异常

1. 传导障碍　传导障碍主要表现为传导速度减慢和传导阻滞。发生传导障碍的主要机制有以下几种：

（1）组织处于不应期：不应期是心肌电生理特性中十分重要的概念。冲动在心肌细胞中发生连续性传导的前提条件是各部位组织在冲动抵达之前，脱离不应期而恢复到应激状态，否则冲动的传导将发生延迟（适逢组织处于相对不应期）或阻滞（适逢组织处于有效不应期）。不应期越短，越容易发生心律失常，反之，亦然；不应期越不均一，容易发生心律失常；相对不应期越长，越容易发生心律失常；有效不应期越长，越不易发生心律失常。抗心律失常药物的作用机制：延长不应期，使不应期均一化，缩短相对不应期，延长有效不应期。如图 5-11 所示，在 R_3、R_5 的 T 波上可见一提前出现的房性 P 波，因其落入前次心动周期的绝对不应期未能下传，R_5 的 T 波上的房性 P 波未下传之后接之而来的房性 P 波也不能下传，从而可证明后面的 P 波落在前一房性期前收缩隐匿性传导所形成的绝对不应期内，这种情况不能误认为房室传导阻滞。

（2）递减传导：当冲动在传导过程中遇到心肌细胞舒张期膜电位尚未充分复极时，由于“静止期”电位值较低，0 相除极速度及振幅都相应减少，引起的激动也较弱，其在冲动的传导中所引起的组织反应性也将依次减弱，即传导能力不断降低，致发生传导障碍。不均匀传导是指十分邻近的传导纤维之间传导速度明显不同，此时，激动传导的总效力下降，也可造成传导阻滞的发生。

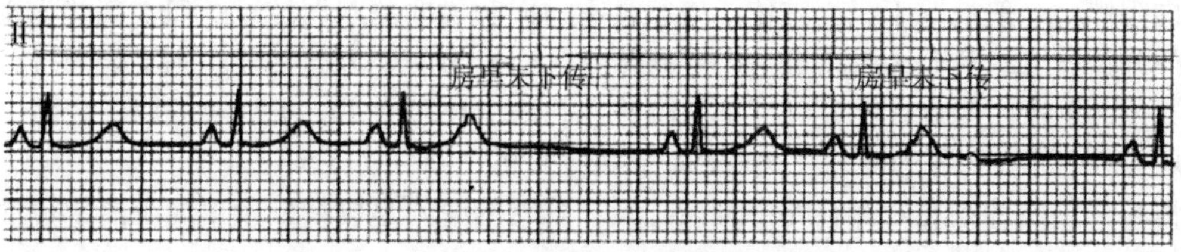

图 5-11　房早未下传，交界区隐匿性传导

2. 传导途径异常　正常情况下，心房和心室之间仅能通过房室结－希氏束－浦肯野纤维（房室结－希氏束系统）进行房室或室房传导。多种原因可出现额外的传导径路，比如功能性电传导差异所致的房室结双径路（图 5-12）、先天原因所致的房室旁路（图 5-13）、瘢痕所致的多条径路等，激动在各个径路的传导及其在各径路之间的折返都可造成心律失常。

旁路可将激动绕经房室结直接传导至心室。由于旁路提前激动了心室，心电图上显示缩短的 PR 间期和 delta 波。

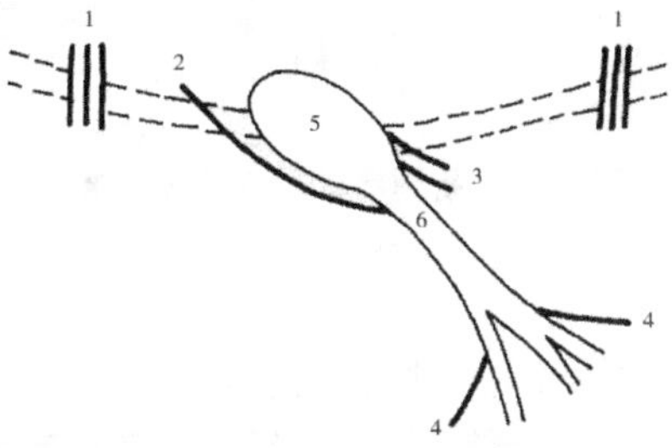

图 5-12　房室旁路示意图

1. Kent 束；2. 房－希氏束；3. 结室纤维；4. 分支室纤维；5. 房室结；6. 希氏束

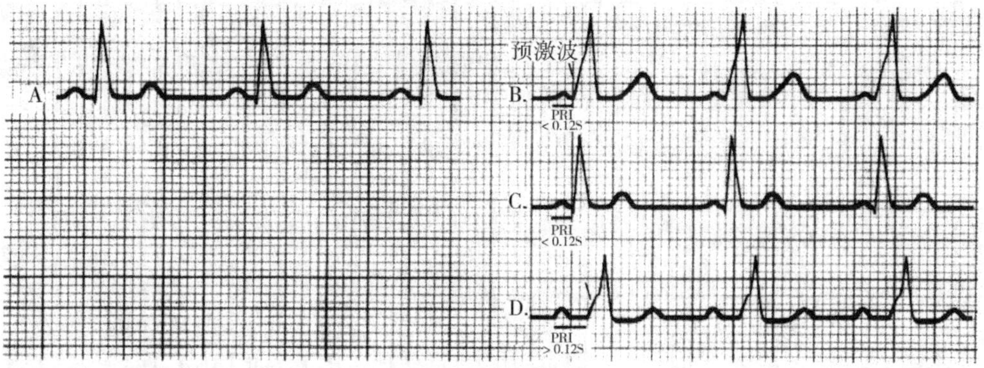

图 5-13　预激综合征

A. 房室正常传导；B. 经 Kent 束传导的预激综合征；C. 经 James 束传导的预激综合征；D. 经 Mahaim 束传导的预激综合征。PRI: PR 间期

3. 折返及折返性心律失常　冲动在传导过程中，途经解剖性或功能性分离的两条或两条以上径路时，一定条件下，冲动可循环往复，即形成折返性激动。折返激动是心律失常的重要发生机制，尤其是在快速性异位搏动或异位性心律失常的发生中占有非常重要的地位。临床常见的各种阵发性心动过速、心房扑动或颤动、心室扑动或颤动，其发生机制及维持机制往往都是折返激动。折返激动的形成需如下条件。

（1）折返径路：存在解剖或功能上相互分离的径路是折返激动形成的必要条件。如图 5- 14a 所示：冲动由 A 点向 B 点传播时，有左（α）和右（β）两条径路可循，其 Q 和 β 两条径路既可顺向传导，亦可逆向传导。如果两者的传导性能相同，则由 A 点传导的冲动同时沿两条径路传导到 B 点，如此便不会形成折返激动。上述解剖性或功能性折返径路可以存在于心脏不同部位：①窦房结和其周围的心房组织之间；②房室结或其周围组织内；③希氏束内纵向分离；④希氏束和束支之间；⑤浦肯野纤维网及其末梢与心肌连接处；⑥房室结－希氏束系与旁路之间或旁路与旁路之间。

（2）单向阻滞：一般情况下，心脏传导组织具有前向和逆向的双向传导。但在某些生理或病理情况下，心脏某部分传导组织只允许激动沿一个方向传导，而沿另一个方向传导时则不能通过，这种情况称为单向传导或单向阻滞。生理性、先天性单向阻滞在临床上比较常见。折返环的两条径路中若一条发生单向阻滞，则为对侧顺向传导的冲动经此径路逆向传导提供了条件（图 5- 14b）。

（3）缓慢传导：如冲动在对侧径路中发生延缓，延缓的时间足以使发生单向阻滞部位的组织恢复应激性，则可以形成折返冲动（图 5- 14c）。

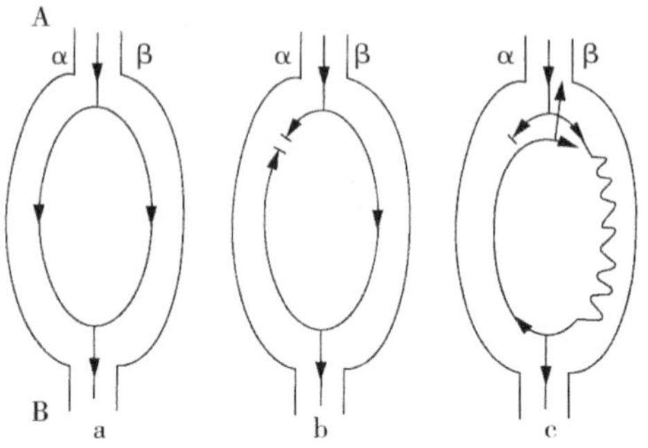

图 5-14　折返激动形成的三种情况

(a)α 和 β 两条径路传导能力相同，同时传导至B处；(b)Q径路发生阻滞，A处激动经 β 径路传导至B处；(c)α 径路发生阻滞，β 径路发生传导延缓，逆向经 α 径路传导，形成折返

（4）折返激动：循折返环运行一周所需的时间（折返周期）长于折返环路任一部位组织的不应期，只有这样，折返激动在其环行传导中才能始终不遇上处于不应状态的组织，折返激动才可持续存在，阵发性室上性心动过速即是此种机制所致心动过速之典型（图 5-15）。

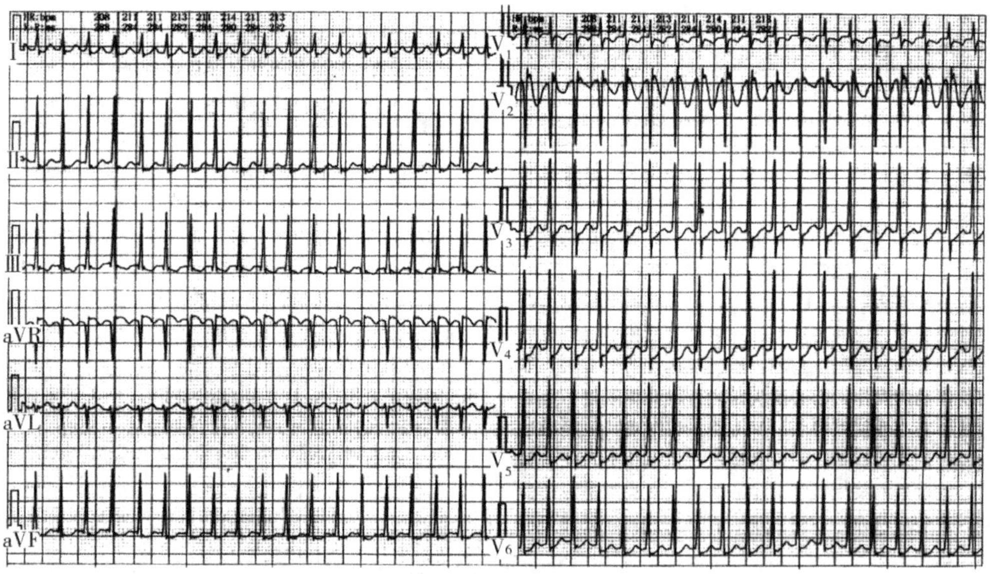

图 5-15　阵发性室上性心动过速

二、心律失常的分类

心律失常的分类方法较多，根据其发生机制，分为激动形成异常和激动传导异常两大类。

（一）激动形成异常

1. 窦性心律失常　①窦性心动过速；②窦性心动过缓；③窦性心律不齐；④窦性停搏；⑤病态窦房结综合征。

2. 异位心律

（1）被动性异位心律：①逸搏（房性、房室交界区性、室性）；②逸搏心律（房性、房室交界区性、室性）。

（2）主动性异位心律：①期前收缩（房性、房室交界区性、室性）；②阵发性心动过速（房性、房室交界区性、房室折返性、室性）；③心房扑动、心房颤动；④心室扑动、心室颤动。

（二）激动传导异常

1. 生理性传导异常 生理性传导异常干扰、干扰性房室分离、差异性传导。

2. 病理性阻滞

（1）窦房传导阻滞：一度、二度、三度窦房传导阻滞，二度窦房传导阻滞还可以分为Ⅰ型和Ⅱ型。

（2）房内传导阻滞。

（3）房室传导阻滞：一度房室传导阻滞；二度房室传导阻滞：分为Ⅰ型、Ⅱ型；三度房室传导阻滞。

（4）束支传导阻滞：右束支传导阻滞，左束支传导阻滞，左前分支阻滞，左后分支阻滞。

3. 传导途径的异常 预激综合征。

三、心律失常的诊断

（一）临床表现

1. 病史 心律失常的诊断应从详尽采集病史入手。让患者客观描述发生心悸等症状时的感受。病史通常能提供对诊断有用的线索：①心律失常的存在及其类型：年轻人曾有昏厥发作，体检正常，心电图提示预激综合征，如果心动过速快而整齐，突然发作与终止，可能系房室折返性心动过速（AVRT）；如果心率快而不整齐，可能是预激综合征合并心房颤动；老年人曾有昏厥发作，如果心室率快应怀疑室性心动过速；如果心室率慢应怀疑病态窦房结综合征（SSS）或完全性房室传导阻滞。②心律失常的诱发因素：烟、酒、咖啡、运动及精神刺激等。由运动、受惊或情绪激动诱发的心肌通常由儿茶酚胺敏感的自律性或触发性心动过速引起；静息时发作的心悸或患者因心悸而从睡眠中惊醒，可能与迷走神经有关，如心房颤动的发作。③心律失常发作的频繁程度、起止方式：若心悸能被屏气、Valsalva 动作或其他刺激迷走神经的方式有效终止，则提示房室结很有可能参与了心动过速的发生机制。④心律失常对患者造成的影响，产生症状或存在潜在预后意义。这些特征能帮助临床医师了解明确诊断和实施治疗的迫切性，如一个每日均有发作，且发作时伴有近似昏厥或严重呼吸困难的患者和一个偶尔发作且仅伴有轻度心悸症状的患者相比，前者理应得到更迅速的临床评估。

2. 体格检查 在患者发作有症状的心律失常时对其进行体格检查通常是有启迪作用的。很明显，检查心率、心律和血压是至关重要的。检查颈动脉的压力和波型可以发现心房扑动时颈静脉的快速搏动或因完全性房室传导阻滞或室速而导致的房室分离。此类患者的右心房收缩发生在三尖瓣关闭时，可产生大炮 a 波（canonwave）。第一心音强度不等有相同的提示意义。

按压颈动脉窦的反应对诊断心律失常提供了重要的信息。颈动脉窦按摩通过提高迷走神经张力，减慢窦房结冲动发放频率和延长房室结传导时间与不应期，可对某些心律失常的及时终止和诊断提供帮助。其操作方法是：患者取平卧位，尽量伸展颈部，头部转向对侧，轻轻推开胸锁乳突肌，在下颌角处触及颈动脉搏动，先以手指轻触并观察患者反应。如无心率变化，继续以轻柔的按摩手法逐渐增加压力，持续约 5s。严禁双侧同时施行。老年患者颈动脉窦按摩偶尔会引起脑梗死。因此，事前应在颈部听诊，如听到颈动脉嗡鸣音应禁止施行。窦性心动过速对颈动脉窦按摩的反应是心率逐渐减慢，停止按摩后恢复至原来水平。房室结参与的折返性心动过速的反应是可能心动过速突然终止。心房颤动与扑动的反应是心室率减慢，后者房率与室率可呈（2 ~ 4）：1 比例变化，随后恢复原来心室率，但心房颤动与扑动依然存在。鉴于诊治心律失常的方法已有长足进展，故目前按压颈动脉窦的方法已经极少使用。

（二）实验室和器械检查

1. 心电图 心电图是诊断心律失常最重要的一项无创伤性检查技术。应记录 12 导联心电图，并记录清楚显示 P 波导联的节律条图以备分析，通常选择 V_1 或Ⅱ导联。系统分析应包括：P 波是否存在，心房率与心室率各多少，两者是否相等；PP 间期与 PR 间期是否规律，如果不规律关系是否固定；每一心室波是否有相关的 P 波，P 波是在 QRS 波之前还是 QRS 波后，PR 或 RP 间期是否恒定；P 波与 QRS 波形态是否正常，各导联中 P、QRS 波与 PR、QT 间期是否正常等。

2. 动态心电图　动态心电图（Holter ECG monitoring）检查通过 24h 连续心电图记录可能记录到心悸与昏厥等症状的发生是否与心律失常有关，明确心律失常或心肌缺血发作与日常活动的关系以及昼夜分布特征，协助评价药物疗效、起搏器或埋藏式心脏复律除颤器的疗效以及是否出现功能障碍。

不同的 Holter 记录可为各种特殊的检查服务。多次重复记录的 24h 心电图对于明确是否有房性期前收缩触发的心房颤动，进而是否需要进行电生理检查或导管消融术很有必要。12 导联动态心电图对于需要在行射频消融术前明确室性心动过速的形态或诊断心房颤动消融灶导致的形态一致的房性期前收缩方面是很有用的。目前绝大多数的 Holter 系统尚可提供有关心率变异性的数据。

3. 事件记录　若患者心律失常间歇发作且不频繁，有时难以用动态心电图检查发现。此时，可应用事件记录器（event recorder），记录发生心律失常及其前后的心电图，通过直接回放或经电话（包括手机）或互联网将实时记录的心电图传输至医院。尚有一种记录装置可埋植于患者皮下一段时间，装置可自行启动、检测和记录心律失常，可用于发作不频繁、原因未明而可能系心律失常所致的昏厥病例。

4. 运动试验　患者在运动时出现心悸症状，可进行运动试验协助诊断。运动能诱发各种类型的室上性和室性快速性心律失常，偶尔也可诱发缓慢性心律失常。但应注意，正常人进行运动试验，亦可发生室性期前收缩。临床症状与运动诱发出心律失常时产生的症状（如昏厥、持续性心悸）一致的患者应考虑进行负荷试验。负荷试验可以揭露更复杂的心律失常，诱发室上性心律失常，测定心律失常和活动的关系，帮助选择抗心律失常治疗和揭示致心律失常反应，并可能识别一些心律失常机制。

5. 食管心电图　食管心电图（图 5- 16）是一种有用的非创伤性诊断心律失常的方法。解剖上左心房后壁毗邻食管，因此，插入食管电极导管并置于心房水平时，能记录到清晰的心房电位，并能进行心房快速起搏或程序电刺激。

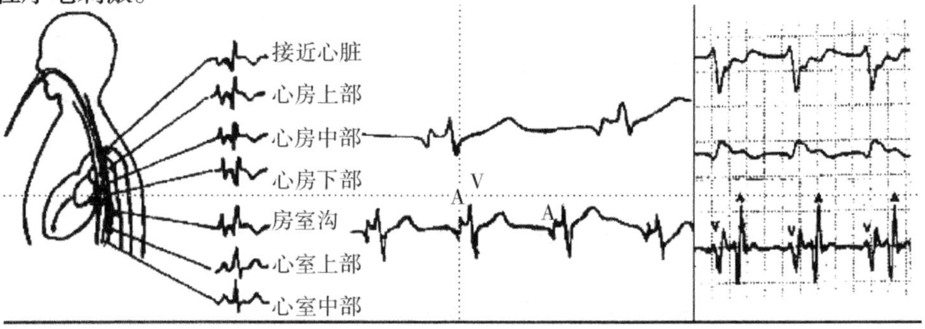

图 5-16　食管心电图

食管心电图结合电刺激技术可对常见室上性心动过速发生机制的判断提供帮助，如确定是否存在房室结双径路。房室结折返性心动过速能被心房电刺激诱发和终止。食管心电图能清晰地识别心房与心室电活动，便于确定房室分离，有助于鉴别室上性心动过速伴室内差异性传导与室性心动过速。食管快速心房起搏能使预激图形明显化，有助于不典型的预激综合征患者确诊。应用电刺激诱发与终止心动过速，可协助评价抗心律失常药物疗效。食管心房刺激技术亦用于评价窦房结功能。此外，快速心房起搏，可终止药物治疗无效的某些类型室上性折返性心动过速。

需要指出的是，食管心电图由于记录部位的局限，对于激动的起源部位尚不能做出准确的判断，仍应结合常规体表心电图才能更好地发挥其特点。此外，食管心电图描记后，根据心动过速的发生原因还可以立即给予有效的治疗。因此，应该进一步确立和拓宽食管心电图在临床上的地位与作用。

6. 心脏电生理检查　心脏电生理检查时通常把电极导管放置在右房侧壁上部和下部、右室心尖部、冠状静脉窦和希氏束区域（图 5-17），辅以 8 ~ 12 通道以上多导生理仪同步记录各部位电活动，包括右心房、右心室、希氏束、冠状窦（反映左心房、室的电活动）。与此同时，应用程序电刺激和快速心房或心室起搏，测定心脏不同组织的电生理功能。

（1）电极导管的放置和记录：

①右心房：通常采用下肢静脉穿刺的方式，将记录电极经下腔静脉系统放置在右心房内。右心房后侧壁高部与上腔静脉交界处（称为高位右房，HRA）是最常用的记录和刺激部位。

②右心室：与右心房电极类似，右心室电极也多采用下腔静脉途径。右室心尖部（RVA）是最易辨认的，在此处进行记录和刺激的重复性最高。

③左心房：左心房电活动的记录和起搏较难。因冠状静脉窦围绕二尖瓣走行，故通常采用将电极导管放置在冠状静脉窦（CS）内的方式间接记录或起搏左心房。采用自颈静脉穿刺的途径较易将电极导管成功送入位于右心房内后方的冠状静脉窦口。

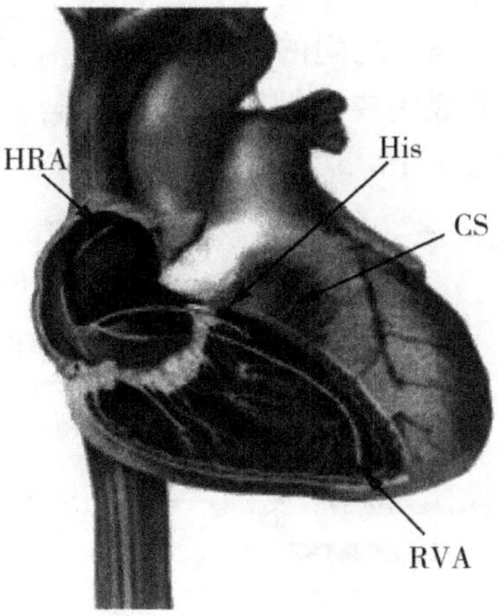

图 5-17 心脏电生理检查

HRA：高位右房；His：希氏束；CS.冠状静脉窦；RVA：右室心尖部

④希氏束：位于房间隔的右房侧下部，冠状静脉窦的左上方，卵圆窝的左下方，靠近三尖瓣口的头侧。将电极导管经下肢静脉穿刺后送入右心房，在三尖瓣口贴近间隔处可以记录到希氏束电图。希氏束电图由一组波群组成，其中心房电位波以 A 代表，希氏束电位波以 H 代表，心室电位波由 V 代表。

（2）常用的程序刺激方式及作用：程序刺激是心电生理检查事先设定的刺激方式。应用不同方式、不同频率的心腔内刺激，以体表心电图与心腔内心电图对其进行同步记录，观察心脏对这些刺激的反应。常用的刺激部位为右房上部的窦房结区域（HRA）及右室心尖部（RVA）。常用的刺激方式包括频率逐渐递增的连续刺激和联律间期逐渐缩短的期前刺激。

连续刺激是以周长相等的刺激（S_1）连续进行（S_1S_1），持续 10 ~ 60s 不等。休息 1min 后，再以较短的周长（即较快的频率）再次进行 S_1S_1 刺激，如此继续进行，每次增加刺激频率 10 次／分，逐步增加到 170 ~ 200 次／分，或出现房室传导阻滞时为止。

期前刺激是指在自身心律或基础起搏心律中引入单个或多个期前收缩（期前）刺激。常见的方式为 S_1S_2 刺激，即释放出一个期前刺激。先由 S_1S_1 刺激 8 ~ 10 次，称为基础刺激或基础起搏，在最后一个 S_1 之后发放一个期前的 S_2 刺激，使心脏在定律搏动的基础上发生一次期前搏动。逐步更改 S_2 的联律间期，便可达到扫描刺激的目的。如果在感知心脏自身的 8 ~ 10 个 P 波或 QRS 波后发放一个期前刺激，形成在自身心律的基础上出现一次期前搏动，则称为 S_2 刺激。

心脏电生理检查主要用于明确心律失常的起源处及其发生机制，并根据检查的结果指导进一步的射频消融治疗，是导管射频消融术中的一个必要环节。此外，心脏电生理检查还可应用于评估患者将来发生心律失常事件的可能性，评估埋藏式心脏复律除颤器对快速性心律失常的自动识别和终止功能，以及通过起搏的方式终止持久的室上性心动过速和心房扑动等。

第二节 心律失常的遗传基础

一、概述

心肌细胞的基本功能包括机械活动（心肌收缩）和电学活动（动作电位，AP）。只有这两种活动都正常时才能完成心脏的兴奋收缩耦联，保证心脏正常搏动。电活动发生异常后就会引起心律失常。代表心肌细胞电学活动性质的动作电位分为 5 个时相（期），每个时相的形成由不同的离子流负载：0 相期主要由钠离子电流（I_{Na}）的内流引起细胞的去极化；1 相期是钾离子（Ito）的快速外流；2 相期则主要由钾离子外流（I_{Kr}、I_{Kur} 等）和钙离子内流（Ica）之间的平衡来实现，亦称平台期；3 相期是由钾离子的快速外流（I_{Ks}、I_{Kr}、I_{K1} 等）形成；4 相期的形成主要由钾离子外流（I_{K1}）承担。负载各种离子流的主要离子通道编码基因及其对应 AP 时相的关系见图 5-18。

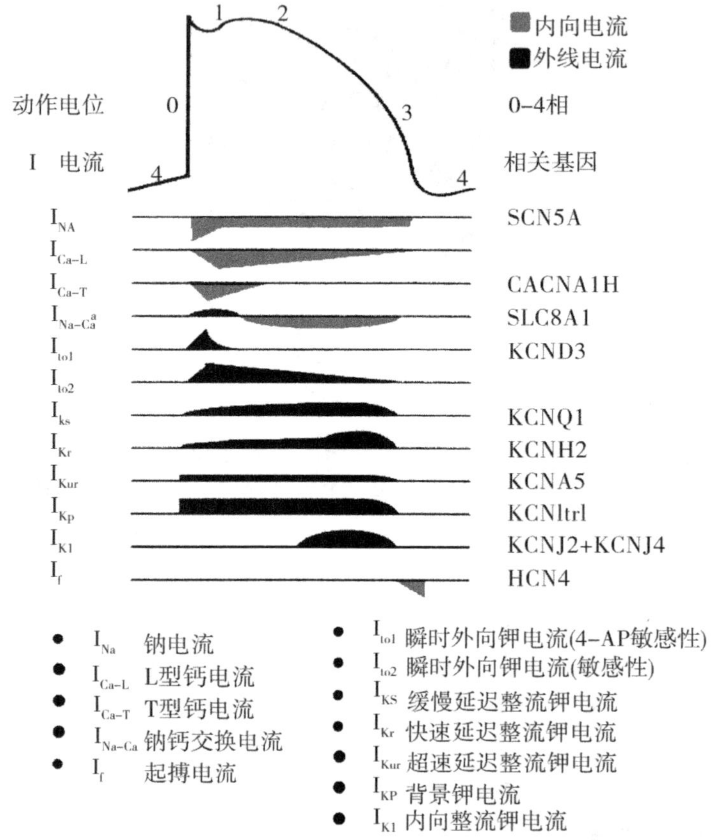

图 5-18 心室肌细胞跨膜动作电位的除极 0 相和复极 1、2、3、4 相

对应的离子流及其调控基因；负向为内向电流；正向为外向电流形成离子流的物质基础是位于心肌细胞膜上的离子通道蛋白，而由这些离子通道及其相关蛋白等结构或功能异常引起的心律失常称为离子通道病（ion channelopathy），亦称原发性心电疾病（primary electrical disease）。在 2013 年版最新的关于遗传性原发心律失常综合征诊断与治疗的专家共识（以下简称专家共识）中，这类疾病被称作遗传性原发心律失常综合征，主要指无器质性心脏病的一类以心电紊乱为主要特征的疾病，包括长 QT 综合征（LQTS）、短 QT 综合征（SQTS）、Brugada 综合征（BrS）、儿茶酚胺敏感型室速（CPVT）、早期复极（ER）、进行性心脏传导疾病（PCCD）、特发性室颤（IVF）、不明原因猝死综合征（SUDS）和婴儿猝死综合征（SUDI）、家族性特发性房颤（AF）等。

最初发现的致病基因多由编码心肌细胞上各主要离子通道亚单位的基因突变引起，如常见的 LQTS 主要亚型 LQT 1 ~ 3 就分别由编码钾离子通道的基因 KCNQ1、KCNH2 以及编码钠通道的基因 SCN5A 引起，故称“离子通道病”；但后来随着研究的进一步深入，发现还有一些非离子通道的编码基因突变也可以引起这类疾病，如引起 LQT4 的基因是锚定蛋白 B，编码核孔蛋白的 NUP155 基因突变可以引起房颤等，但离子通道病这个名词概念还是被继续沿用了下来。

二、离子通道病多数是单基因遗传病

该类疾病绝大多数为单基因遗传，以常染色体显性遗传最为常见，可表现为多种恶性快速性心律失常（如多形性室速、尖端扭转型室速、室颤等）或缓慢性心律失常（如病态窦房结综合征、房室传导阻滞等）。多数离子通道病有遗传异质性（genetic heterogeneity），即由不同的遗传缺陷造成同样表型的现象。

另外，同一个基因上的不同突变又可引起不同的疾病表型，比如 SCN5A 上的不同突变可引起像 LQT3、Brugada 综合征（BrS）、房室传导阻滞和单纯室速／室颤等不同表型的结果，表明基因发生不同突变后引起心律失常表型的机制是很复杂的。这种现象还不止发生在 SCN5A，已知的还有 KCNQ（可引起 LQT1、房颤、SQTS2）、KCN H2（可引起 LQT2、SQTS1、CPVT）、KCNJ2（引起 LQT7、SQTS3）等。

按照致病基因的种类及其功能，目前引起各种离子通道病的基因可分为以下几种：①离子通道基因：如钾离子通道基因（KCNQ、KCNH2、KCNE1，KCNE2、KCNJ2）、钠离子通道基因（SCN5A）、钙离子通道基因（RyR2、CAQS2、Cav1.2）、起搏电流（If）通道基因（HCN4）、编码 KATP 通道 Kir6.1 亚单位的基因 KCNJ8 等。②胞质通道相互作用蛋白基因：如编码与 Kv 通道亚单位相互作用蛋白 [Kv –channel – interacting protein（KChIP2）]，作为 Kv 通道的 β 亚单位起作用；编码与 KCNQ1 相互作用的 yotiao 蛋白的 AKAP9 基因；编码 α –1 互生蛋白的 SNTA1 基因和 nNOS、PMCA4b、SCN5A 相互作用。③细胞骨架蛋白基因（锚蛋白 B）。④缝隙连接蛋白基因（CX40 及 CX43）。⑤编码核孔蛋白的基因 NUP155。⑥钙调蛋白基因。⑦编码心房利钠肽的基因 NPPA。

三、各种离子通道病的遗传学基础

（一）长 QT 综合征（long QT syndrome，LQTS）

指具有心电图上 QT 间期延长，T 波异常，易产生室性心律失常，尤其是尖端扭转型室速（TdP）、昏厥和猝死的一组综合征。已发现的致病基因见表 5-1。

表 5-1 长 QT 综合征的分子遗传学

突变基因	染色体上座位	表型及综合征	编码蛋白和亚基	影响的离子流、功能及异常	占目前所有检出突变的百分数
KCNQ1	11p15.5	LQTS1， SIDS	Kv7.1， α	IKs ↓ Kv LQT1	34%
KCNH2	7q35	LQTS2， SIDS	Kv11.1, α	IKr ↓ HERG	40%
SCN5A	3p21	LQTS3， SIDS	Nav1.5, α	INa ↑	11%
ANK2	4q25	LQTS4， ABS	锚定蛋白 -B	INa，K ↓ INCX ↓	3%
KCNE1	21q22.1	LQTS5	Mink，β	IKs ↓	5%
KCNE2	21q22.1	LQTS6, SIDS	MiRP1, β	IKr ↓	1.6%
KCNJ2	17q23	LQTS7,ATS	Kir2.1, α	IK1 ↓	4%
CACNA1C	12p13.3	LQTS8， TS	Cav1.2, α	ICa-L ζ	罕见
CAV3	3p25	LQTS9， SIDS	小凹蛋白 -3	INa	
SCN4B	11q23	LQTS10	Nav1.5, $β_4$	INa ↑	罕见
AKAP9	7q21- q22	LQTS11	激酶 A 锚定蛋白 α－互	IKs ↓	罕见
SNTA1	20q11.2	LQTS12	生蛋白（syntrophin）	INa ↑	罕见
KCNE3	11q13.411q23	LQT13	IsK, $β_3$	IKs ↓	罕见
KCNJ5	12p12	LQT14 ＋ AF	Kir3.4	IKAch ↓	罕见
ALG10B（KCRJ）	14q31	$LQT15_{diLQT}$	葡萄糖基转移酶	IKr ↓修饰	未知
CALM1	2p21	LQT16	钙调蛋白（calmodulin）	C 末端钙结合环的钙	罕见
CALM2	7q21.3	LQT17		结合力↓	罕见

续 表

突变基因	染色体上座位	表型及综合征	编码蛋白和亚基	影响的离子流、功能及异常	占目前所有检出突变的百分数
ACN9		LQT18（diLQT）	葡萄糖合成蛋白		未知
KCNQ1	11p15.5	JLNS1	Kv7.1，α	IKs↓ KvLQT1	罕见
KCNE1	21q22.1	JLNS2	Mink，β	Iks↓	罕见

注：IKs：缓慢激活延迟整流钾电流；IKr：快速激活延迟整流钾电流；INa：钠电流；Ica-L：L 型钙电流；diLQT：药物引起的 LQTS。

已知这种疾病的原因是患者从出生就携带了某些基因水平的变异，导致心脏心肌细胞里一些细微的改变，虽然超声心动图显示心脏结构正常，但心脏的功能异常可在心电图上表现出来。目前已经发现了 18 个 LQTS 致病基因，其中 KCNQ1（LQT1）、KCNH2（LQT2）及 SCN5A（LQT3）为最常见的致病基因，约占遗传性 LQTS 患者的 80%。对患者进行基因检测时，发现已知 18 个基因突变的阳性检出率约为 80% ~ 85%。也就是说，目前的技术水平还不能保证给所有的 LQTS 患者检测出他们的致病基因，只有其中的 80% ~ 85% 可以通过专门的检测机构获得确切的致病基因信息。

因为 LQTS 的遗传方式多为常染色体显性遗传，所以在一个患者身上发现突变后，其突变遗传给后代的概率大约是 50%。理论上讲，通过孕期的早期基因筛查还是可以检测出胎儿是否携带有其亲代的基因突变的，然后孕妇可以根据情况选择是否需要终止妊娠。只是限于各种原因，目前真正能够实施该项检测的机构还很少。

LQTS 中还有一种比较罕见的亚型同时伴有耳聋，称为 JLN 综合征，是以两位最先发现该病的医生的名字命名的。这种有耳聋表型的 LQTS 患病率更低，约为百万分之一。致病基因为 KCNQ1 和 KCNE1。其遗传方式为常染色体隐性遗传，即父母双方各带一个或者相同或者不同的突变，然后同时把突变传给了子代。这种情况下子代的患病率理论值为 25%。由于患者携带两个突变的累加效应，通常这种亚型的患者临床症状更严重，发生致命性心脏事件的概率也更高。

药物引起的长 QT 综合征（drug - induced LQT，diLQT）是临床上最常见的获得性 LQTS。通常与抗心律失常药、抗组胺药和抗精神病药有关。这些药物被证明通过延长 QT 间期，导致 TdP。占所有处方量的 2% ~ 3%。大多数导致 QT 间期延长的药物阻滞心肌细胞延迟整流钾电流快速成分（IKr），类似 HERG 基因突变所导致的 LQT2。1% ~ 8% 的患者接受 QT 间期延长药物会表现出 QT 间期延长或发展为 TdP。因为 QT 间期延长易感者容易出现快速室性心律失常如 TdP 和室颤（VF），所以该种心律失常的病死率可以高达 10% ~ 17%。因此药物相关的长 QT 综合征是过去几十年里已上市药物撤出市场的最常见原因。尽管这种不良反应在人群中相对少见（小于十万分之一），QT 间期延长也不总是诱发 TdP。其他因素如心力衰竭、心室肥厚、女性、低钾血症、隐性长 QT 间期（存在基因突变而 QT 间期仍在正常范围）、猝死家族史等影响心脏的复极稳定性，也与药物诱发的 TdP 有关。现在已经发现了两个真正与 diLQTS 有关的基因：ALG10B 和 ACN9（表 5-1）。

在临床实践中，避免药物致 QT 间期延长应该注意如下几点：不使用超过推荐剂量；对已存在危险因素的患者减少使用剂量；避免已知延长 QT 间期的药物联合使用；药物诱发 TdP 的幸存患者和猝死者家族成员进行可能的基因筛查，了解是否存在隐性 LQTS 等。

目前对 LQTS 进行基因检测的专家共识推荐建议如下。

（1）以下情况推荐进行 LQT1 ~ 3（KCNQ1、KC - NH2、SCN5A）的基因检测：基于病史、家族史及心电图（ECG）表型 [静息 12 导联 ECG 和（或）运动或儿茶酚胺应激试验] 心脏病专家高度怀疑 LQTS 的患者；无症状的特发性 QT 间期延长者（其中青春前期 QTc> 480ms 或成人 QTc> 500ms，排除继发性 QT 间期延长因素，如电解质异常，药物因素，心肌肥厚，束支传导阻滞等）（ Ⅰ类推荐）。

（2）以下情况可以考虑进行 LQT1 ~ 3 基因检测：无症状特发性 QT 间期延长者，其中青春前期 QTc> 460ms，成人 QTc >480ms（ Ⅱ b 类推荐）。

（3）已在先证者发现 LQTS 致病基因突变者，推荐其家族成员及相关亲属进行该特定突变的检测（ Ⅰ

类推荐）。

（4）对药物诱发 TdP 的先证者应考虑行基因检测（Ⅱ b 类推荐）。

（5）如果 LQT1 ～ 3 突变检测阴性，但有 QTc 间期延长，应该考虑基因再评价，包括重复基因检测或进行其他更多致病基因检测（Ⅱ b 类推荐）。

（二）短 QT 间期综合征（short QT syndrome，SQTS）

SQTS 是以短 QT 间期、发作性心室颤动（室颤）和（或）室性心动过速及心脏性猝死为特征，心脏结构正常的一组心电紊乱综合征。已发现的致病基因有 KCNH2（SQT1）、KCNQ1（SQT2）、KCNJ2（SQT3）、CACNAJC（SQT4）、CACNB2b（SQT5）。

最新的 SQTS 的诊断标准如下：①若有 QTc ≤ 330ms，则诊断 SQTS；②若有 QTC<360ms，且存在下述一个或多个情况，可以诊断 SQTS：有致病突变、SQTS 家族史、年龄≤ 40 岁发生猝死的家族史，无器质性心脏病室速或室颤（VT/VF）的幸存者。

对 SQTS 进行基因检测的专家共识建议如下。

（1）基于病史，家族史以及 ECG 表型，临床高度怀疑 SQTS 的患者，可以考虑检测 KCNH2、KCNQ1 及 KCNJ2 基因（Ⅱ b 类推荐）。

（2）推荐家族成员及其他相关亲属进行特定突变位点检测（Ⅰ类推荐）。

（三）Brugada 综合征（Brugada syndrome，BrS）

符合下列情况之一者可以诊断 BrS：①位于第 2 肋间、第 3 肋间或第 4 肋间的右胸 V_1、V_2 导联，至少有一个导联记录到自发或由Ⅰ类抗心律失常药物诱发的 1 型 ST 段抬高≥ 2mm；②位于第 2 肋间、第 3 肋间或第 4 肋间的右胸 V_1、V_2 导联，至少有一个导联记录到 2 型或 3 型 ST 段抬高，并且Ⅰ类抗心律失常药物激发试验可诱发Ⅰ型 ST 段 ECG 形态。

BrS 的主要特征为心脏结构及功能正常，右胸导联 ST 段抬高，伴或不伴右束支传导阻滞及因室颤所致的心脏性猝死。BrS 呈常染色体显性遗传，但有 2/3 的患者呈散在发病。到目前为止已经发现 7 个 BrS 的致病基因，分别是编码心脏钠离子通道 α、β 亚单位的 SCN5A 和 SCN1b，钠通道调节因子 GPDIL，编码钙通道的 α、β 亚单位的 CACNAIC 和 CACNB2b，编码 Ito 通道的 β 亚单位的 KCNE3，编码 Ikr 通道的 KCNH2 基因。我国目前共有 10 个 SCN5A 突变位点报道。

对 BrS 进行基因筛查的专家共识建议如下。

（1）推荐家族成员及其他相关亲属进行特定突变检测（Ⅰ类推荐）。

（2）基于病史、家族史以及 ECG 表现 [静息 12 导 ECG 和（或）药物激发试验]，临床怀疑 BrS 的患者进行 SCN5A 基因检测（Ⅱ a 类推荐）。

（3）不推荐孤立的 2 型或 3 型 Brugada ECG 表现个体进行基因检测（Ⅲ类推荐）。

（四）儿茶酚胺敏感型多形性室速

CPVT 是一种少见但严重的遗传性心律失常，常表现为无器质性心脏病个体在交感兴奋状态下发生双向室速（bVT）或多形性室速（pVT），可发展为室颤，引起患者昏厥，甚至猝死。在静息状态时可无明显临床症状。CPVT 发病年龄平均为 8 岁，一部分人首次昏厥发作可以到成年出现。大约 30%CPVT 患者 10 岁前发病，60% 患者 40 岁以前至少有 1 次昏厥事件发作。

目前已发现的与 CPVT 相关的基因有三个：兰尼丁受体（ryanodine receptor 2，RYR2）、集钙蛋白（calsequestrin 2，CASQ2）和钙调蛋白（calmodulin，CALM1）。在已知两个 CPVT 致病基因中，约 65% 先证者存在 RYR2 突变，3% ～ 5% 为 CAsQ2 突变。65% 诊断为 CPVT 患者基因筛查为阳性。由于 RYR2 基因非常大，目前大部分的文献报道仅提供覆盖关键区域外显子检测。基因检测阳性和阴性先证者的治疗无差别，但对家族成员的处理具有重要价值。鉴于猝死可能是 CPVT 的首发症状，对 CPVT 先证者的其他所有家庭成员早期进行 CPVT 相关基因检测，有助于对他们在出现症状前进行诊断、合理的遗传咨询以及开始 β 受体阻滞剂治疗。另外，因为 CPVT 发病年龄小而且与部分 SIDS 发生有关，所以对先证者有 CPVT 突变的其他家族成员，出生时应进行特定突变位点基因检测，以便对基因检测阳性的个体尽早给予 β 受体阻滞剂治疗。

目前对 CPVT 进行基因筛查的专家共识建议如下。

（1）CPVT1（RYR2）和 CPVT2（GASQ2）的基因检测推荐：基于病史、家族史，以及运动或儿茶酚胺应激诱发的 ECG 阳性表型，具有 CPVT 临床证据的患者，都推荐进行上述基因检测（Ⅰ类推荐）。

（2）家族成员及其他相关亲属行特定突变检测（Ⅰ类推荐）。

（五）心房颤动（AF）

心房颤动是一种房性心动过速，心电图表现 P 波消失，代之为小 f 波，频率为 350 ~ 600 次／分。AF 多见于老年人或伴有基础性疾病者，但也有少数特发性房颤有家族性，已发现的致病基因有 9 个：KC-NQ1、KCNE2、KCNJ2、KCNH2、SCN5A、KCNA5、NPPA、NUP155、GJA5，但还没有一个致病基因代表了≥ 5% 的 AF，因此目前不推荐对 AF 患者进行基因检测，也不推荐行 SNP 基因分型。推荐家族性 AF 到专门的研究中心诊治。

（六）进行性心脏传导疾病（progressive cardiac conduction disease，PCCD）

PCCD 又称 Lenegre 病，为传导系统的退行性纤维化或硬化的改变呈进行性加重，常从束支阻滞逐渐发展为高度或三度房室传导阻滞，传导阻滞严重时患者发生昏厥或猝死的概率较高。PCCD 呈常染色体显性遗传，隐性遗传及散发病例少见。已发现的致病基因有 SCN5A、TRPM4、SCN1B。目前报道的与 PCCD 相关的 SCN5A 突变有 30 个，其中仅与 PCCD 相关的突变有 11 个，与 Brugada 综合征重叠的突变有 19 个，而 SCN1B 上有两个突变与 PCCD 有关。PCCD 患者分层基因检测应该包括 SCN5A、SCB 和 TRPM4 基因。

对 PCCD 进行基因筛查的专家共识建议如下：

（1）在先证者发现 PCCD 致病基因突变后，推荐在家族成员及其他相关亲属中检测该突变（Ⅰ类推荐）。

（2）对于孤立性 PCCD 或伴有先天性心脏病的 PCCD，尤其存在 PCCD 阳性家族史时，基因检测可以考虑作为诊断性评价的一部分（Ⅱ b 类推荐）。

其他还有一些与遗传相关的心律失常，如早期复极综合征、特发性室颤、不明原因猝死综合征等，关于这些疾病虽然也有一些基因学证据发现，但只能解释极少数该类患者的病因，因此在此文中暂不详述，待以后本书再版时视本学科的进展情况再加以补充阐述。

第三节　期前收缩

期前收缩是指起源于窦房结以外的异位起搏点而与基本心律中其他搏动相比在时间上过早发生的搏动，又称过期前收缩动，简称期前收缩。几乎 100% 的心脏病患者和 90% 以上的正常人均可发生，是临床上最常见的心律失常。

一、病因

（1）生活习惯：过多的茶、烟、咖啡或腹内胀气、便秘、过度疲劳、紧张或忧虑等精神刺激或情绪波动常常是发生期前收缩的诱因。

（2）神经反射：特别是通过胃肠道的感受器所激发的神经反射更为常见。当运动或饱餐使心率加快，随后在休息时心率又逐渐减慢时容易出现。亦有人在卧床，准备入睡之际发生。

（3）药物：如麻黄碱、肾上腺素、异丙肾上腺素亦可诱发期前收缩。器质性心脏病患者，特别是心脏功能代偿失调发生了心力衰竭时，期前收缩往往增多。服用强心药如洋地黄制剂后，心力衰竭得到控制，期前收缩减少或消失。若在继续服用洋地黄制剂过程中，反而引起更多的室性期前收缩，甚至发生二联律，这往往是洋地黄中毒或过量的结果。

（4）手术或操作：心脏手术过程中特别是当手术进行到直接机械性刺激心脏传导系统时，期前收缩几乎是不可避免的。此外，在左、右心脏导管检查术、冠状动脉造影术中，当导管尖端与心室壁，特别是与心室间隔接触时，或注射造影剂时，都往往引起各式各样的心律失常，其中期前收缩便是最常见的一种。此外，胆道疾病、经气管插管的过程中亦容易发生期前收缩。

（5）各种器质性心脏病：尤其是慢性肺部疾病、风湿性心脏病、冠心病、高血压心脏病等，房性期前收缩更加常见。一组多中心临床研究提供的 1 372 例 65 岁以上老年人大样本资料，经 24h 动态心电图检测，发现房性期前收缩检出率为 97.2%，而超过连续 3 次以上的室上性心动过速几乎占一半。

90% 以上的冠心病、扩张型心肌病患者可出现室性期前收缩。二尖瓣脱垂患者常见频发和复杂的室性期前收缩，如果伴有二尖瓣关闭不全造成的血流动力学损害、心源性昏厥病史、频发的室性期前收缩则提示可能有猝死的危险。而且，无论何种原因所致的心力衰竭，均常发生室性心律失常，频发室性期前收缩的发生率可达 80% 以上，40% 可伴短阵室速，常成为心力衰竭患者发生猝死的主要原因。

二、产生机制

（1）折返激动：折返激动是指心脏内某一部位在一次激动完成之后并未终结，仍沿一定传导途径返回到发生兴奋冲动的原发部位，再次兴奋同一心肌组织并引起二次激动的现象。在折返激动中，如果折返一次即为折返性期前收缩。由折返激动形成的期前收缩其激动来自基本心律的起搏点而并非来自异位起搏点，折返激动是临床上最常见的期前收缩发生原理。环行折返或局灶性微折返如折返途径相同则过期前收缩动形态一致；如折返中传导速度一致，则过期前收缩动与前一搏动的配对时间固定。

（2）并行心律：心脏内有时可同时有两个起搏点并存，一个为窦房结，另一个为异位起搏点，但其周围存在着完全性传人阻滞，因而不受基本心律起搏点的侵入，使两个起搏点能按自身的频率自动除极互相竞争而激动心房或心室。因异位起搏点的周围同时还有传出阻滞，故异位起搏点的激动不能任何时候都可以向四周传播，只有恰遇周围心肌已脱离不应期，才能以零星期前收缩的形式出现，若异位起搏点周围的传出阻滞消失，可形成并行心律性心动过速。并行心律是异位起搏点兴奋性增高的一种特殊形式，是产生期前收缩的一个重要原因。

（3）异位起搏点的兴奋性增高：①在某些条件下，如窦性冲动到达异位起搏点处时由于韦金斯基现象，使该处阈电位降低及舒张期除极坡度改变而引起过期前收缩动；②病变心房、心室或浦肯野纤维细胞膜对不同离子通透性改变，使快反应纤维转变为慢反应纤维，舒张期自动除极因而加速，自律性增强，而产生过期前收缩动。

三、分类

根据异位搏动发生部位的不同，可将期前收缩分为窦性、房性、房室交界性和室性期前收缩，其中以室性期前收缩最为常见，房性次之，交界性比较少见，窦性极为罕见。描述期前收缩心电图特征时常用到下列术语。

（1）联律间期（couplinginterval）：指异位搏动与其前窦性搏动之间的时距，折返途径与激动的传导速度等可影响联律间期长短。房性期前收缩的联律间期应从异位 P 波起点测量至其前窦性 P 波起点，而室性期前收缩的联律间期应从异位搏动的 QRS 波起点测量至其前窦性 QRS 波起点。

（2）代偿间歇（compensatory pause）：当期前收缩出现后，往往代替了一个正常搏动，其后就有一个较正常窦性心律的心动周期为长的间歇，叫作代偿间歇。由于房性异位激动，常易逆传侵入窦房结，使其提前释放激动，引起窦房结节律重整，因此房性期前收缩大多为不完全性代偿间歇。而交界性和室性期前收缩，距窦房结较远不易侵入窦房结，故往往表现为完全性代偿间歇。在个别情况下，若一个室性期前收缩发生在舒张期的末尾，可能只激动了心室的一部分，另一部分仍由窦房结下传的激动所激发，这便形成了室性融合波。

（3）插入性期前收缩：指插入在两个相邻正常窦性搏动之间的期前收缩。

（4）单源性期前收缩：指期前收缩来自同一异位起搏点或有固定的折返径路，其形态、联律间期相同。

（5）多源性期前收缩：指在同一导联中出现两种或两种以上形态及联律间期互不相同的异位搏动。如联律间期固定，而形态各异，则称为多形性期前收缩，其临床意义与多源性期前收缩相似。

（6）频发性期前收缩：依据出现的频度可人为地分为偶发和频发性期前收缩。目前一般将≤ 10 次 / 小时（≤ 5 次 / 分）称为偶发期前收缩，≥ 30 次 / 小时（5 次 / 分）称为频发期前收缩。常见的二联律（bigeminy）与三联律（trigeminy）就是一种有规律的频发性期前收缩。前者指期前收缩与窦性心搏交替出现，后者指每两个窦性心搏后出现 1 次期前收缩。

四、临床表现

由于患者的敏感性不同，可无明显不适或仅感心悸、心前区不适或心脏停搏感。高血压、冠心病、心肌病、风湿性心脏病病史的询问有助于了解期前收缩原因指导治疗，询问近期内有无感冒、发热、腹泻病史有助于判断是否患急性病毒性心肌炎，洋地黄类药物、抗心律失常药物及利尿剂的应用有时会诱发期前收缩的发生。

五、体检发现

除原有基础心脏病的阳性体征外，心脏听诊时可发现在规则的心律中出现提早的心跳，其后有一较长的间歇（代偿间歇），提早出现的第一心音增强，第二心音减弱，可伴有该次脉搏的减弱或消失。

六、心电图检查

1. 房性期前收缩（premature atrial complex） 心电图表现：①期前出现的异位 P' 波，其形态与窦性 P 波不同；② P'R 间期 >0.12s；③大多为不完全性代偿间歇，即期前收缩前后两个窦性 P 波的间距小于正常 PP 间距的两倍（图 5-19 某些房性期前收缩的 P'R 间期可以延长；如异位）。P' 波后无 QRS-T 波，则称为未下传的房性期前收缩；有时 P' 波下传心室引起 QRS 波群增宽变形，多呈右束支传导阻滞图形，称房性期前收缩伴室内差异性传导。

2. 房室交界性期前收缩（premature junctional complex） 心电图表现：①期前出现的 QRS -T 波，其前无窦性 P 波，QRS -T 波形态与窦性下传者基本相同；②出现逆行 P' 波（P 波在Ⅱ、Ⅲ、a Ⅶ导联倒置，a Ⅵ R 导联直立），可发生于 QRS 波群之前（P'R 间期 <0.12s）或 QRS 波群之后（RP' 间期 <0.20s），或者与 QRS 波相重叠；③大多为完全性代偿间歇（图 5-20）。

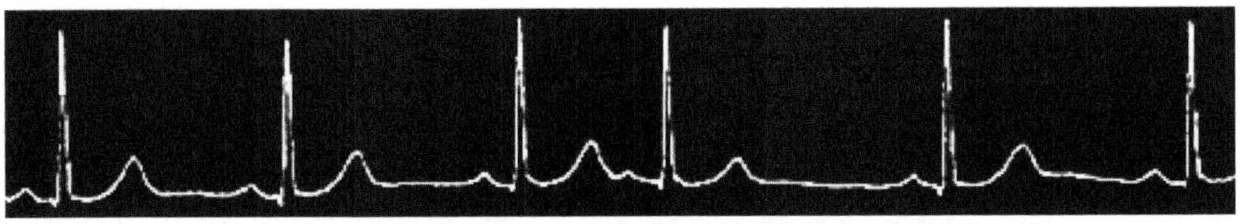

图 5-19 房性期前收缩

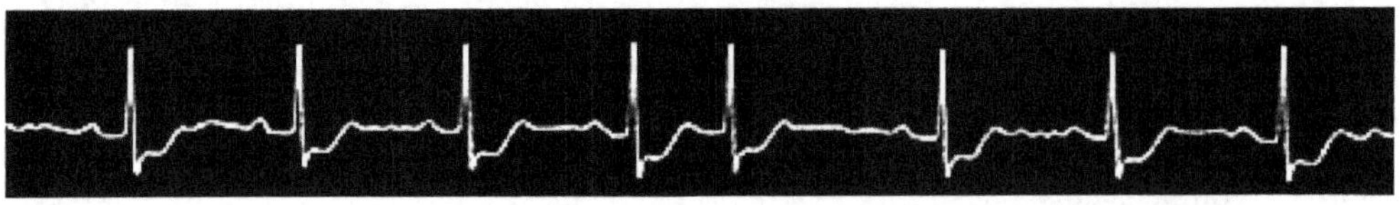

图 5-20 房室交界性期前收缩

3. 室性期前收缩（premature ventricular complex） 心电图表现：①期前出现的 QRS -T 波前无 P 波或无相关的 P 波；②期前出现的 QRS 波形态宽大畸形，时限通常 >0.12s，T 波方向多与 QRS 波的主波方向相反；③往往为完全性代偿间歇，即期前收缩前后的两个窦性 P 波间距等于正常 PP 间距的两倍（图 5-21）。

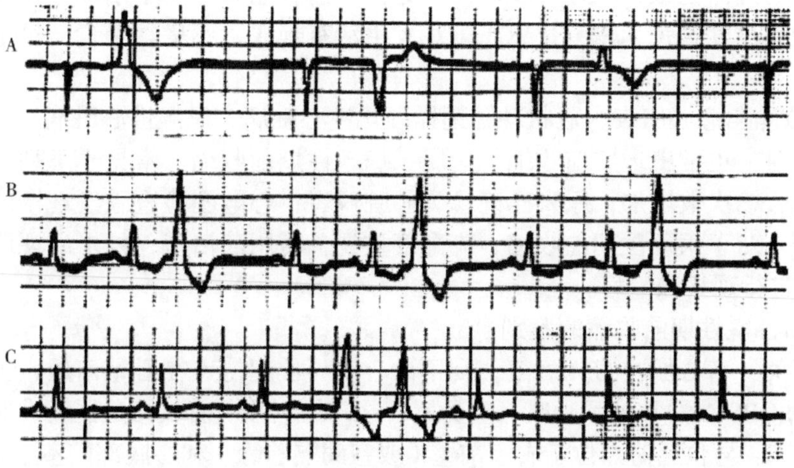

图 5-21　室性期前收缩

A. 多源性室性期前收缩；B. 三联律；C. 成对的室性期前收缩

室性期前收缩（室早）显著变形增宽，QRS 波 >160ms，常强烈提示存在器质性心脏病。室性期前收缩的配对间期多数固定，配对间期多变的室性期前收缩可能为室性并行心律。过早出现的室性期前收缩，靠近前一心动周期 T 波的顶峰上，称为 RonT 现象，易诱发室颤或室速，特别当心肌缺血、电解质紊乱及其他导致室颤阈值下降的情况时，RonT 现象具有较大危险性（表 5-2）。

表 5-2　室性前期收缩的 Lown 分级

分级	心电图特点
0	无室性期前收缩
1	偶发，单一形态室性期前的收缩 <30 次 / 小时
2	频发，单一形态室性期前收缩≥ 30 次 / 小时
3	频发的多形性室性期前收缩
4A	连续的，成对的室性期前收缩
4B	连续的事≥ 3 次的室性期前收缩
5	Ron T 现象

七、诊断

根据体表心电图或动态心电图形态，房性期前收缩和室性期前收缩的诊断不难确定。临床上还需要对期前收缩进行危险分层，区分生理学和病理性期前收缩，尤其是对室性期前收缩要判断其对预后的影响。

房性期前收缩可见于正常健康人和无心脏病患者，但正常健康人频发性房性期前收缩极为少见。房性期前收缩多见于器质性心脏病患者。当二尖瓣病变、甲状腺功能亢进、冠心病和心肌病中发生频发性房性期前收缩时，特别是多源性期前收缩时，常是要发生心房颤动的先兆。以下房性期前收缩可能与器质性心脏病有关，常提示为病理性期前收缩：①频发持续存在的房性期前收缩；②成对的房性期前收缩；③多形性或多源性房性期前收缩；④房性期前收缩二联律或三联律；⑤运动之后房性期前收缩增多；⑥洋地黄应用过程中出现房性期前收缩。

八、治疗

期前收缩分为功能性和病理性两类，功能性期前收缩一般不需要特殊治疗，病理性期前收缩则需要及时进行处理，否则可能引起严重后果，甚至危及生命。了解和掌握功能性和病理性期前收缩的鉴别知识，及时进行判断，这对于疾病的预防和治疗具有重要意义。

1. 功能性期前收缩　在中青年人中并不少见，大多数查不出病理性诱因，往往是在精神紧张、过度劳累、吸烟、酗酒、喝浓茶、饮咖啡后引起的，一般出现在安静或临睡前，运动后期前收缩消失，功能性期前收缩一般不影响身体健康，经过一段时间，这种期前收缩大多会不治而愈，故无须治疗，但平时应注意劳逸结合，避免过度紧张和疲劳，思想乐观，生活有规律，不暴饮暴食、过量饮酒，每天进行适当的体育锻炼。

2. 病理性期前收缩　患心肌炎、冠状动脉粥样硬化性心脏病、风湿性心脏病、甲亢性心脏病、二尖瓣脱垂及洋地黄中毒时，也常出现期前收缩，这属于病理性期前收缩。常见于下列情况：发生于老年人或儿童；运动后期前收缩次数增加；原来已确诊为心脏病者；心电图检查除发现期前收缩外，往往还有其他异常心电图改变。对于病理性期前收缩，应高度重视，需用药治疗，如果出现严重的和频繁发作的期前收缩，最好住院进行观察和治疗。

3. 功能性和器质性室性期前收缩的鉴别

（1）QRS 波群时间：若心肌本身无病变，则不论心室异位起搏点在心室何处，QRS 波群时间均不会超过 0.16s。更宽大的 QRS 波群常提示心肌严重受累，这样的室性期前收缩是器质性的。

（2）QRS 波群形态：异位起搏点位于右室前壁（或室间隔前缘）和心底部的室早，多属于功能性的。

（3）QRS 波群形态结合 ST－T 改变：这是由 Schamroch 提出的鉴别方法（表 5–3）。

表 5–3　Schamroch 功能性和器质性室早的比较法

心电图特点	功能性室早	器质性室早
QRS 波振幅	≥ 20mm	<10mm
QRS 波时间	<0.14s	>0.14s
粗钝切迹	无	常见
ST 段等电位线	ST 段起始部无等电位线	有
T 波	不对称，与 QRS 波反向	对称、高尖、与 QRS 波同向

（4）运动负荷试验：一般认为休息时有室早，运动时消失者多属于功能性；运动时出现且为频发，则器质性的可能性大。

4. 房性期前收缩　应积极治疗病因，必要时可选用下列药物治疗：① β 受体阻滞剂：如普萘洛尔（心得安）；②维拉帕米（异搏定）；③洋地黄类，适用于伴心力衰竭而非洋地黄所致的房性期前收缩，常用地高辛 0.25 mg，1 次／日；④奎尼丁；⑤苯妥英钠 0.1g，3 次／日；⑥胺碘酮。前两类药物对低血压和心力衰竭患者忌用。

5. 房室交界性期前收缩的治疗　与房性期前收缩相同，如无效，可试用治疗室性期前收缩的药物。

6. 室性期前收缩的治疗　室性期前收缩的临床意义可参考以下情况判断并予以重视：①有器质性心脏病基础：如冠状动脉疾病（冠心病）、急性心肌梗死、心肌病、瓣膜疾病等；②心脏功能状态：如有心脏扩大、左心室射血分数低于 40% 或充血性心力衰竭；③临床症状：如眩晕、黑矇或昏厥先兆等；④心电图表现：如室性期前收缩呈多源、成对、连续≥ 3 个出现，或在急性心肌梗死或 QT 间期延长基础上发生的 R on T 现象。治疗室性期前收缩的主要目的是预防室性心动过速，心室颤动和心脏性猝死。室早的治疗对策如下：①无器质性心脏病的患者，室早并不增加其死亡率，对无症状的孤立的室早，无论其形态和频率如何，无须药物治疗。②无器质性心脏病的患者，但室性期前收缩频发引起明显心悸症状，影响工作和生活者，可酌情选用美西律、普罗帕酮，心率偏快、血压偏高者可用 β 受体阻滞剂。③有器质性心脏病，伴轻度心功能不全（左心室射血分数 40% ～ 50%），原则上只处理心脏病，不必针对室性期前收缩用药，对于室性期前收缩引起明显症状者可选用普罗帕酮、美西律、莫雷西嗪，胺碘酮等。④急性心肌梗死早期出现的室性期前收缩可静脉使用利多卡因、胺碘酮。⑤室性期前收缩伴发心力衰竭、低钾血症、洋地黄中毒、感染、肺源性心脏病等情况时，应首先治疗上述病因。

7. 室性期前收缩的经导管射频消融治疗　导管消融术的出现极大地改变了心律失常临床治疗模式，使得心律失常的治疗从姑息性的控制转向微创性的根治术。经过十余年的发展，已经成为绝大多数快速性心律失常的一线治疗。

对于有明显临床症状、药物治疗无效或患者不能耐受、无伴发严重器质性心脏病的频发室性期前收缩患者，可考虑经导管射频消融。根据患者室性期前收缩发生时的体表心电图可以初步诊断室性期前收缩的起源部位在左心室或右心室，经激动标测结合起搏标测，可确定消融部位。目前还可以结合三维电解剖标测手段（Carto、Ensite3000），提高消融治疗成功率。

射频消融的适应证选择可参考下列条件：①心电图及动态心电图均证实为频发单形性室性期前收缩，室早稳定，而且频发，24h 动态心电图显示同一形态的室性期前收缩通常超过 1 万次以上，或占全天心律的 8% 以上；②有显著的临床症状，心理治疗加药物治疗无效或药物有效但患者不能耐受长期药物治疗或者不愿意接受药物治疗者；③因频发室早伴心悸、乏力症状和（或）精神恐惧，明显影响生活和工作者；④因频发室早影响到学习或就业安排，有强烈根治愿望。射频消融的禁忌证：①偶发室性期前收缩；②多源性室性期前收缩；③器质性心脏病所致室性期前收缩。

室性期前收缩导管射频消融特点：①室性期前收缩多起源于右室流出道；②多采用起搏标测；③无期前收缩时不宜进行标测和消融；④消融成功率高，并发症少。

九、室性期前收缩的并发症

本病会诱发室性心动过速、心室颤动，在严重的情况下还会导致心脏性猝死。

1. 室性心动过速　室性心动过速是指起源于希氏束分叉处以下的 3 ～ 5 个以上宽大畸形 QRS 波组成的心动过速，与阵发性室上性心动过速相似，但症状比较严重，小儿烦躁不安，苍白，呼吸急促，年长儿可诉心悸，心前区疼痛，严重病例可有昏厥、休克、充血性心力衰竭者等，发作短暂者血流动力学的改变较轻，发作持续 24h 以上者则可发生显著的血流动力学改变，体检发现心率增快，常在 150 次／分以上，节律整齐，心音可强弱不等。

2. 心室颤动（VF）　是由于许多相互交叉的折返电活动波引起，其心电图表现为混乱的记录曲线，VF 常可以致死，除非用直流电除颤（用胸部重击或抗心律失常药物除颤难以奏效）。

3. 心脏性猝死　指平素健康或病情已基本恢复或稳定者，突然发生意想不到的非人为死亡，大多数发生在急性发病后即刻至 1h 内，最长不超过 6h 者，主要由于原发性心室颤动、心室停搏或电机械分离，导致心脏突然停止有效收缩功能。

第六章

心脏瓣膜病

第一节　概述

心脏瓣膜病（valvular heart disease，VHD）是指由于先天性发育畸形或各种获得性病变（如风湿性、退行性、感染等）引起心脏瓣膜（瓣叶、腱索及乳头肌）和（或）周围组织发生解剖结构或功能上的异常，造成单个或多个瓣膜急性或慢性狭窄和（或）关闭不全，导致心脏血流动力学显著变化，并出现一系列的临床表现。我国的心脏瓣膜病主要属风湿性，但近几年老年性退行性瓣膜病，特别是钙化引起的主动脉瓣狭窄和二尖瓣反流的发病率有所增加。

瓣膜病的诊断主要依靠临床评价和心脏超声。心脏听诊发现杂音往往是诊断瓣膜病的第一步；任何有病理性杂音的患者都应进一步行心脏超声检查以明确或除外瓣膜病的诊断；对于确诊瓣膜病的患者，还应进一步评价病变的严重程度、随访病变进展、手术时机和手术风险、预防心内膜炎。

第二节　二尖瓣狭窄

一、病因和病理

大多数二尖瓣狭窄（mitral stenosis，MS）是由风湿性心脏病（风心病）所致，60% 的单纯 MS 的患者有风湿热病史，而 40% 的风湿性心脏病患者最终发展为 MS，女 : 男为 2 ∶ 1。主要病理改变是瓣膜交界粘连，瓣叶增厚，瓣口变形和狭窄，腱索缩短融合，病程后期出现钙化，瓣叶活动受限。病变分为：①隔膜型：瓣体无病变或病变较轻，弹性及活动尚可；②漏斗型：瓣叶增厚和纤维化，腱索和乳头肌明显粘连和缩短，整个瓣膜变硬呈漏斗状，活动明显受限。常伴不同程度的关闭不全。瓣叶钙化进一步加重狭窄，甚至呈孔隙样，可引起血栓形成和栓塞。

退行性 MS 的发生呈上升趋势，主要病变为瓣环钙化，多见于老年人，常合并高血压、动脉粥样硬化或主动脉瓣狭窄。单纯瓣环钙化导致二尖瓣反流较为多见；当累及瓣叶增厚和（或）钙化时瓣叶活动受限导致 MS；但无交界粘连，且瓣叶增厚和（或）钙化以瓣叶底部为甚，不同于风湿性 MS 以瓣缘为主。先天性 MS 较少见，主要是瓣下狭窄。其他少见病因如结缔组织病（系统性红斑狼疮等）、浸润性疾病、心脏结节病、药物相关性瓣膜病等，表现为瓣叶增厚和活动受限，极少有交界粘连。

二、病理生理

正常二尖瓣质地柔软，二尖瓣瓣口面积（mitral valve area，MVA）约 4 ～ 6cm²。当 MVA 减小至 1.5 ～ 2.0cm² 时为轻度狭窄；1.0 ～ 1.5cm² 时为中度狭窄；<1.0cm² 时为重度狭窄。狭窄使舒张期血流由左心房流入左心室受限，左心房压力（left atrium pressure，LAP）增高，左房室之间压差增大以保持正常的心排血量；LAP 增高可引起肺静脉和肺毛细血管压升高，继而扩张和淤血。当 MVA>1.5cm² 时，患者静息状态下无明显症状；但在跨二尖瓣血流增多或舒张期缩短（体力活动、情绪应激、感染、妊娠、心房颤动（atrial fibrilation，AF）可导致LAP、肺静脉和肺毛细血管压升高，出现呼吸困难、咳嗽、发绀，甚至急性肺水肿。随着MS不断加重，静息状态下心排血量也降低，运动后心排血量不增加，肺小动脉反应性收缩痉挛，继而内膜增生，中层肥厚，导致肺动脉压上升，肺血管阻力升高，机体通过增加肺泡基底膜厚度、增加淋巴引流、增加肺血管内皮渗透率等机制来代偿肺血管病变，维持较长的时间内的无症状或轻微症状期。但是长期的肺高压可致右心室（right ventricle，RV）肥厚、扩张，最终发生右心室衰竭，此时肺动脉压有所降低，肺循环血流量有所减少，肺淤血得以缓解。此外，左心房（left atrium，LA）扩大易致AF，快速AF可使肺毛细血管压力上升，加重肺淤血或诱发肺水肿。

三、临床表现

（一）症状

风心病MS呈渐进性发展，MVA减小速度为0.09 ～ 0.32cm^2/年。早期为一较长（20 ～ 40年）的缓慢发展期，临床上症状隐匿或不明显；病程晚期进展迅速，一旦出现症状，10年左右即可丧失活动能力。无症状的MS，十年生存率>80%；而一旦出现严重症状，10年生存率仅为0% ～ 15%；伴有重度肺高压的MS，平均生存时间不足3年。死亡原因中充血性心力衰竭占60% ～ 70%，体循环栓塞占20% ～ 30%，肺栓塞占10%，感染占1% ～ 5%。临床症状主要由低心排血量和肺血管病变所致，包括疲乏、进行性加重的劳力性呼吸困难、急性肺水肿（活动、情绪激动、呼吸道感染、妊娠或快速AF时可诱发）、夜间睡眠时及劳动后咳嗽、痰中带血或血痰（严重时咯血，急性肺水肿时咳粉红色泡沫样痰）、其他（胸痛、声嘶、吞咽困难），右心室衰竭时可出现食欲减退、腹胀、恶心等症状，部分患者以AF和血栓栓塞症状起病。

（二）体征

二尖瓣面容即两颧呈紫红色，口唇轻度发绀，见于严重狭窄，四肢末梢亦见发绀。儿童患者可伴心前区隆起；胸骨左缘处收缩期抬举样搏动；胸骨左缘第3肋间心浊音界向左扩大，提示肺动脉和右心室（RV）增大。

心脏听诊：典型发现为局限于心尖区的舒张中晚期低调、递增型的隆隆样杂音，左侧卧位时明显，可伴有舒张期震颤；心尖区第一心音（S1）亢进，呈拍击样；80% ～ 85%的患者胸骨左缘第3 ～ 4肋间或心尖区内侧闻及紧跟第二心音（S2）后的高调、短促而响亮的二尖瓣开瓣音（opening snap，OS），呼气时明显，是隔膜型狭窄的前叶开放时发生震颤所致。存在OS和拍击样第一心音，高度提示瓣膜仍有一定的柔顺性和活动力，有助于诊断隔膜型MS；肺高压时，肺动脉瓣区第二心音（P2）亢进、分裂；肺动脉扩张造成相对性肺动脉瓣关闭不全时，可闻及G raham- Steel杂音，即胸骨左缘第2 ～ 4肋间的高调、吹风样、递减型的舒张早中期杂音，沿胸骨左缘向三尖瓣区传导，吸气时增强；合并三尖瓣关闭不全时，可在三尖瓣区闻及全收缩期吹风样杂音，吸气时明显，如RV显著增大，此杂音可在心尖区闻及。

四、辅助检查

（一）X线检查

左心缘变直，肺动脉主干突出，肺静脉增宽，右前斜位钡剂透视可见扩张的左心房（LA）压迫食管。LA和RV明显增大致后前位片心影右缘呈双重影，肺门影加深，主动脉弓较小。左心室（LV）一般不大。左心房压力（LAP）达20mmHg时，中下肺可见Kerley B线。长期肺淤血后含铁血黄素沉积，双下肺野可见散在点状阴影。老年患者常有二尖瓣钙化。

（二）心电图检查

P波增宽且呈双峰形，提示LA增大；合并肺高压时，显示RV增大，电轴右偏；晚期常有AF。

（三）超声心动图检查

1. 超声心动图表现　风心病MS者二维超声显示瓣膜增厚变形（图6-1），回声增强，交界粘连，瓣膜开放受限，早期主要累及瓣缘及交界，瓣体弹性尚可，短轴瓣口呈鱼口状；长轴前叶开放呈圆顶状或气球样，后叶活动受限；晚期整个瓣叶明显纤维化、钙化，瓣膜活动消失，瓣膜呈漏斗状，腱索乳头肌也增粗粘连、融合挛缩。

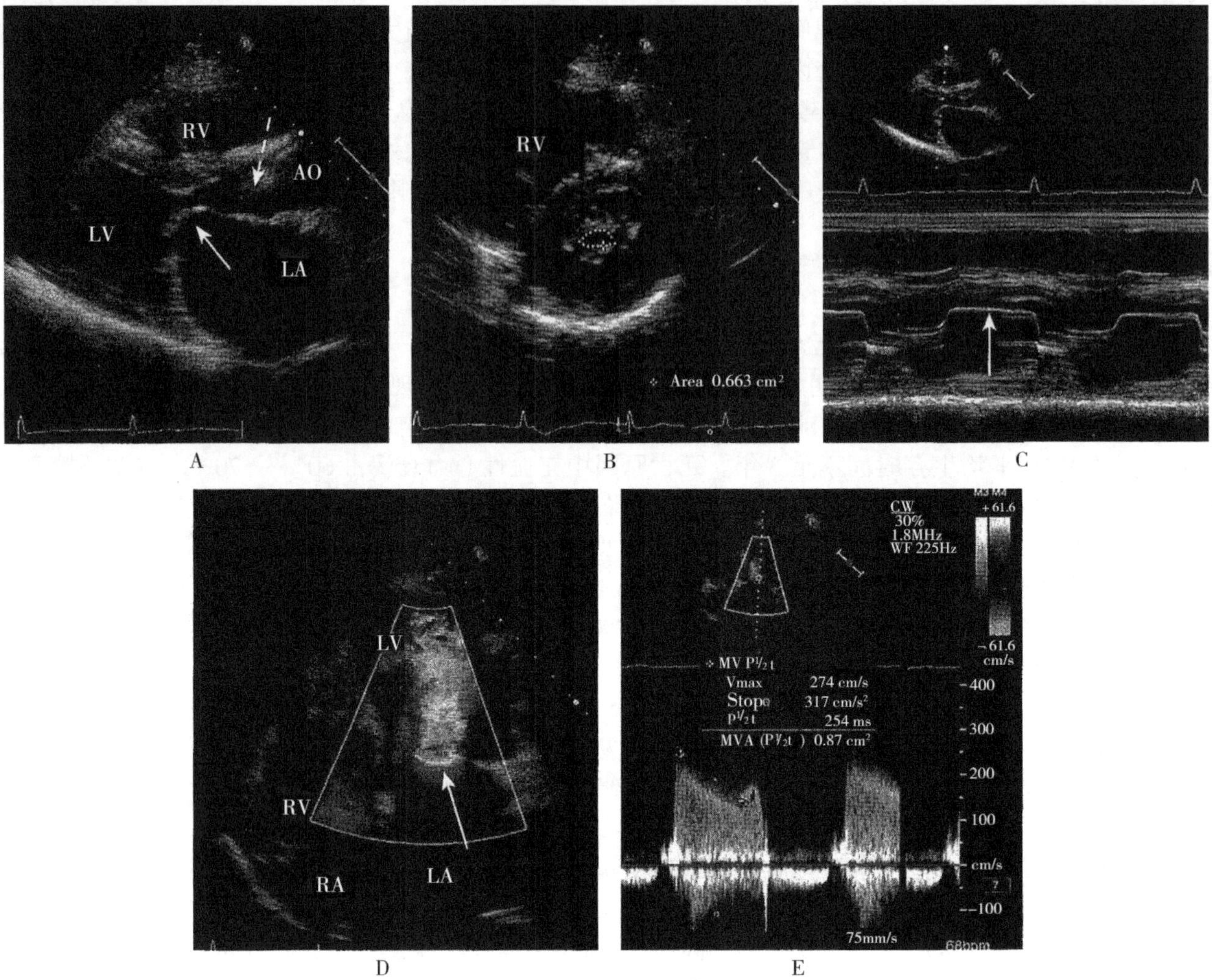

图 6-1　风湿性二尖瓣狭窄的超声心动图表现

A. 胸骨旁左室长轴切面二维图像显示左房增大，二尖瓣增厚，舒张期开放受限，前叶体部呈气球状膨出（实线箭头）；该患者同时合并主动脉瓣狭窄，可见主动脉瓣增厚（虚线箭头）；B. 二尖瓣短轴切面显示交界粘连，瓣口狭小，开放呈鱼口状，二维描记 MVA 为 0.7cm²；C. 经瓣口的 M 型超声显示瓣叶开放呈典型的城墙垛样改变；D. 心尖四腔心切面 CDFI 显示舒张期跨二尖瓣的高速射流，左房面可见血流汇聚现象（箭头所示）；E. CW 二尖瓣血流频谱显示跨瓣血流速度升高，根据 PHT 估测瓣口面积为 0.87cm²；AO：主动脉；LA：左心房；LV：左心室；RA：右心房；RV：右心室

彩色多普勒血流显像（color doppler flow imaging，CD - FI）可见舒张期经二尖瓣口的细束的高速射流，在 LA 侧可出现血流汇聚，在 LV 侧出现五色镶嵌的湍流。二尖瓣口脉冲多普勒（pulse wave，PW）呈舒张期湍流频谱特征；连续多普勒（continous wave，CW）显示舒张期跨瓣峰值流速（Vmax）升高，压力减半时间（pressure half - time，PHT）延长，跨二尖瓣峰值压差（peak pressure gradient，PPG）及平均压差（mean pressure gradient，MPG）升高。

其他间接征象包括：LA 增大，合并 AF 更加明显；LA 内血流淤滞，自发显影呈云雾状或伴血栓形成。TEE 对检测 LA 自发显影及血栓更敏感。左心室（left ventricle，LV）内径正常，或因充盈不足而偏小，收缩活动正常。由三尖瓣反流估测肺动脉收缩压（pulmonary arterial systolic pressure，PASP）明显升高，可伴右房室和肺动脉扩张。

2. MS 的定量评估和分级（表 6-1）　常用的定量指标包括二维直接描记 MVA、MPG 及 PHT，二维直接描记 MVA 是首选指标；还应结合瓣膜的形态及活动度、LA 扩大程度、肺动脉压等指标综合判断。

表 6-1　二尖瓣狭窄严重程度分级

	轻	中	重
MPG（mmHg）	<5	5 ~ 10	>10
PASP（mmHg）	<30	30 ~ 50	>50
MVA（cm^2）	>1.5	1.0 ~ 1.5	<1.0

五、诊断与鉴别诊断

典型的心脏杂音及超声心动图表现可明确诊断。超声有助于与各种原因导致的功能性 MS、LA 黏液瘤、三尖瓣狭窄以及原发性肺高压鉴别。

六、并发症

（一）心律失常

房性心律失常最多见，晚期多合并持久性 AF。AF 可降低心排血量，诱发或加重心力衰竭，并改变杂音的强度。

（二）充血性心力衰竭和急性肺水肿

见于 50% ~ 75% 的患者，为本病的主要死亡原因。急性肺水肿是重度 MS 的急重并发症，多见于剧烈体力活动、情绪激动、感染、突发心动过速或快速 AF、妊娠和分娩时。

（三）栓塞

以脑栓塞最常见，亦见于外周，80% 有 AF。栓子多来自左心耳。右心房来源的栓子可造成肺栓塞或肺梗死。

（四）肺部感染

肺静脉压增高及肺淤血导致易发肺部感染，并可诱发心力衰竭。

（五）感染性心内膜炎

较少见。

七、治疗

（一）随访

无症状的重度 MS、经皮球囊二尖瓣扩张术（percutaneous balloon mitral commissurotomy，PBMC）术后患者应每年临床随访和心脏超声检查，一旦出现症状应及早手术 / 介入干预；中度 MS 每 1 ~ 2 年随访心脏超声；轻度 MS 每 3 ~ 5 年随访心脏超声。

（二）药物治疗

避免过度的体力劳动及剧烈运动；青少年患者应控制风湿活动；控制心衰；合并 AF 时，控制室率及抗凝治疗，狭窄解除前复律效果差。窦性心律如有血栓病史、发现 LA 血栓、LA 明显扩大（>50mm）或经食管超声心动图（transesophageal echocardiography，TEE）显示 LA 自发显影时也建议抗凝治疗。

（三）介入和手术治疗

指征：MVA>1.5cm^2 时通常不考虑干预。MVA<1.5cm^2 时，是否干预及干预方式的选择取决于患者的症状、临床和瓣膜解剖条件、其他瓣膜病变、外科手术风险、有无介入手术的条件和经验。症状可疑时运动负荷试验有助于临床决策。

治疗方法及选择：分为外科手术（闭式交界分离术、直视下交界分离术和二尖瓣置换术）及 PBMC。当瓣膜解剖合适时，PBMC 能使 MVA 扩大至 2.0cm^2 以上，有效地改善临床症状，具有安全、有效、创伤小、康复快等优点，已取代了外科交界分离手术。有症状的 MVA<1.5cm^2 的患者，当瓣膜解剖和临床条件合适时，PBMC 为首选治疗方式。PBMC 后再狭窄，如仍以交界粘连为主，临床情况良好，无禁忌证时也可尝试再次介入。

不利于 PBMC 的情况包括老年、交界分离手术史、NYHA Ⅳ级、AF、严重的肺高压、Wilkins 评分

>8 分、Cormier 评分 3 分（二尖瓣瓣膜钙化）、瓣口面积极小、严重的三尖瓣反流。PBMC 的禁忌证包括 MVA>1.5cm^2、LA 血栓、轻度以上二尖瓣反流、严重或双侧交界钙化、交界无粘连、合并严重的主动脉瓣或三尖瓣病变、合并冠心病需要旁路移植术。对于 LA 血栓，如非紧急手术，可给予抗凝治疗 2 ~ 6 个月后复查 TEE，如血栓消失仍可行 PBMC，如血栓仍存在考虑外科手术。

外科主要的手术方式为瓣膜置换。瓣膜分离术主要见于无条件开展经皮球囊二尖瓣成形术（PB–MV）的地区；闭式分离术目前很少用，而直视下瓣膜分离术可同时清除血栓和瓣膜钙化，处理瓣下结构的异常。瓣膜分离术后再次狭窄出现症状者应进行瓣膜置换。PBMC 出现严重 MR 时也需手术处理。合并 AF 可在手术同时进行迷路或消融手术。

第三节　二尖瓣关闭不全

一、病因和病理

二尖瓣装置包括瓣叶、瓣环、腱索、乳头肌及 LV，任何部分的缺陷均可导致二尖瓣关闭不全（mitral regurgitation，MR）。MR 分为原发／器质性的（由于二尖瓣结构异常引起）和继发／功能性的（继发于 LV 扩张和功能减退）。根据病程，可分为急性 MR 和慢性 MR。

原发性的慢性 MR 在我国以风湿性最多见，常合并 MS，病理特点为瓣叶增厚，挛缩变形，交界粘连，以游离缘为显著；腱索缩短融合导致瓣叶尤其后叶活动受限，而前叶呈假性脱垂样。瓣膜变性（Barlow 病／二尖瓣脱垂综合征、弹性纤维变性、马方综合征、Ehler's – Danlos 综合征）和老年性瓣环钙化是欧美国家最常见的病因；其他病因还包括感染性心内膜炎、心肌梗死后乳头肌断裂、先天性畸形（二尖瓣裂缺、降落伞型二尖瓣畸形等，多见于幼儿或青少年）、结缔组织病（如系统性红斑狼疮、类风湿关节炎、强直硬化性脊椎炎）、心内膜弹力纤维增生症、药物性等；继发性 MR 的病因包括任何可引起 LV 明显扩大的病变，如缺血性心脏病及心肌病，机制包括二尖瓣瓣环的扩张变形；乳头肌向外向心尖方向移位；瓣叶受牵拉而关闭受限；LV 局部及整体功能的异常；LV 重构和变形；LV 运动不同步等。

急性 MR 多因腱索断裂，瓣膜毁损或破裂，乳头肌坏死或断裂以及人工瓣膜异常引起，可见于感染性心内膜炎、急性心肌梗死、穿通性或闭合性胸外伤及自发性腱索断裂。

二、病理生理

LV 搏出的血流同时流入主动脉（前向）和反流到 LA（逆向）；舒张期反流的血液再经二尖瓣充盈 LV，导致 LV 舒张期容量过负荷。慢性 MR 早期通过 LV 扩大及离心性肥厚来代偿。根据 Starling 效应，前负荷增加及左心室舒张末期容积（left ventricular end – diastolic volume，LVEDV）扩大导致心肌收缩增强，LVEF 升高（>65%），总每搏输出量（stroke volume，SV）增加以维持前向的 SV；LA 和 LV 扩张还使得 LAP 和 LV 充盈压维持于正常范围，避免肺淤血，临床可无症状。经过数年的代偿期后，持续的容量过负荷最终导致心肌收缩受损，前向 SV 降低，左心室收缩末期容积（left ventricular end – systol–ic volume，LVESV）扩大，LV 充盈压和 LAP 升高，肺静脉和肺毛细血管压力升高，继而肺淤血。失代偿早期 LVEF 虽有所降低但仍维持在 50% ~ 60%，此时纠正 MR，心肌功能尚可恢复；否则，心功能损害将不可逆，LV 显著扩张，EF 明显降低，临床上出现肺淤血和体循环灌注低下等左心衰竭症状，晚期可出现肺高压和全心衰竭。

急性 MR 导致左心容量负荷急剧增加，LV 来不及代偿，导致前向 SV 和心排血量明显降低，引起低血压甚至休克；同时，左心室舒张末期压（left ventricular end – diastolic pressure，LVEDP）、LAP 和肺静脉压力急剧上升，引起严重的肺淤血，甚至急性肺水肿。

三、临床表现

（一）症状

慢性重度 MR 一般 6 ~ 10 年出现 LV 功能异常或症状；一旦发生心力衰竭，则进展迅速。常见症状有劳力性呼吸困难、端坐呼吸、疲乏、活动耐力显著下降。咯血和栓塞较少见。晚期出现肝淤血肿大及触痛、水肿、胸水或腹水等右心衰竭表现。急性 MR 者常表现为急性左心衰竭或肺水肿及心源性休克。

（二）体征

慢性 MR 者心界向左下扩大，心尖区可触及局限性收缩期抬举样搏动，提示 LV 肥厚和扩大。心尖区可闻及全收缩期吹风样杂音，响度在 3/6 级以上，吸气时减弱，反流量小时音调高，瓣膜增厚者音粗糙。前叶损害为主时，杂音向左腋下或左肩胛下传导；后叶损害为主者，杂音向心底部传导。可伴有收缩期震颤。心尖区第一心音（S1）减弱或被杂音掩盖。功能性 MR 的杂音常不明显，即使重度反流杂音也较柔和。由于 LV 射血期缩短，主动脉瓣关闭提前，导致第二心音（S2）分裂。严重 MR 可出现低调的第三心音（S3）。舒张期大量血液通过二尖瓣口导致相对性 MS，心尖区闻及低调、短促的舒张中期杂音。出现 OS 提示合并 MS。肺动脉瓣区第二心音（P2）亢进提示肺高压。右心衰竭时，可见颈静脉怒张、肝脏肿大、下肢水肿。

四、辅助检查

（一）X 线检查

LA 和 LV 明显增大，前者可推移和压迫食管。肺高压或右心衰竭时，RV 增大。可见肺静脉充血、肺间质水肿和 Kerley B 线、二尖瓣叶和瓣环钙化。

（二）心电图检查

可有 LV 肥大和劳损；P 波增宽且呈双峰形，提示 LA 增大；肺高压时可显示左、右心室肥大。慢性 MR 多有 AF。

（三）超声心动图检查

1. 超声心动图表现　二维超声可为病因诊断提供线索，对病变进行定位和分区。风心病 MR 可见瓣膜增厚、挛缩变形、纤维化钙化、交界粘连，以瓣缘为甚。瓣膜变性可见瓣膜增厚，冗长累赘，可同时伴腱索冗长纤细；当收缩期瓣体部凸向 LA 内，而闭合缘仍未超过瓣环水平，MR 通常较轻；若闭合缘低于瓣环则提示二尖瓣脱垂，最常见于黏液样变性（Barlow 病）；瓣叶连枷指病变瓣膜活动异常，游离缘完全翻转到 LA 内（瓣尖指向 LA），多伴腱索断裂（图 6–2）及重度 MR。老年性病变可见瓣环纤维化或钙化，后瓣环多见；严重时可累及瓣膜，导致瓣叶增厚，活动受限，以根部受累较早且较显著。先天性 MR 可见瓣膜及瓣下结构的发育异常（如瓣膜短小、裂缺、腱索缺失、单组乳头肌、双孔二尖瓣等）。感染性心内膜炎可见赘生物、瓣膜穿孔、瓣膜瘤或脓肿。功能性 MR 瓣叶无器质性病变，但 LV 和瓣环明显扩张，LV 近于球形，收缩减弱，瓣膜闭合呈穹隆状，前叶受次级腱索牵拉时出现“海鸥征”。

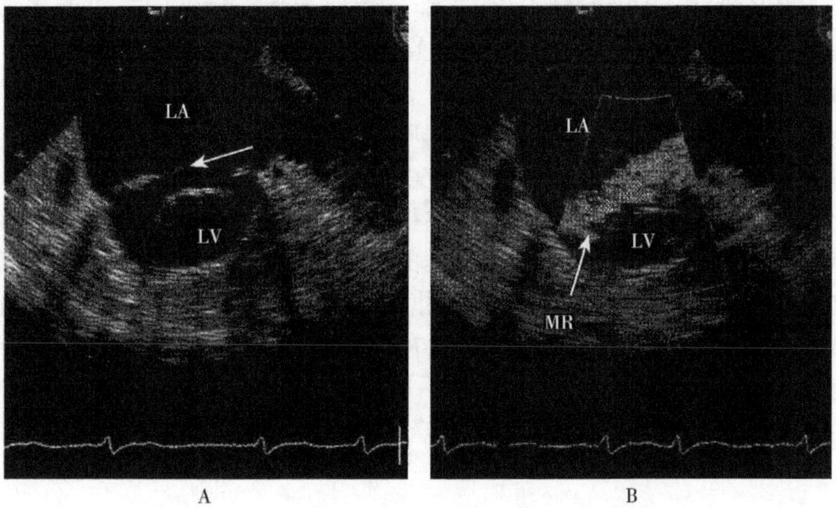

图 6-2　二尖瓣腱索断裂的经食道超声心动图表现

A.二维图像显示二尖瓣后叶活动呈连枷样，瓣尖见腱索断裂残端飘动（箭头所示）；B.CDFI 显示偏心的粗大的反流束进入左房；MR：二尖瓣反流；LA：左心房；LV：左心室

CDFI 可见收缩期二尖瓣口出现五彩镶嵌的湍流进入 LA。根据反流的方向，分为中心型反流和偏心型反流，后者可紧贴在 LA 壁，在 LA 内形成旋涡状。反流束的长度、面积占 LA 的比例可半定量评估反流程度。

2. MR 的机制和可修复性评估　反流分型参照 Car－pentier's 标准分为：Ⅰ型，瓣叶活动正常，反流由单纯瓣环扩大或瓣叶穿孔或裂缺所致；Ⅱ型，瓣叶活动度过大，瓣叶脱垂；Ⅲ型，瓣叶活动受限，又进一步分为Ⅲ a：腱索的缩短和（或）瓣叶增厚导致开放受限，如风湿性病变；Ⅲ b：收缩期的瓣叶关闭受限，如缺血性 MR。

器质性 MR 存在粗大的中心性反流束、瓣环显著扩大（>50mm）、病变累及超过三个区（特别是前叶受累）、广泛钙化、残存的正常瓣叶组织较少（风湿性或感染性心内膜炎）提示修复失败的风险大。与功能性 MR 修复失败相关的指标有：重度的中心性反流、瓣环直径 >37mm、闭合有明显缝隙、穹隆面积 >2.5cm^2、LV 严重扩张、收缩期球形指数 >0.7。

五、诊断与鉴别诊断

诊断主要根据典型的心尖区吹风样收缩期杂音以及超声心动图表现。超声有助于与生理性杂音、室间隔缺损、三尖瓣关闭不全等鉴别。

六、并发症

与 MS 相似，但出现较晚。感染性心内膜炎较多见，栓塞少见。急性 MR 可迅速发生急性左心衰竭甚至急性肺水肿，预后较差。

七、治疗

（一）随访

无症状、无心功能损害的轻度 MR 不需常规随访心脏超声；稳定的中度 MR 每年临床随访，超声每 1 ~ 2 年复查；无症状的重度 MR 且 LV 功能正常，应每六个月临床随访一次，心脏超声每年复查；若临床状况出现明显变化、有新发 AF、肺动脉压升高、超声与既往比较显著进展、心功能指标接近手术指征时需增加随访频率；重度 MR 如伴有 LV 扩大或收缩障碍或出现症状应尽早手术。

（二）药物治疗

无特异性治疗，主要是对症治疗。慢性 MR 应避免过度的体力活动，限盐利尿，控制心衰；扩血管药物适用于治疗合并的高血压、晚期合并心衰又不适合手术的患者或心衰患者术前过渡治疗以改善心功能，以及术后持续心衰患者；无心功能损害者及高血压的器质性 MR 不主张使用扩血管药物。但对于功能性或缺血性 MR，ACEI 类或 ARB 类药物证实有益。洋地黄类药物宜用于心力衰竭伴快速 AF。合并 AF、严重心力衰竭、栓塞病史、LA 血栓以及二尖瓣修复术后的三个月内需抗凝治疗。

（三）手术治疗

手术指征：急性 MR 通常需要急诊手术。慢性器质性 MR 的手术指征包括：①出现症状；②无症状的重度 MR 合并 LV 功能不全的证据：LVEF 为 30% ~ 60%，左心室收缩末期内径（left ventricular end –systolic diameter，LVESD）为 45 ~ 55mm，左心室收缩末期内径指数（left ventricular end – systolic diame–ter indexed，LVESDI）>26mm/m^2；③无症状且无 LV 功能不全证据的重度 MR，如伴 AF 或肺高压（静息 > 50mmHg，运动 >60mmHg）倾向于手术。如修复可能性大，手术指征可适当放宽，无症状患者心功能指标接近临界值时即可早期手术，以避免出现严重的心功能损害。存在严重的 LV 收缩功能障碍的患者 [EF <30% 和（或）LVESD >55mm] 如有修复或保留腱索的可能，可尝试手术；反之，则手术风险极高，建议保守治疗。

手术方式：主要为外科治疗，术式包括二尖瓣修复术、保留或不保留瓣下结构的二尖瓣置换术。瓣膜修复术避免了人工瓣血栓栓塞—出血的并发症以及感染的风险，更好地维持了瓣膜生理功能和LV的功能，具有更低的围术期死亡率和更好的远期预后，在条件允许的情况下，二尖瓣修复是二尖瓣手术的首选术式。无修复可能时应尽可能行保留瓣下组织的瓣膜置换，以利于术后心脏功能的改善。介入治疗主要有经皮冠状静脉窦人工瓣环植入，以及经皮二尖瓣边对边钳夹术（Alfieri手术），主要针对手术高风险或存在手术禁忌证的患者。

第七章

心肌疾病

第一节　概述

心肌疾病（heart muscle disease）是一类以心肌结构和功能异常为主要表现的疾病。根据病因明确与否，分为原发性和继发性。原发性心肌疾病又称心肌病（cardiomyopathy），是指原因不明的，除冠状动脉疾病、高血压、心脏瓣膜病和先天性心脏病等足以引起心肌异常的疾病以外的心肌疾病。根据病理生理特点，分为扩张型心肌病（dilated cardiomyopathy，DCM）、肥厚型心肌病（hypertrophic cardiomyopathy，HCM）、限制型心肌病（restrictive cardiomyopathy，RCM）、致心律失常性右室心肌病（arrhythmogenic right ventricular cardiomyopathy，ARVC）和未分类型。继发性心肌疾病是指心肌病变是由已知的病因所致或与系统性/全身性疾病相关，包括缺血性心肌病、糖尿病性心肌病、酒精性心肌病、围生期心肌病等。

随着心脏分子遗传学的迅速发展，许多原发性心肌病的原因已被发现，即是由编码各种心肌蛋白的基因发生突变引起。因此，原发性心肌病按照是否与遗传相关被分为遗传性和非遗传性。心肌炎（myocarditis）是指心肌的炎症性疾病，以心肌细胞坏死和间质炎性细胞浸润为主要表现。引起心肌炎的原因很多，发病机制复杂，其中病毒感染是主要原因，部分病毒性心肌炎可演变为扩张型心肌病。

第二节　原发性心肌病

一、扩张型心肌病

扩张型心肌病（dilated cardiomyopathy，DCM）是一种以左心室或双心室心腔扩大，心肌收缩功能受损为特征的心肌病，主要表现为进行性心力衰竭，也可发生心律失常、血栓栓塞及猝死。本病是原发性心肌病的常见类型，死亡率高，5年病死率为5% ~ 50%。近年来，DCM的发病呈明显上升趋势，我国新近调查的患病率约为19/10万。

（一）病因

病因尚未完全明确，可能的主要原因包括：①遗传因素；②感染因素；③自身免疫。

1. 遗传因素　家系研究表明，大约有1/3的DCM患者有阳性家族史，说明遗传性基因缺陷是DCM发病的重要原因之一，其中以常染色体显性遗传最为常见，也可表现为常染色体隐性遗传或X-连锁遗传。DCM的致病基因主要编码细胞骨架蛋白和肌节蛋白。已经证实与DCM发病相关的细胞骨架蛋白有抗肌萎缩蛋白、结蛋白、lamin A/C、δ-肌聚糖、β肌聚糖等，肌节蛋白包括β-肌球蛋白重链、肌球蛋白结合蛋白C、肌动蛋白、α-原肌球蛋白及心肌肌钙蛋白T和心肌肌钙蛋白C。

2. 感染因素　越来越多的证据表明，病毒感染可能是DCM发生的另一重要原因。运用聚合酶链式反应（PCR）可在部分DCM患者的心肌标本中检测到病毒颗粒。病毒感染可通过直接损伤组织和引起自身免疫反应损伤心肌细胞，持续性的心肌细胞损伤可导致心脏重构而最终演变为DCM，但机制尚未完全阐明。

3. 自身免疫　DCM患者存在体液及细胞免疫的异常，提示自身免疫反应可能与DCM的发病相关。可能的机制包括病毒组分进入心肌细胞，导致出现抗原刺激反应及各种原因所致的心肌损伤导致产生抗心肌抗体。

（二）病理

DCM患者心脏大体标本可见心腔增大，以左心室或双心室扩张为主，心室壁厚度可以正常或稍增厚，可见瘢痕形成。附壁血栓常见，多位于心尖部。心脏瓣膜结构及冠状动脉通常是正常的。组织学表现为不同程度的心肌细胞肥大、变性、肌原纤维稀疏、排列紊乱以及心肌间质纤维化。

（三）临床表现

DCM起病缓慢，表现为进行性左心功能衰竭，疲劳、乏力常见，也可出现心悸、气促、不能平卧等症状。右心衰竭的症状出现较迟，其发生提示预后不佳。有的患者可出现胸痛，可能系冠状动脉微循环障碍导致心内膜下心肌缺血所致。其他临床表现包括室性和室上性心律失常、血栓栓塞及心源性猝死。

体格检查常发现不同程度心脏扩大及充血性心力衰竭的体征。体循环动脉压一般正常或偏低，脉压减小。右心衰竭时出现颈静脉怒张、外周水肿及腹腔积液。

心前区视诊可有左心室搏动，偶尔也可有右心室搏动。心尖冲动的位置常向外侧移位且范围弥散。心尖部第一心音减弱，常可听到第三或第四心音，心率快时呈奔马律。收缩中期杂音常见，多由于二尖瓣反流、三尖瓣反流引起。

（四）辅助检查

1. 心电图　DCM患者无特异的心电图表现。常见的心电图改变有非特异性的ST段和T波异常、心室内传导延迟，以及左束支传导阻滞等。宽QRS波群预示提后较差。有严重左室纤维化的患者可能会出现前壁Q波。24小时动态心电图可见多种心律失常包括非持续性室性心动过速、持续性的室上性或室性心律失常等。

2. X线检查　心影增大，以左室增大为主，可有肺淤血的表现。

3. 超声心动图　左右心房、心室均有不同程度增大，以左室增大较显著，呈球形。左室流出道增宽，室间隔右室侧膨出。由于左室明显扩大及心脏收缩力减弱，舒张期二尖瓣口血流量减少，活动幅度减低，可显示“大心腔、小开口”征象。主动脉瓣开放幅度亦减小。左室壁普遍性运动幅度降低，收缩期增厚率下降，左室收缩功能明显减低。室间隔与左室后壁厚度正常或稍增厚。附壁血栓多见于左室心尖部，表现为单发或多发的形态各异回声团。因心腔扩大，可出现多个瓣膜口反流，包括二、三尖瓣及主动脉瓣。

4. 心脏磁共振（cardiac magnetic resonance，CMR）　CMR显示心肌壁厚度一般正常，心腔内见慢血流信号，电影序列见心肌收缩运动弥漫性减弱，心肌首过灌注成像示心肌灌注正常，延迟增强可见心肌中间条状强化灶。

5. 心导管检查　右心导管检查可反映患者的容量状态，有心力衰竭时，左、右心室舒张末压、左房压和肺毛细血管楔压增高，心搏量、心脏指数（cardiac index）减低。心室造影可见心腔扩大，室壁运动减弱，心室射血分数降低。冠状动脉造影多无明显异常，有助于与冠状动脉粥样硬化性心脏病鉴别。

6. 心内膜活检　心内膜心肌活检可见心肌细胞肥大、变性、间质纤维化等，有助于与部分继发性心肌疾病及急性心肌炎相鉴别，但对扩张型心肌病诊断无特异性。

7. 心肌灌注显像　表现为左室扩大，呈球形，左室壁节段状放射性稀疏，左室收缩及舒张功能降低，室壁运动异常及室壁增厚率异常。部分患者伴右心室扩大，右室功能降低。

8. 免疫学检查　许多循环抗心肌抗体已经在DCM患者中检测到，包括抗肌球蛋白重链、β肾上腺素能受体、毒蕈碱受体、细胞膜钠钾腺苷三磷酸酶、层粘连蛋白和线粒体蛋白抗体等。但尚未用于临床诊断。

9. 基因检测　目前DCM的基因检测多用于科学研究，尚未在临床推广使用。但在有较为明确的基因型—表型相关性的特定的患者中，可考虑进行基因检测。例如，在患有 DCM 和传导系统疾病的家庭中进行心肌病核纤层蛋白 A（LaminA）基因（LMNA）检测。

（五）诊断和鉴别诊断

根据典型的临床症状、体征及辅助检查，排除可引起心肌损害的其他疾病，如高血压、冠心病、心脏瓣膜病、先天性心脏病、酒精性心肌病、心动过速性心肌病、系统性疾病、肺心病和神经肌肉性疾病等，可考虑诊断扩张型心肌病。临床多采用超声心动图作为诊断依据，以左室舒张期末内径（LVEDd）>5.0cm（女性）和 >5.5cm（男性）及 LVEF <45% 和（或）左室缩短速率（FS）<25% 作为 DCM 的诊断标准。超声心动图可作为重要的诊断依据，表现为左心室或双心室扩大及收缩功能减低。X 线检查、心脏磁共振、心肌灌注显像等检查有助于诊断。若一个家系中有两个或两个以上患者，或在患者的一级亲属中有不明原因的 35 岁以下猝死者，则考虑诊断家族性 DCM。

（六）治疗

DCM 的治疗主要是改善症状，预防并发症和延缓病情进展，包括心力衰竭、心律失常的治疗以及猝死和栓塞的预防等。

1. 心力衰竭及心律失常的治疗　使用神经激素拮抗剂（ACEI/ARB、β 受体阻断剂、醛固酮受体拮抗剂）防止心衰进展及减少猝死发生以及使用利尿剂维持容量平衡是扩张型心肌病患者治疗的基石，详见心力衰竭章节。现有的抗心力衰竭药物能在一定程度上提高患者的生存率，但至今仍无有效的治疗措施可从根本上逆转心肌细胞损害、改善心脏功能。在心力衰竭治疗基础上，可针对性使用抗心律失常药物，如快速室性心律失常给予胺碘酮，快心室率房颤使用洋地黄制剂等，但需密切监测不良反应且剂量不宜过大。

2. 猝死的预防　对于猝死风险显著增高的 DCM 患者，可考虑植入埋藏式心脏复律除颤器（implantable cardioverter defibrillator，ICD）。

3. 栓塞的预防　对于有心房颤动或深静脉血栓形成等发生栓塞性疾病风险转高的患者及已有附壁血栓形成和曾发生血栓栓塞的患者，无禁忌证时须长期进行抗凝治疗。

4. 改善心肌代谢　改善能量代谢的药物如辅酶 Q_{10} 和曲美他嗪可能对 DCM 患者心功能及预后的改善有一定效果，但没有确切的证据。

5. 中医药疗法　黄芪具有抗病毒、调节免疫和正性肌力的功效，生脉饮、真武汤等中药对心功能的改善可能起到一定的辅助作用。

6. 干细胞移植、基因治疗和靶向治疗　近年来，采用自体骨髓源性干细胞移植、基因治疗和靶向疗法治疗严重的 DCM 已成为研究的热点。这是治疗心力衰竭很有前途的新方法，但广泛应用于临床尚有许多问题需要解决。

7. 心脏移植　目前心脏移植技术日益成熟，是晚期 DCM 患者的有效治疗方法，但存在供体缺乏、费用高及术后排斥反应等问题尚有待解决。

二、肥厚型心肌病

肥厚型心肌病（hypertrophic cardiomyopathy，HCM）是一种以心肌显著肥厚不伴心室腔扩张，左室舒张期充盈受限、室壁顺应性下降为特征的心肌病。以室间隔基底段肥厚最为常见，可导致左室流出道梗阻，称肥厚型梗阻性心肌病（hypertrophic obstructive cardiomyopathy）。心尖部肥厚型心肌病（apical hypertrophic cardiomyopathy，AHCM）是肥厚型心肌病中的特殊类型，其肥厚的心肌主要位于室间隔和左室近心尖部。

本病是临床较常见的原发性心肌疾病，是青少年及运动员猝死最常见的原因。通过超声心动图检出的人群患病率为 1 ∶ 500。

（一）病因和发病机制

HCM 是一种常染色体显性遗传疾病，主要由编码心脏肌节蛋白的基因突变引起，包括编码粗肌丝和细肌丝组分的基因突变、编码 Z 盘的基因突变以及一些线粒体基因突变也可导致 HCM 的发生。HCM 最常见的致病基因为 P 肌球蛋白重链基因（MYH_7）、肌球蛋白结合蛋白 C 基因（$MYBPC_3$）及心脏肌钙蛋白 T 基因（TnT）。这些基因突变可改变肌动－肌球交联桥的构成，影响粗肌丝和细肌丝的运动和动力的生成，使肌小节功能不全而导致"代偿性"心肌肥厚，最终导致肥厚型心肌病的发生。但引起肥厚的精确驱动因素尚不明确。

但是，携带相同致病基因突变的 HCM 患者，其表型并不完全相同，可能是由于修饰基因的异质性及环境因素的影响不同所致。

（二）病理

HCM 的典型改变是心肌显著肥厚不伴心室腔扩张。肥厚多不均匀，多数肥厚发生于室间隔前部，表现为非对称性室间隔肥厚，肥厚还可发生于心尖部、室间隔后部及侧部和心室中部。少部分患者也可表现为均匀性左室肥厚。通常情况下，二尖瓣本身正常，但有二尖瓣腱索的延长肥厚和乳头肌的前向移位。心房常扩大伴肥厚。

心肌肥厚主要是由心肌细胞肥厚引起，而非心肌细胞数目增多。显微镜下 HCM 表现为心肌细胞肥大，肌束排列紊乱，构成独特的旋涡状。单个细胞的直径、长度和细胞核大小呈现多样性；纤维化广泛而显著，能产生肉眼可见的瘢痕；壁内冠状动脉血管壁增厚、血管腔面积减少。

（三）病理生理

HCM 的病理生理学改变包括：左室流出道梗阻、舒张功能不全、心肌缺血、二尖瓣反流和自主调节功能异常。

1. 左室流程道梗阻　HCM 患者有产生左室流出道梗阻的结构基础：室间隔基底段肥厚，在心脏收缩期可侵入左室流出道，对二尖瓣前叶产生文氏管效应，将二尖瓣前叶"吮吸"向左室流出道，造成梗阻；二尖瓣瓣叶和腱索冗长及乳头肌位置异常，导致在心室的收缩期，朝向异常位置二尖瓣装置的血流对部分二尖瓣瓣叶产生拉力，将二尖瓣瓣叶"推向"左室流出道，也可造成左室流出道梗阻。另外，肥厚的乳头肌贴向室间隔也可导致心室腔中部出现梗阻。

左室流出道梗阻是动力性的，随心室负荷状态和收缩力的变化而变化。心肌收缩力增加，心室容量减少，或后负荷减低均可增加梗阻的程度。部分在静息状态下有轻微或没有左室流出道梗阻的患者，在例如 Valsalva 动作的应力状态或药物诱发等情况时，左室流出道压力阶差可能会增高。

2. 舒张功能不全　左室舒张功能不全可见于绝大多数 HCM 患者，其病理生理机制包括左室流出道梗阻导致的收缩期高负荷，心室收缩和舒张的不均匀以及细胞内钙的重吸收异常导致钙的灭活延迟。心肌重度肥厚导致心室壁僵硬度增加也是舒张功能不全的重要原因。另外，弥漫性心肌缺血可进一步影响心室的舒张功能和室壁的僵硬度。运动或任何类型的儿茶酚胺刺激，均可导致舒张期充盈时间缩短，使心脏舒张期充盈障碍进一步加重，肺静脉压力增高，引起呼吸困难。

3. 心肌缺血　HCM 患者可出现严重的心肌缺血甚至心肌梗死。心肌缺血常与冠状动脉粥样硬化无关，是由于重度肥厚心肌的需氧量超过了冠状动脉循环的容量，使心肌氧的供需失衡所致。冠脉造影可予鉴别。心肌室壁张力增加和左室压力阶差增高也可导致心肌缺血。

4. 二尖瓣反流　二尖瓣反流常见于左室流出道梗阻的 HCM 患者，是引起呼吸困难的主要原因之一。通常情况下，二尖瓣反流是由于继发于左室流出道梗阻的二尖瓣收缩期前向运动（systolic anterior-motion，SAM）引起的二尖瓣装置变形所致。二尖瓣反流喷射向侧后方，且在收缩中期和后期明显。二尖瓣反流的严重程度与左室流出道梗阻的程度成比例关系。对左室流出道梗阻程度有影响的左室负荷和收缩力的改变同样可以影响二尖瓣反流的程度，即后负荷增加或前负荷增加都将使二尖瓣反流减少，反之则增加。

5. 自主调节功能异常　运动时，接近 25% 的 HCM 患者会出现异常的血压反应，即收缩压的增加不超过 20mmHg 或收缩压下降，系由于动力性左室流出道梗阻或运动时全身血管舒张所致，推测 HCM 患者存在自主调节功能异常。若血压降低同时伴随心动过缓，可能是机体对梗阻的异常反射。

（四）临床表现

1. 症状　HCM 患者的临床表现各异。大多数 HCM 患者并无症状，临床常见的症状包括呼吸困难、胸痛和昏厥三联症。

呼吸困难是 HCM 最常见的症状，主要表现为劳力性呼吸困难，夜间阵发性呼吸困难较少见。除左室流出道梗阻或并存二尖瓣反流的患者外，重度的舒张功能不全者，即使无流出道梗阻或二尖瓣反流也可出现呼吸困难。1/3 的 HCM 患者合并劳力性胸痛，但冠状动脉造影正常。胸痛可持续较长时间或间断发作，或进食过程引起。接近 20% 的 HCM 患者出现昏厥，其中一半以上可出现昏厥先兆。心律失常是昏厥最可能的原因，左室压力感受器激活导致的血管扩张反应可能是另一个原因。

除上诉三联征外，HCM 患者还易发生多种形态的快速心律失常，包括室性心动过速、心室颤动、心房颤动、心房扑动等。另外，HCM 也是青少年和运动员猝死的主要原因：心脏骤停（心室颤动）存活者；自发性持续性室性心动过速；未成年猝死的家族史；昏厥史；运动后血压反应异常，收缩压不升高或反而降低；左室壁或室间隔厚度超过或等于 30mm；流出道压力阶差超过 50mmHg 等是猝死的主要危险因素。

2. 体格检查　HCM 体格检查的典型异常见于存在左室流出道压力阶差的患者。左室流出道梗阻的经典杂音是位于胸骨左缘中下段的收缩期增强 – 减弱型杂音。杂音通常在第二心音前结束，可以放射至心底部和心尖部。但是与主动脉瓣狭窄的杂音不同，它很少放射至颈根部。该杂音受心肌收缩力、左室容量和外周阻力影响明显。凡能增加心肌收缩力、减少左室容量和外周阻力的因素均可使杂音加强，反之则减弱。如含服硝酸甘油片、体力活动、Valsava 动作、静脉滴注异丙肾上腺素使左室容量减少或增加心肌收缩力，均可使杂音增强；使用 β 受体阻滞剂、下蹲位使心肌收缩力减弱或左室容量增加，则均可使杂音减弱。

二尖瓣反流时可以在心尖部听到单独的杂音，时限为全收缩期。重度二尖瓣反流的患者在心尖部，或左室流出道梗阻的患者在胸骨左下缘，可触及收缩期震颤。

（五）辅助检查

1. 心电图　绝大多数 HCM 患者都存在心电图的异常，表现为 ST 段和 T 波改变、左室肥厚、病理性 Q 波等，异常 Q 波常出现在下壁导联（Ⅱ、Ⅲ、avF）和（或）胸导联（V_2 ~ V_6）。室上性心动过速、室性期前收缩、非持续性室性心动过速及房颤也较为常见，有时可见束支传导阻滞和房室传导阻滞。心尖部肥厚型心肌病患者的心电图显示心前导联普遍对称性 T 波倒置。

2. X 线检查　心影增大多不明显，左心缘心室段向左凸出圆隆，提示心肌肥厚。

3. 超声心动图　是最常用的影像学检查手段。可显示左室壁或（和）室间隔的肥厚。肥厚梗阻性心肌病患者可见室间隔流出道部分向左室内突出、并于 M 型超声心动图见二尖瓣前叶活动曲线上出现一个向上突起的异常波型（SAM 征）。运用彩色多普勒法可计算左室流出道的压力阶差，对鉴别梗阻与非梗阻提供帮助，当压力阶差 > 30mmHg 时提示有梗阻。心尖肥厚型心肌病患者心肌肥厚限于心尖部，以前侧壁心尖部尤为明显，如不仔细检查，很容易漏诊。

4. 心脏磁共振　CMR 可直观反映心室壁肥厚及心室腔的改变，能清晰显示特殊部位的肥厚（如心尖肥厚），特别是当超声心动图的图像质量不佳时。目前已成为诊断 HCM 的重要手段。较为特异的表现为，心肌首过灌注见肥厚心肌灌注低于正常心肌，延迟增强成像见心肌内斑片状强化灶。

5. 心肌灌注显像　表现为局限性左室壁肥厚，放射性核素异常浓聚。

6. 心导管检查　心导管检查在判断流出道梗阻程度、血流动力学状态以及左室解剖结构，尤其是冠状动脉解剖结构方面具有重要意义，是有创治疗前重要的评估手段。可表现为左室舒张末压上升；有梗阻者在左室腔与流出道间有收缩期压差；心室造影显示左室腔变形，呈香蕉状、犬舌状、纺锤状（心尖部肥厚时）等。冠状动脉造影多无异常，可确定间隔支的数量、分布和大小，为酒精化学消融术做准备。

7. 基因诊断　HCM 的基因检测目前已较为成熟，可用于对常见致病基因突变的筛查。

（六）诊断和鉴别诊断

非梗阻性 HCM 患者的症状及体征多无特异性，诊断主要依靠影像学，任意一种影像学检查发现左室壁或（和）室间隔厚度超过 15mm 可考虑诊断该病，但需排除可导致心脏肥厚的其他疾病如高血压、瓣膜病、先天性心脏病、运动员心脏等，尤其是左室对称性肥厚时。另外，还需要警惕高血压性心脏病与

HCM 并存的现象。若彩色多普勒测定左室与主动脉流出道压差超过 30mmHg，则诊断梗阻性 HCM。该类患者常表现呼吸困难、胸痛和昏厥三联征及典型心脏杂音的特点。

若肥厚病变集中在室间隔和左室近心尖部，心电图Ⅰ，aVL，V_4 ~ V_6 导联深度、对称、倒置 T 波，则考虑诊断心尖 HCM，确定诊断依靠超声心动图、心脏核磁共振等影像检查。

除发病就诊的先证者以外，三代直系亲属中有两个或以上成员诊断 HCM 或存在相同 DNA 位点变异，可诊断家族性 HCM。

（七）治疗

需要根据患者有无症状进行个体化治疗，还应预防高危患者猝死的发生。

1. 无症状的 HCM 患者治疗　大部分的 HCM 患者无症状，可以生存至正常寿命。对于此类患者需进行定期复查及相关专业知识的教育。日常可以进行低强度的有氧运动。

2. 症状明显的 HCM 患者治疗

（1）药物治疗：对于有症状的 HCM 患者的治疗目标为缓解劳力性呼吸困难、心悸和胸部不适等症状。常用的药物有 β 受体阻滞剂及非二氢吡啶类钙拮抗剂。

① β 受体阻滞剂：β 受体阻滞剂可改善 HCM 患者胸痛和劳力性呼吸困难的症状，是主要的一线用药。其机制包括抑制心脏交感神经兴奋性，减慢心率，降低左室收缩力和室壁张力，降低心肌需氧量，减轻流出道梗阻等。此外，β 阻滞剂可能有助于降低肥厚型心肌病患者猝死的风险，且应将其剂量滴定至静息心率 <60 ~ 65 次 / 分钟。有窦性心动过缓或严重传导阻滞的患者慎用。

②非二氢吡啶类钙拮抗剂：非二氢吡啶类钙拮抗剂选择性抑制细胞膜 Ca^{2+} 内流，降低细胞内 Ca^{2+} 利用度和细胞膜 Ca^{2+} 结合力，减少心肌细胞内 ATP 的消耗，干扰兴奋 – 收缩耦联过程，从而降低左室收缩力和左室流出道梗阻，改善左室顺应性。若 β 受体阻滞剂无效或存在禁忌证，则推荐维拉帕米或地尔硫䓬，但对压力梯度高、严重心力衰竭或窦性心动过缓者，应慎用。若临床必须以 β 受体阻断剂与维拉帕米或地尔硫䓬二者之一联合治疗时，应注意观察心率和心功能。二氢吡啶类 CCB 具扩张血管效应，可加剧流出道梗阻，故肥厚型梗阻性心肌病患者慎用。

③其他：若对以上两种药物都无效的患者，可联合应用丙吡胺来改善心绞痛或呼吸困难症状。伴心房颤动时，心房对心室充盈的促进作用丧失，通常应及时行药物复律或电复律。胺碘酮可减少成功转律以后房颤再发。慢性心房颤动者若无禁忌证，应给予抗凝治疗。

（2）侵入性治疗：室间隔减容术包括化学消融或室间隔切除，适应证：①应用最佳药物治疗后，仍存在严重的呼吸困难或胸痛（通常达 NYHA 心功能Ⅲ或Ⅳ级），或出现影响日常活动和生活质量的其他劳力性症状（如昏厥或昏厥前兆）；②室间隔肥厚伴收缩期前向运动（systolic anterior motion，SAM），静息或运动激发左室流出道动态压力阶差≥ 50mmHg；③根据有经验术者的判断，目标室间隔的厚度足以安全有效地完成减容术。化学消融即通过冠状动脉导管给前降支分支间隔支内注入无水酒精，造成间隔心肌局灶性坏死，以达到降低流出道压差的目的。室间隔切除系通过手术切除最肥厚部分心肌，以解除机械梗阻，可同时修复二尖瓣，减少反流。对于不适宜行室间隔减容术的患者，若药物治疗无效，可考虑植入双腔永久起搏器（DDD）改善症状。

3. 预防猝死　HCM 患者是猝死高危人群，尤其青少年和竞赛运动员，主要原因为恶性室性心律失常。植入 ICD，能有效终止致命性室性心律失常，恢复窦性心律，降低 HCM 高危患者的猝死风险。植入 ICD 的适应证：心脏骤停存活者，有家族成员猝死记录，恶性基因型患者，不能解释的昏厥，反复发作的多形性持续性室性心动过速，运动时低血压，最大左室壁厚度≥ 30mm。

三、限制型心肌病

限制型心肌病（restrictive cardiomyopathy，RCM）是一种以心室壁僵硬度增加，心室舒张充盈受损为主要特征的心肌病。患者的心脏收缩功能大多正常或仅有轻度受损，而舒张功能多表现为限制性舒张功能障碍。

（一）病因

根据病因不同，限制型心肌病可分为特发性、家族性和继发性。特发性限制型心肌病在临床上较为少见，最近的研究表明，编码心脏肌节蛋白（包括肌钙蛋白 I 和肌钙蛋白 T）的基因突变可能是特发性限制型心肌病的重要原因。家族性限制型心肌病多为常染色体显性遗传，与肌钙蛋白 I 基因及结蛋白基因突变有关，也可与一些常染色体隐性遗传（如血色病、糖原储积病）或 X- 连锁遗传（如 Anderson，Fabry 病）疾病有关。继发性限制型心肌病可为淀粉样变、血色病、肿瘤、结节病、硬皮病累及心脏以及药物和放射线引起的心脏损害所致。其中心肌淀粉样变性（见后述）是成人最常见的继发性限制型心肌病。根据病变部位不同，限制型心肌病可分为心肌性及心内膜心肌性。心肌性包括非浸润性（特发性、家族性、硬皮病等）、浸润性（淀粉样变性、类肉瘤等）和贮积性疾病（血色病、糖原累积症等），心内膜心肌性包括心内膜心肌纤维化、嗜酸性粒细胞增多综合征、类癌心脏病等。

（二）临床表现

主要表现为心脏舒张功能不全的症状。病变以左室为主者有左心衰竭和肺淤血的表现，如呼吸困难、咳嗽、咯血、肺部湿啰音等；病变以右室为主者有右心功能不全的表现，如颈静脉怒张、肝大、下肢水肿、腹水等。心脏搏动常减弱，浊音界轻度增大，心音低，心率快，可有舒张期奔马律及心律失常。心包积液也可存在。血栓栓塞事件较为常见，也可发生猝死。

（三）辅助检查

1. 心电图　最具特征性的心电图表现是电压普遍减低，还可出现 ST -T 改变、巨大 P 波、病理性 Q 波以及各种类型快速性心律失常，以心房颤动较多见。当心脏传导系统受累时，可出现病态窦房结综合征、房室传导阻滞、束支传导阻滞等。

2. X 线检查　双心房增大为主，心影可呈球形增大。

3. 超声心动图　超声心动图显示室间隔和左室后壁对称性增厚，左右心房增大，心室腔通常不大或缩小。M 型超声心动图可见室间隔和左室后壁活动幅度减低，舒张期活动受限且有僵硬感。脉冲多普勒显示二尖瓣舒张期血流频谱 E 峰高尖，减速时间缩短，A 峰减低，$E/A \geqslant 2$，并不随呼吸而变化。

4. 心导管检查　心导管检查示心室舒张末压逐渐上升，造成下陷后平台波形，左室为主者肺动脉压升高，右室为主者右心房压力升高。

5. 心脏磁共振　CMR 显示心室大小一般正常，心房明显扩大，伴不等量心包积液。电影序列可观察到心肌舒张运动减弱，心肌灌注见心内膜下低信号灶，延迟增强成像可见心内膜多种形态的强化灶。

6. 心内膜活检　心内膜心肌活检对鉴别限制型心肌病的病因具有一定价值。

（四）诊断和鉴别诊断

目前缺乏公认的诊断标准，需要结合临床表现和影像学检查综合诊断。对于出现左心或右心衰竭的症状，影像学检查显示心室没有明显扩大而心房扩大的患者，应考虑本病。心内膜心肌活检有助于确定病因。主要与缩窄性心包炎鉴别，二者在症状上很相似，心内膜心肌活检正常可支持心包炎的诊断。

（五）治疗

限制型心肌病预后较差，尚缺乏有效的药物治疗手段。对于继发性限制型心肌病患者，首先应积极治疗其原发病。对于限制型心肌病本身，主要针对舒张性心力衰竭进行治疗。利尿治疗是缓解患者心力衰竭症状的重要手段，适当使用利尿剂可改善患者的生活质量和活动耐量。但加强利尿后患者会出现血压下降，故应严密观察使用。β 受体阻滞剂尽管在其他心肌病中的使用越来越多，但是在限制型心肌病治疗中的作用并不肯定，可能有助于减少患者出现恶性心律失常的风险。地高辛具有潜在的致心律失常风险，应慎用，且剂量不宜过大。心房颤动会潜在地恶化心室充盈功能，应尽可能维持窦性心律。另外，在伴有房颤和附壁血栓的患者，可使用华法林等抗凝。

四、致心律失常性右室心肌病

致心律失常性右室心肌病（arrhythmogenic right ventricular cardiomyopathy，ARVC）又称为右室心肌病、致心律失常性右室发育不良，以右室心肌，特别是右室游离壁心肌逐渐被脂肪及纤维组织替代为特征。部分患者左室亦可受累。临床主要表现为室性心律失常、心力衰竭及猝死，多见于青少年男性。

（一）病因和发病机制

ARVC 是一种常染色体显性遗传性疾病，目前已经发现有 12 个基因与 ARVC 发病相关，女口 plako-globin（JUP）、desrnoplakin（DSP）、plakophilin –2（PKP2）、desrnoglein –2（DSG2）、desrnocollin –2（DSC2）、转化生长因子 –133（TGF – 133）、TMEM – 43、RYR2 等，其中大多数是编码桥粒的基因。

推测 ARVC 可能是由细胞桥粒病变所致。桥粒的功能异常导致细胞连接受损，在机械负荷下，突变细胞黏着蛋白作用减弱，导致肌细胞的分离和死亡，引起细胞局部纤维化。除遗传外，炎症反应在 ARVC 的发病中也可能起到一定作用。ARVC 发生室性心律失常可能涉及多种机制，通常认为常见的持续单形性室性心动过速是由于纤维脂肪组织替代了心肌细胞，产生了折返所致。

（二）病理改变

典型的病理改变为透壁的脂肪或纤维脂肪组织替代了右室心肌细胞。脂肪或纤维脂肪组织主要位于右室流出道、流人道和右室心尖部即所谓的“发育不良三角”区。也可以发现右室瘤样扩张或膨胀，瘢痕及室壁变薄等病理改变。

（三）临床表现

ARVC 最常见的症状为心悸、昏厥和猝死，部分患者可发生心力衰竭。在疾病早期，右室结构改变较轻微，可以发生或不发生室性心律失常。随着疾病的进展，可出现症状性的心律失常，范围从孤立的左束支传导阻滞形态的室性期前收缩到持续性室性心动过速，严重时甚至可表现为心室颤动导致的心脏骤停，同时伴有明显的右室结构、功能异常。到后期，由于右室进行性的病变可导致右心衰竭的症状进一步加重，左室功能相对正常。最后，病变可能会累及左室导致双心室功能衰竭。终末期患者较易与双室扩张的 DCM 混淆。

本病的主要体征为右室增大，部分患者出现肺动脉瓣听诊区 S2 固定分裂、相对性三尖瓣关闭不全收缩期杂音、右室 S3 等。

（四）辅助检查

1. 常规及 24 小时动态心电图 常见的心电图表现有：①不完全性右束支传导阻滞或完全性右束支传导阻滞；②无右束支传导阻滞患者右胸导联（V_1 ~ V_3）QRS 波增宽，超过 110ms；③部分患者可在右胸导联（V_1 ~ V_3）的 QRS 波群终末部分出现 epsilon 波，是由部分右室纤维延迟激活形成，使用高倍放大及校正技术心电图可以在 75% 的患者中记录到 epsilon 波；④右胸导联（V_1 ~ V_3）可出现倒置的 T 波，与右束支传导阻滞无关；⑤ 24 小时动态心电图检查可见频发室性期前收缩，伴有非持续性和（或）持续性室性心动过速，多呈左束支传导阻滞形态。室性心律失常可由儿茶酚胺刺激引起，半数患者运动试验可诱发室性心动过速，应用异丙肾上腺素后诱发率增加到 85%。

2. 影像学检查 ARVC 患者右室结构和功能的异常可通过多种影像学手段检测。结构上从小的室壁瘤到明显的心腔扩张，功能上从轻度室壁运动障碍至广泛室壁运动功能减退，也可见右室肥厚及小梁形成。超声心动图是临床最广泛使用的影像学方法，常作为疑似患者的筛查，对中度以上病变诊断价值最高。心脏磁共振（CMR）除了能更好地显示心脏结构改变外，还可显示 ARVC 患者心肌脂质浸润的组织学特点。另外，右室造影和 CT 也可用于诊断 ARVC。

3. 心肌活检 对于证实脂质的存在具有较好的特异性，但敏感性较低。活检时需要采集到异常的区域，可能错过了小的纤维脂肪组织，且活检多在室间隔上取样，该部位少有病变累及，而右室游离壁活检易引起穿孔及心脏压塞。

（五）诊断及鉴别诊断

典型病例根据家族史，频发室早或发作性室速呈左束支阻滞形态、右胸导联（V_1 ~ V_3）的 QRS 波群终末部分出现 epsilon 波，或 QRS 波群局部性增宽（>110ms）以及影像学检查发现右室扩张或局限性室壁瘤可以确诊。对于不典型病例，需心内膜心肌活检显示心肌被纤维脂肪组织取代才能确诊。

ARVC 的诊断应排除其他导致右室改变的疾病，如肺心病、右室心肌梗死、先天性心脏病（如 Ebstein 畸形）等，还需与特发性起源于右室流出道的室性心动过速鉴别，特别是早期 ARVC 患者。

（六）治疗

ARVC 目前尚无治愈的方法，治疗主要针对心律失常及心力衰竭，主要目的是降低恶性心律失常的发生率，防止猝死，降低病死率，提高患者的生活质量。

1. 生活方式的改变　对确诊 ARVC 的患者应避免剧烈运动并进行家系筛查，主要包括突变基因的筛查以及对相关亲属定期进行 ECG、动态心电图及超声心动图等无创检查。

2. 心律失常和心力衰竭的治疗　常用的抗心律失常药有 β 受体阻滞剂、胺碘酮、索他洛尔。但目前认为，应用抗心律失常药物治疗并不能降低猝死的发生率。心力衰竭的治疗与一般的治疗方法基本相同。

3. 埋藏式心脏复律除颤器（ICD）以及射频消融 ICD　是预防猝死最主要的手段，高风险的 ARVC 患者推荐植入 ICD。包括：①不明原因的昏厥；②有心搏骤停或持续性室性心动过速；③右心衰竭的临床表现；④左室受累；⑤有心源性猝死家族史。

射频消融没有作为 ARVC 的常规治疗手段，但当患者出现起源于局灶病变的单形性室性心动过速，药物难治性或持续性室性心动过速以及 ICD 植入后频繁放电等情况，可考虑使用。终末期患者可考虑心脏移植。

第三节　继发性心肌病

一、缺血性心肌病

缺血性心肌病（ischemic cardiomyopathy，ICM）是由冠状动脉粥样硬化使心肌供血长期不足，心肌组织发生营养障碍和萎缩，或反复发生局部的坏死和愈合，以至于纤维组织增生所致的一种心脏疾病。临床表现类似于扩张型心肌病，预后差。可有各种类型的心律失常。

存在心肌梗死病史或严重冠状动脉病变（主要的内膜下动脉狭窄程度≥ 70%）的患者，出现扩张型心肌病的表现，可考虑诊断该病。

治疗主要是针对心肌缺血及心力衰竭。对于心绞痛或心肌梗死后合并心力衰竭的患者尽早进行经皮冠状动脉介入治疗或冠脉搭桥手术，心肌血运重建后可以逆转顿抑或者冬眠心肌，增加存活心肌，改善心功能。

二、糖尿病性心肌病

糖尿病性心肌病（diabetic cardiomyopathy）是有别于冠心病及高血压性心脏病的一种独立的疾病。其发病机制尚未完全清楚，目前研究认为，主要是由高血糖、胰岛素抵抗与高胰岛素血症或胰岛素缺乏通过对心肌细胞的直接毒性作用或引发代谢紊乱、氧化应激、神经内分泌系统异常激活、非酶促糖基化产物堆积、钙调控机制异常等引起的一系列级联反应所致。病理表现为心肌细胞肥大，心室重量 / 体重比（心脏重量指数）增加，细胞外基质沉积，心肌纤维化。临床表现为不同程度的左室收缩和舒张功能不全，其中舒张功能特别是松弛能力受损出现于收缩功能受损之前，甚至在无已知糖尿病并发症的年轻糖尿病患者中即可出现。

治疗上主要包括糖尿病及心力衰竭的治疗。

三、酒精性心肌病

酒精性心肌病（alcoholic cardiomyopathy，ACM）是指长期大量饮酒，使心肌细胞变性，心脏扩大，心功能不全的一种心肌疾病。临床主要表现为心悸、胸闷、胸痛、心律失常，常合并心力衰竭，类似于扩张型心肌病。上述症状每于饮酒或劳累时加重，同时合并肝、肾、肺、脑等脏器损害。

长期大量饮酒（一般指纯酒精 125mL/d 或白酒约 150g/d 或啤酒约 4 瓶 /d 以上，持续 6 ～ 10 年）后出现心脏扩大和心力衰竭的临床表现，辅助检查示心室扩大、心功能减低、肺淤血征，在排除其他心脏病后可考虑诊断该病。部分患者戒酒后，上述表现可逆转。

治疗上首先需要严格戒酒，余同 DCM。

四、围生期心肌病

围生期心肌病（peripartum cardiomyopathy，PPCM）是指发生在孕妇分娩前后，首发以心肌病变为基本特征及充血性心力衰竭为主要临床表现的心脏病变。有较高的栓塞发生率。PPCM 的病因和发病机制不明，可能与病毒感染、自身免疫反应、血流动力学异常、营养不良等因素有关。

诊断依据为发生于妊娠末月或产后 5 个月内的心力衰竭，超声心动图证实为收缩性心力衰竭。

PPCM 与扩张型心肌病治疗方法相类似，严重病例发病早期要求卧床休息。产前 1 个月内发生的心力衰竭，心功能Ⅱ级以上或估计不能胜任产程应尽早行剖宫术。另外，由于 PPCM 有较高的栓塞发生率，对于高血栓危险患者需要抗凝治疗。PPCM 患者临床预后与左室大小、心功能恢复程度相关。约 50% PPCM 患者心脏功能在产后 6 个月内可基本恢复正常，而持续心衰患者 5 年病死率达 85%。再次妊娠复发危险性高。

五、心脏淀粉样变性

心脏淀粉样变性（cardiac amyloidosis，CA）是淀粉样蛋白在心脏沉积所致的一种心肌疾病，心房、心室、心瓣膜和心脏传导系统均可受累。淀粉样变在临床上分为四种类型，一型即原发性淀粉样变，系由源于浆细胞的免疫球蛋白轻链引起，此型常累及心脏，多见于多发性骨髓瘤；二型即继发性淀粉样变，系由慢性感染（如结核病）或自身免疫性疾病（如类风湿性关节炎）引起；三型是指家族性淀粉样变，系常染色体显性遗传疾病，起因于一种称为甲状腺素运载蛋白的变异性前白蛋白血浆载体蛋白；四型为老年性淀粉样变，常见于年长者，是由于心钠素样蛋白或甲状腺素运载蛋白生成所致。

心脏淀粉样变性多表现为限制型心肌病，病程晚期出现充血性心力衰竭。由于淀粉样蛋白累及心脏传导系统，可发生昏厥、猝死。部分患者出现直立性低血压，可能与淀粉样蛋白对自主神经系统或血管的浸润以及低血容量相关。

心电图的特征性表现为 QRS 波电压普遍减低，此与室壁肥厚呈现分离现象，可合并各种类型的心律失常，如心房颤动、室性心律失常、房室传导阻滞等；超声心动图表现为室壁增厚、心室腔缩小、心房扩大、房间隔增厚、舒张功能异常等。特异性表现为增厚的心壁出现散在的颗粒样斑点状强回声，可能系淀粉样蛋白沉积物所致。CMR 的典型改变为延迟钆显像（LGE）呈不同程度延迟强化，常位于左室心内膜下或为心肌弥漫性，强化可为线样、颗粒样或斑片状。

根据典型的临床症状和辅助检查结果，可考虑该疾病的诊断，但确诊需通过组织活检。腹部脂肪、直肠、齿龈、骨髓、肝脏、肾脏及其他各种组织的活检也可根据病情选用。活检结果显示刚果红染色阳性且偏光显微镜下呈苹果绿双折射为淀粉样变诊断的金标准。多发性骨髓瘤的患者可于血清蛋白电泳发现 M 蛋白增多，骨髓穿刺活检显示骨髓瘤改变以及出现蛋白尿和查见蛋白轻链（本 - 周蛋白）等。

心脏淀粉样变性患者总体预后差，以积极治疗基础疾病为主，对症治疗效果欠佳，详见限制型心肌病章节。因为淀粉样变为全身性疾病，心脏移植效果差。

六、药物性心肌病

药物性心肌病（drug - induced cardiomyopathy）是指接受某些药物治疗的患者，由于药物对心肌的毒性作用，而引起的急性和（或）慢性心肌疾病。临床表现为心力衰竭，心律失常，室内传导阻滞，ST–T 改变等，也可发生猝死。常见的药物包括抗肿瘤药（如阿霉素、柔红霉素、环磷酰胺、白消安、顺铂、紫杉醇）、抗精神病药物（如氯丙嗪、奋乃静、三氟拉嗪）及三环类抗抑郁药（如氯丙咪嗪、多米替林、多塞平）等。

若病情需要服用上述药物者，应在用药期间定期监测。确诊为药物性心肌病的患者应停用有关药物，可用辅酶 Q_{10} 10 ~ 20mg，一天 3 次。也可适当选用改善心肌营养和代谢的药物，如肌苷三磷腺苷（ATP）、维生素 B_1、维生素 B_6 和二磷酸果糖等并针对心力衰竭、心律失常采用相应的治疗措施。

七、心肌致密化不全

心肌致密化不全（noncompaction of the ventricular myocardium，NVM）目前认为是胚胎发育过程中心内膜和心肌层发育停滞引起的心肌病，常与其他先天性心脏病并存，也可单独存在。NVM 患者的临床表现差异很大，症状轻重不一，缺乏特异性。有的患者可以终身没有症状，在合并其他心脏疾病时可使心力衰竭症状加重，诊断需要依靠超声心动图。目前对 NVM 没有特殊治疗。

八、应激性心肌病

应激性心肌病（stress cardiomyopathy）又称 Tako – Tsubo 综合征、心尖部气球样变综合征（apical ballooning syndrome，ABS），是由 Sato 等人于 1990 年通过左室造影首次发现的，由于其左室收缩末期形态很像日本古代捕章鱼的鱼篓（tako – tsubo），故因此命名，主要特征为一过性心尖部室壁运动异常，呈气球样变。多见于绝经后的中老年女性。

发病机制目前并不十分清楚，主要包括交感神经系统和儿茶酚胺介导的心肌顿抑，冠状动脉痉挛、微血管痉挛、雌激素水平降低、脂肪酸代谢障碍及病毒感染等。

绝大多数患者发病前有明显的强烈心理刺激或躯体应激作为诱发因素，也可在应用诸如肾上腺素、多巴酚丁胺、麦角新碱、阿托品等过度刺激交感神经药物期间发病。本病最常见的临床表现为距应激事件发生数分钟到数小时不等，出现类似急性冠状动脉综合征的剧烈胸痛、胸骨后压榨感、呼吸困难和昏厥，部分患者以心力衰竭为首发症状。约 1/3 患者于发病时出现肺水肿、心源性休克及室性心律失常等严重心脏综合征。有时可并发心尖血栓形成、心源性脑卒中。

在急性期多数患者心电图出现胸前导联的 ST 段抬高、QT 间期延长，部分可出现病理性 Q 波，恢复期常有 T 波倒置。心电图的 ST 段抬高可维持数小时，病理性 Q 波可完全恢复，T 波倒置常持续数月之久，数月后心电图可以完全恢复正常。心肌标志物一般为轻至中度升高。超声心动图可发现左室射血分数降低和心脏整体及节段收缩功能障碍。冠状动脉造影一般正常。左室造影显示，左室心尖及中部运动减弱、消失或运动异常（气球样变），伴基底部收缩力增强，呈典型的“章鱼罐”样改变。

根据病史及典型的影像学改变可诊断该病，但需排除嗜铬细胞瘤、心肌炎等疾病。目前尚无标准的治疗方案。急性期应积极去除诱发因素，治疗原发疾病。β 受体激动剂和儿茶酚胺类正性肌力药物（如多巴胺、多巴酚丁胺）应列为禁忌。严重患者如伴血流动力学不稳定、心功能失代偿，或血压降低等，可酌情应用血管活性药物包括血管扩张剂（如硝酸甘油、硝普钠）和正性肌力药物（如磷酸二酯酶抑制剂），或放置主动脉内球囊反搏泵（intra–aortic balloon pump，IABP）。在心脏功能完全恢复前，可继续使用 ACEI 或 ARB 类药物，长期使用 β 受体阻滞剂可能有预防复发的作用。

九、克山病

克山病是我国所特有的，原因不明的地方性心肌病。主要危害年轻妇女和学龄前儿童，有一定的家庭聚集性，迄今全球范围内仅见于中国大陆从东北至西南 16 个省区 327 个县。病区呈灶状分布或毗连成片。尽管病因不明，但可能与多种因素参与有关：外周环境（尤其水源、土壤、粮食等）、生活习惯、营养状况、某些微量元素（硒）缺乏以及病毒（柯萨奇病毒、埃可病毒）感染等。病理改变主要是心肌变性、坏死、瘢痕形成，最后导致左室扩大、全心扩大、心力衰竭。根据流行病学特点，人群发病情况，结合临床表现和相关检查，并排除其他心脏病的存在，可进行诊断。治疗主要包括对症及心力衰竭的治疗。由于生活环境、居住条件改善，通过采取积极的综合性预防措施，注意营养（补充微量元素硒等），改变生活习惯，早发现、早治疗，本病发病率有所降低。

第八章

心力衰竭

第一节　心力衰竭的病因和发病机制

一、心力衰竭的病因

（一）概述

国外心力衰竭的主要病因是冠心病和高血压，我国近年来心力衰竭的病因也在逐渐改变。据我国部分地区42家医院对1980年、1990年、2000年心力衰竭住院病例共10 714例的回顾性调查，冠心病引起的心力衰竭由1980年的36. 8%上升至2000年的45. 6%，居各病因之首。高血压引起的心力衰竭由8.0%上升至12.9%，而风湿性心瓣膜病引起的心力衰竭则从34.4%下降至18.6%。上海市心力衰竭调查协作组对1980年、1990年、2000年3个年度的2 178例心力衰竭患者的病因调查也显示，冠心病引起的心力衰竭由31.1%上升至55.7%，风湿性瓣膜病引起的心力衰竭由46.8%降至8.9%，表明我国心力衰竭的病因谱已与国外相同。

（二）心力衰竭的基本原因

引起心力衰竭的原因众多，概括起来由以下因素引起。

1. 心肌细胞减少或损害　主要见于心肌缺血或缺氧以及各种原因引起的心肌炎症或心肌纤维化。其他原因还包括心肌的代谢异常和中毒性改变等。冠心病是导致心肌缺血、缺氧性心力衰竭的主要病因，其中多数是由心肌梗死的存活病患进展而来，少数则由长期反复心肌缺血引起。引起心肌炎的原因众多，其中最重要的是病毒性心肌炎，其他原因引起的心肌炎临床较少见，如风湿热、白喉、自身免疫性疾病等。病毒性心肌炎不仅本身可引起心力衰竭，同时还与扩张性心肌病的发生有关，后者也是心肌纤维化引起心力衰竭的主要原因。心肌纤维化最常见的原因是扩张型心肌病，这是一组原因不明的原发性心肌疾病，表现为心肌进行性纤维化。此外，还有肥厚型心肌病、限制型心肌病及结缔组织病引起的心肌损害等疾病也可引起心肌细胞的减少和损害。心肌代谢异常亦分为先天性或继发性，前者多为遗传性疾病，如Fabry病、糖原贮积病、血色素沉着病等；后者多为后天获得性，如维生素B_1缺乏、糖尿病性心肌病、淀粉样变性等。而中毒性改变多是毒性物质的直接损害，如可卡因、柔红霉素和阿霉素、铅中毒等。

2. 压力负荷过重　又称后负荷过重，是指心脏在收缩时所承受的阻力增加。主要见于高血压，其他原因还有血液排出受阻，如流出道狭窄、主动脉瓣狭窄、主动脉缩窄、肺栓塞、肺动脉瓣狭窄等。

3. 容量负荷过重　又称前负荷过重，是指心脏在舒张时所承受的容量负荷过重。主要见于瓣膜关闭不全，引起瓣膜关闭不全的常见原因为风湿性心脏病、瓣膜退行性病变及先天性异常等。其他还有分流性先天性心脏病、主动脉窦瘤破裂等。

4. 高动力循环状态　见于甲状腺功能亢进症、严重慢性贫血、维生素B_1缺乏、动静脉瘘等。其特点为循环血量增加，心排血量增加，从而心脏前负荷增加。在有基础心脏病或疾病本身引起心脏损害时易发生心力衰竭。

5. 前负荷不足　主要见于二尖瓣狭窄、心脏压塞和限制型心肌病等。由于左心室不能有效充盈，心排血量下降，同时出现体和（或）肺循环淤血。

6. 舒张功能障碍　为具有心力衰竭的症状和体征而左心室收缩功能正常或略降低的临床综合征。占心力衰竭的 30% ~ 50%，随年龄增加而增加。常见的疾病为高血压病、冠心病、糖尿病、肥厚型心肌病、心肌淀粉样变性等，老龄所带来的心血管的生理变化也是其中一个重要的独立因素。很多舒张性心力衰竭可与收缩性心力衰竭合并存在。

7. 心律失常　严重持续的缓慢或快速心律失常均可引起心力衰竭。

（三）心力衰竭的相关疾病

1. 冠心病与心力衰竭　长期以来，在欧美国家冠心病都占据心脏疾病的首要位置，同时也是心力衰竭最主要的病因，在所有病因中占 60% ~ 75%。日本的一项研究，对 8 个城市的 15 所医院共 3 169 名心力衰竭患者进行了调查，发现冠心病在心力衰竭病因中占首要地位（33.5%），其次是瓣膜病（23.1%），随后分别是心肌病（20.8%）和高血压（11.5%）。鉴于冠心病导致的心力衰竭死亡率明显高于其他病因，因此欧美国家的心力衰竭死亡率要高于日本。Framingham 研究显示冠心病使心力衰竭的危险性增加了 4 倍，尤其是心肌梗死患者，其中的 20% 在 5 ~ 6 年内将进展为心力衰竭。高血压、糖尿病和左心室肥厚分别使心力衰竭的危险性增加 3 倍、8 倍和 13 倍，当这些危险因素同时存在时，发生心力衰竭的危险性会进一步增加。中华医学会心血管病学分会对我国部分地区 42 家医院的住院病历进行回顾性分析（1980—2000 年），结果显示，心力衰竭的病因依次为冠心病、风湿性心瓣膜病以及高血压。而且，从 1980 年到 2000 年间，冠心病从 36.8% 增至 45.6%，高血压从 8.0% 升至 12.9%，风湿性心脏病则由 34.4% 降至 18.6%。

冠心病引起心力衰竭的主要原因是心肌缺血引起的心肌坏死、纤维化及继而发生的心室重构，表现为心室腔扩大，室壁肥厚和心室腔横径增加呈球形。心室重构是心力衰竭不断进展的主要病理生理基础，其发生与心肌细胞肥大、凋亡，成纤维细胞增生，细胞外基质量和组成变化，以及神经体液激活等有关。此外，缺血引起的二尖瓣关闭不全、心律失常（主要是心房颤动）也可引起或加重心力衰竭。

2. 高血压与心力衰竭　高血压是导致心力衰竭的常见病因之一。我国上海地区心力衰竭的调查发现高血压导致心力衰竭占所有心力衰竭的 36%。血压越高，发生心力衰竭的危险性也越大，伴有左心室肥厚者发生心力衰竭的危险性更高。有统计研究显示，高血压患者发生心力衰竭的概率是血压正常者的 10 ~ 15 倍。美国 1972 年 Framingham 研究发现有 75% 的高血压患者可导致心力衰竭，而 1996 年的 Framingham 研究报告仅有 15.7% 的高血压患者在随访期间出现心力衰竭。1991 年的文献荟萃报道仅 3.9% 的心力衰竭是高血压引起的，在非缺血性心脏病病因中所占比例略高，为 10.3%。西方国家高血压引起的心力衰竭数量的下降与高血压有效控制有关。我国为高血压高发区，世界范围内成人中高血压的发病率为 5.8%，而据我国国务院新闻办公室 2004 年“中国居民营养与健康状况调查报告”资料，我国成人高血压患病率为 18.8%，估计全国现患者数为 1.6 亿，比 1991 年增加 7 000 多万，但我国高血压的治疗和控制情况远不如欧美国家，而高血压患者一旦发生心力衰竭则预后不良，5 年存活率男性为 24%，女性为 31%。

高血压引起心力衰竭的主要原因是左心室肥厚和（或）扩张以及由此引起的心律失常。根据超声心动图研究资料，高血压患者出现左心室肥厚的概率在 30 岁仅为 5%，而大于 70 岁者则可达 50%，轻中度高血压者，发生左心室肥厚的比例为 15% ~ 20%，而随着血压显著增高左心室肥厚的比例会同步增加。24h 动态血压的增高与左心室肥厚的相关性更加密切。体重、收缩压增高以及遗传因素都是决定左心室重量、室壁厚度及心腔大小的重要因素。高血压引起左心室后负荷增加可引起两种结果，一种是向心性肥厚，另一种为离心性肥厚。向心性肥厚的特点是相对室壁厚度及重量指数均增加。左心室重量正常时室壁厚度与内径比例增加也视为向心性肥厚。离心性肥厚的特点是相对室壁厚度正常而重量指数增加。左心室形态学的这些变化与不同血流动力学特点有关，向心性形态改变时外周阻力增加而离心性肥厚时心脏指数增加。

左心室肥厚与心力衰竭，尤其舒张功能障碍关系密切。左心室肥厚时心肌细胞肥大伴间质纤维化，导致左心室舒张期主动松弛受损和心肌僵硬度增加，使得舒张期心室充盈受损，左心室舒张末压增高，心搏量减少，从而发生心力衰竭。舒张性心力衰竭可与收缩功能障碍同时出现，也可单独存在。一般高血压患者舒张功能减退发生在收缩功能减退前。一些研究证实，高血压患者左心室肥厚之前就已经发生舒张功能减退。

长期高血压，心脏压力负荷过度，导致心肌肥大、胶原含量增加，当胶原由正常含量（左心室为3% ~ 5%）增加至8% ~ 10%时，首先使心肌的僵硬度增加，影响心肌的舒张功能。当胶原增至20%时，因心肌细胞被胶原紧紧地封闭起来，致使心肌细胞收缩力受到影响，加之心肌细胞因缺血、缺氧逐渐死亡或数量减少，结果导致收缩功能减弱。心肌收缩力下降，使心室舒张末期容量增大，心室充盈压及心房压力升高，肺静脉回流受阻，心室腔扩张。此外，长期高血压引起左心室肥厚常导致冠状动脉储备下降，血管重塑，内皮损伤，从而促使粥样斑块形成，产生心肌缺血，更降低了心肌收缩力，进一步加重心力衰竭。高血压患者血压急剧升高还可引起高血压危象，并时常诱发急性左心衰竭或急性肺水肿。

3. 瓣膜病与心力衰竭　各种瓣膜病发展至一定阶段都可引起心力衰竭。瓣膜病常见的病因为风湿性、退行性、先天性等。二尖瓣狭窄主要由风湿性引起，急性二尖瓣关闭不全常由感染、急性心肌缺血及自发性腱索断裂引起，而慢性二尖瓣关闭不全的常见病因为退行性变、慢性心肌缺血、心肌病和二尖瓣脱垂，单纯风湿性引起的不到10%。主动脉瓣狭窄以退行性、先天性和风湿性多见，而主动脉瓣关闭不全的常见病因为风湿性、感染性以及由于主动脉硬化、扩张所导致。三尖瓣狭窄很少见，其最常见的病因为风湿热，且常与二尖瓣狭窄合并存在。三尖瓣关闭不全很常见，为各种原因造成的右心衰竭及（或）右心室扩大引起。肺动脉瓣狭窄几乎均为先天性，而肺动脉瓣关闭不全多为获得性，任何原因引起的肺动脉高压均可引起。

二尖瓣狭窄引起心力衰竭的主要原因为前负荷不足引起的心排血量下降和左心房压力增高引起的肺静脉淤血，晚期可引起肺动脉高压，继而出现右心衰竭的表现。二尖瓣狭窄患者从风湿热发作到出现症状的平均时间为10 ~ 20年。一旦出现劳力性气急的表现，其瓣口面积已减少至原来的一半至1/3。从出现症状到丧失劳动力的时间需10年左右。症状明显、未接受正规治疗者10年生存率小于40%，20年生存率不到10%；心功能NYHA Ⅳ级、不接受有效治疗者，5年生存率小于10%。心功能NYHA Ⅱ级者，二尖瓣狭窄分离术治疗可明显改善患者的症状及心功能，10年死亡率小于5%。对适合球囊成形术者，其远期疗效与二尖瓣狭窄分离术相当。心功能NYHA Ⅲ或Ⅳ级者，瓣膜置换术后的10年生存率高于60%。

主动脉瓣狭窄可造成心脏后负荷增加、左心室肥厚，引起心排血量下降、舒张功能障碍，晚期将导致左心室扩大，引起以收缩功能异常为主的心力衰竭。主动脉瓣狭窄为进行性发展的疾病，其无症状期平均为2年，患者一旦出现严重的症状，死亡率将迅速增加，出现心绞痛、晕厥、心力衰竭者将有50%分别于5年、3年、2年内死亡。10年总死亡率高达80% ~ 90%，甚至高于癌症。外科治疗可显著改善症状和预后，即使是80岁的高龄患者，瓣膜置换后的10年平均生存率也可高达60%以上。

瓣膜关闭不全引起的心力衰竭主要特征是前负荷过重，同样可引起心脏扩大和心力衰竭。

二尖瓣关闭不全非外科治疗者的10年生存率为27% ~ 60%，预后不良的指标包括：①症状严重（心功能NYHA Ⅲ到Ⅳ级）；②肺动脉高压；③左心室舒张末容积或动静脉血氧含量差明显增加；④射血分数下降。外科手术，尤其是早期手术可改善预后，对左心室收缩功能受损者效果更好。对瓣膜修补者，其10年生存率与期望的生存率无显著差别。瓣膜置换者的10年生存率则低于期望的生存率，为52%，但高于药物治疗。

轻度主动脉瓣关闭不全若不进展，其生存率与期望的生存率相近，除非并发感染性心内膜炎或关闭不全进行性加重。若病变进展，其10年的死亡率为15%左右。严重主动脉瓣关闭不全可有很长的无症状期，然而，一旦出现症状，病情可迅速恶化，10年的平均死亡率为50%，伴心力衰竭者3年的死亡率高达70%。手术可显著改善预后，即使伴有严重的左心室功能损害，术后的10年生存率也高达71%。三尖瓣及肺动脉瓣疾病很少作为单独的疾病进行外科手术，其病变多与其他瓣膜病变或心脏病变合并存在，可根据其对右心室功能及肺动脉压力的影响决定手术的方式，或修补或置换瓣膜或行瓣膜分离术等。而单纯肺动脉瓣狭窄，若压差大于40mmHg者可考虑治疗，球囊扩张是治疗的首选。

4. 心肌病与心力衰竭　扩张型心肌病是继缺血性心脏病引起心力衰竭的另一常见原因。约 30% 的扩张型心肌病有遗传背景，而肠道病毒感染被认为是扩张型心肌病的重要原因。扩张型心肌病的主要病理改变是弥漫性的心肌纤维化，故临床主要引起收缩功能异常。随着检查手段的不断改进和对此类疾病的认识逐渐增加，扩张型心肌病的表现可以从无症状的 EF 降低而心腔大小正常到明显的心腔扩大和 EF 下降。

肥厚型心肌病主要表现为心脏舒张减退，由于心肌细胞肥大，排列紊乱，心肌纤维化以及心肌缺血，心肌僵硬度增加，导致心室舒张末压力增高，充盈减少，从而引起肺淤血和心排血量下降。若同时伴有左心室流出道梗阻，还可增加心脏后负荷，加速心力衰竭的发生。部分肥厚型心肌病患者，在疾病晚期还可表现为心腔扩大，收缩功能下降，表现为收缩功能异常的心力衰竭。肥厚型心肌病心力衰竭的发生率不甚清楚，有些患者可长时间没有心力衰竭的表现，而有些患者心肌肥厚并不十分严重却出现明显的心力衰竭表现，这可能与某些特殊的基因异常有关。

限制性心肌病十分少见，临床症状早期类似舒张性心力衰竭，随病变进展可出现以右心衰竭为主的临床表现，有时难与缩窄性心包炎鉴别。

5. 糖尿病与心力衰竭　糖尿病目前正成为一种流行病，世界各地的发病率都在快速增加。我国 1979 年糖尿病的患病率仅为 0.67%，至 1995—1997 年 11 省市抽样调查资料显示糖尿病的患病率为 3.21%，而最新的流行病学资料显示我国糖尿病的患病率已高达 6.7%，取代印度成为世界糖尿病第一大国。

Framingham 研究表明，与非糖尿病者相比，男性糖尿病患者心力衰竭的危险增加了 4 倍，女性增加了 8 倍。世界卫生组织（WHO）公布了对美国 5 029 例 30 ~ 62 岁糖尿病及非糖尿病患者 20 年的随访资料也表明，糖尿病患者心力衰竭的发生率较非糖尿病者明显增高，男性为 17.4‰比 8.5‰，女性为 17.0‰比 3.6‰。有研究发现，HbA1c 每升高 1%，发生心力衰竭的危险性增加 15%。糖尿病是心力衰竭的独立危险因素，据美国的资料，心力衰竭患者中约 1/3 有糖尿病。众多有关心力衰竭的临床研究中，如 CONSENSUS、ELITE Ⅱ、SOLVD、VaIHeFT、MERIT - HF、RESOLVD 等研究中心力衰竭患者患糖尿病的比例为 22% ~ 35%。国内一项老年人的回顾性调查显示，心力衰竭中糖尿病占 14.8%。

糖尿病从多个方面影响心脏功能，首先血糖代谢紊乱引起并加速冠心病的发生，冠心病患者中一半以上合并有糖尿病，而糖尿病患者中至少也有 50% 已患冠心病，这无疑增加了心力衰竭的发生。此外糖尿病心肌病、胰岛素抵抗、自主神经病变、能量代谢异常等因素也可引起或加重心力衰竭。冠心病合并糖尿病的心力衰竭患者的临床预后较差。SOLVD 和 RESOLVD 研究均发现糖尿病是心力衰竭患者死亡的独立预测因子。

6. 心律失常与心力衰竭　严重的心动过缓或心动过速都可以引起心肌病从而导致心力衰竭发生。病程较长的严重的病态窦房结综合征、房室传导阻滞、缓慢的心房颤动或扑动都可引起心力衰竭，此时心率多在 40 次 /min 以下。心动过缓引起心力衰竭的原因主要与容量负荷过重、房室活动及心室间活动不同步、心室激动顺序异常、心室收缩的不规律性以及严重心动过缓引起的心肌缺血有关。在上述因素的共同参与下，神经体液系统激活，导致心室重构，出现心脏功能及结构的异常。临床上所见到的心动过缓引起的心力衰竭常可见到室壁增厚、心腔扩大，收缩功能减退等表现。及时地纠正心动过缓，可使心力衰竭症状明显改善或消失，心室重构逆转。

几乎各种类型的心动过速，只要持续一定的时间，都可以引起心力衰竭。包括不适当的窦性心动过速、房性心动过速、室上性心动过速、心房颤动及扑动、持续的或反复发作的室性心动过速，持续的频发的室性期前收缩等。心动过速时舒张期缩短，心室充盈不足，引起心排血量下降，左心房压力及左心室舒张末压力增高，左心室心腔扩大，继而发生射血分数下降。其可能的机制包括心肌做功增加能耗增大、心肌细胞及间质重构引起的兴奋 - 收缩耦联异常、心肌缺血、钙离子转运异常及氧化应激等。其临床表现与扩张型心肌病类似，但在纠正了心动过速后，症状可迅速改善，异常的心脏变化也可在数周至数月的时间内恢复。

心房颤动与心力衰竭的关系颇为复杂。一方面心房颤动可引起心力衰竭，另一方面心力衰竭患者也易发生心房颤动。随着心力衰竭的加重，心房颤动的发生率显著增加，NYHA 心功能分级在Ⅰ ~ Ⅱ级时，心房颤动的发生率约在10%，而心功能在Ⅳ级时，可高达50%。心房颤动的发生导致心力衰竭恶化，死亡率增加。

7. 衰老与心力衰竭　据统计，50～59岁心力衰竭的患病率为1%，而≥80岁者则高达10%。在50～89岁的人群中，年龄每增加10岁，心力衰竭的患病率升高1倍。老年患者已占心力衰竭总数的75%，心力衰竭在很大程度上可以说是老年病。而心力衰竭又是造成老年人死亡的常见原因，其猝死发生率5倍于普通人群。

老年人血管及心脏功能均减退。由于心脏增龄性变化，老年人冠状动脉储备能力、心排血量明显减低及呼吸功能减退，较易发生低氧血症及（或）在轻度负荷增加的基础上出现心肌缺血。此外，老年人常可见增龄性心肌肥大及间质纤维化，从而导致心室顺应性降低、心室充盈障碍。同时在老年人中可见高血压、冠心病、心律失常及瓣膜退行性变等多种疾病共同存在，也使心力衰竭发生的危险性增加。老年人发生心力衰竭的原因复杂，既可以没有明显的心脏结构异常，也可以合并于冠心病、瓣膜病等。老年人的心力衰竭更易诱发，对非老年人无关紧要的负荷，如快速输入几十毫升液体，普通的肺炎或心律失常，就可能使老年人诱发心力衰竭。引起老年人心力衰竭的常见诱因有感染（尤其是呼吸道感染）、心肌缺血和心律失常（尤其是快速心律失常）。老年人心力衰竭中很大比例为左心室收缩功能正常型心力衰竭，在70岁以上老年心力衰竭患者中可达50%以上。

8. 饮酒与心力衰竭　长期过量饮酒可引起酒精性心肌病，导致心力衰竭。WHO对长期过量饮酒的定义为女性>40g酒精/d，男性>80g酒精/d，饮酒5年以上。

长期过多饮酒可致心肌损害，但酒精是致病因素或仅是条件致病因素尚不明确，且饮酒与心肌病的发生存在个体差异。酒精可直接作用于心脏，引起心肌细胞坏死、间质纤维化，还可干扰线粒体的呼吸，影响心肌细胞膜对离子的通透性，抑制钙离子的结合转运及与肌原纤维之间的作用，从而干扰兴奋－收缩耦联，可使三羧酸循环中某些酶如谷草转氨酶、苹果酸脱氢酶、异枸橼酸脱氢酶、乳酸脱氢酶及醛缩酶从心肌细胞中逸出，不能有效利用脂肪产生能量，干扰心肌细胞的脂肪代谢，使三酰甘油在心肌细胞堆积，造成心肌不可逆损伤，使心肌细胞兴奋性增高易致心律失常。脂肪转运异常和肌原纤维的腺苷三磷酸酶活性改变，对心肌本身具有直接抑制作用。乙醛可促进儿茶酚胺的释放使交感神经兴奋，刺激大冠状动脉上的α肾上腺素能受体，引起冠脉痉挛，造成心肌缺血。长期饮酒还可致营养障碍，B族维生素及叶酸不足造成硫胺素的缺乏，加重心肌病的发生。

酒精性心肌病的病理改变有心脏普遍增大，重量增加，各心室明显扩大，以左心室为主，酷似扩张型心肌病改变。主要的病理改变是心肌纤维内有中性脂肪集聚和线粒体有不同程度的损害，最终可引起心肌细胞变性、坏死、纤维化及被瘢痕组织所代替。心瓣膜多无改变，但心内膜可有灶性弹力纤维增生。心肌活检心肌细胞中CK、LDH、α－HBDH等酶活性增高，与酒精代谢有关的Catalase活性亦增加。

9. 肥胖与心力衰　竭按照WHO标准，成人体重指数（BMI）≥ 25 kg/m^2为超重，BMI ≥ 30kg/m^2为肥胖。

1980—2002年美国20岁以上成人超重和肥胖发病率翻了2倍。据2003—2004年调查报告，美国成人超重和肥胖发病率为66.39%，肥胖率为32.2%。近30年我国随着经济发展，膳食方式改变，肥胖人群明显增加。1992年全国营养调查时，20～74岁超重者为14%，而肥胖患病率不足3%。2002年针对全国31个省、自治区、直辖市的调查报告显示，我国18岁以上成人的超重和肥胖率分别为22. 8%和7.1%，近10年这一数值必然会进一步升高，且城市居民的肥胖率明显高于农村。此外，我国儿童、青少年肥胖现象也已十分突出，2000年我国国民体质监测资料表明，城市7～18岁青少年中的肥胖患病率，男性高达10%，女性高达5%，分别是1995年的1.7倍和1.6倍。

肥胖者心力衰竭危险增高。美国国立心肺血液研究所的一项连续观察15年的研究表明，社区内11%的男性、14%的女性的心力衰竭是由单纯性肥胖引起，随体重的增加发生心力衰竭的危险逐渐增高，超重者增加34%，肥胖者增加104%。标化已知危险因子后显示BMI每增加1，男性心力衰竭危险增加5%，女性增加7%。BMI ≥ 30kg/m^2者，女性心力衰竭的危险性增加了2.12倍，男性增加了1.9倍，超重者的危险介于两者之间。BMI对心力衰竭的影响独立于年龄、性别、吸烟、饮酒、瓣膜疾病、高血压及糖尿病，表明肥胖是心力衰竭的独立的危险因素。美国第一次健康与营养调查结果还显示，超重者摄盐过多容易发生心力衰竭，摄盐 > 113mmol/d 比 <50mmol/d 者，心力衰竭的发生增加了 49%，每增加 100mmol/d，心力衰竭的危险性增加 1.26 倍。

肥胖者容易发生左心室肥厚，这种左心室肥厚多为偏心性，且独立于高血压发生，继而可有左心室充盈压升高，左心房扩大，左心室舒张末容积、每搏量增加，血容量、心排血量明显增加，以及肌纤维最大缩短速度、心搏指数与左心室舒张末压比值降低。肥胖越明显，左心室功能受损越显著。此外，肥胖者多存在睡眠呼吸暂停综合征，导致高血压、肺动脉高压、低氧血症、二氧化碳潴留、心脏缺氧及心律失常。心肺功能负担过重（血容量增加、低氧、低通气、肺动脉高压等）引起交感神经活性增加。

肥胖者容易发生心力衰竭的原因除与肥胖本身有关外，还与肥胖者容易发生冠心病、糖尿病及高血压有关。

10. 维生素 B_1 缺乏与心力衰竭　维生素 B_1（硫胺素）缺乏症又称脚气病，是因食物中维生素 B_1 摄入不足引起的全身性疾病，临床上以神经系统受损为主的称为干性脚气病；以水肿和心脏受损为主的称为湿性脚气病，即脚气病性心肌病。心肌组织中葡萄糖和丙酮酸代谢必须要有足够的维生素 B_1 参加，维生素 B_1 缺乏时，会使丙酮酸难以进入三羧酸循环而氧化，多量的丙酮酸、乳酸滞留在血液中，导致周围小动脉扩张，外周阻力下降，静脉回流量增加，造成心排血量和心脏工作量都增加。同时，乳酸盐和丙酮酸盐使心肌对氧的利用率降低，易使心脏功能趋于衰竭。外周阻力的下降和心脏做功的增强，使脚气病性心脏病表现为高动力性心力衰竭。临床上可见患者两侧心室均扩大，尤以右心室的扩大突出，除一般的心力衰竭表现外，由于舒张压的降低，可出现枪击音、水冲脉及毛细血管搏动征。偶尔，也可见到低排量性心力衰竭，这多在疾病的晚期。

11. 贫血与心力衰竭　慢性严重贫血本身就可以引起心力衰竭。董承朗于 1937 年首先报道严重贫血可引起心力衰竭。当血红蛋白（Hb）小于 70g/L，就会造成心脏代偿性收缩增强，心率加快，同时外周小动脉扩张，外周阻力下降，而形成高动力循环状态，导致心脏负荷增加。当血红蛋白进一步下降（尤其小于 30g/L 时），还会出现心肌缺氧，心肌变性，引起心肌收缩力下降，心脏扩张，出现高动力性心力衰竭的表现。在有诱因存在的情况下，如发热、感染、妊娠、体力活动增加，即使贫血不十分严重，也会发生心力衰竭。

而心力衰竭患者中也有较高的贫血的发生率。贫血的发生直接影响心力衰竭的预后，是心力衰竭死亡的独立预测因素。进入 RENAISSANCE 研究的 912 例心力衰竭的病例中，12% 的患者符合贫血的诊断（Hb ≤ 120g/L），Hb 越低，心脏重量指数越大、心力衰竭越严重、死亡率也越高。Cox 相关回归分析显示：Hb 每升高 10g/L，死亡率的危险性下降 15. 8%，因心力衰竭死亡或住院的危险性下降 14. 2%。随着心力衰竭的加重，贫血的发生率逐渐增加，在 NYHA Ⅱ级以下，贫血的发生率在 20% ~ 30%，而在 NYHA Ⅲ级以上，可达 50% 左右。在发生贫血的心力衰竭患者中，还常常伴有营养不良、甲状腺功能低下和肾功能异常，这些因素加重了心力衰竭，并对心力衰竭的死亡率产生不利影响。心力衰竭中贫血原因不甚明了，表现为缺铁性贫血者仅为少数，更多患者的贫血原因是多种因素共同作用的结果，如叶酸缺乏、营养不良、促红细胞生成素减少及细胞因子（如 TNF-α）和免疫反应对骨髓的抑制等因素的作用。治疗这种贫血，促红细胞生成素是一种有效的药物，随着贫血的改善，心力衰竭的症状可以减轻。

12. 肾脏疾病与心力衰竭　急性肾脏疾病引起的急性肾功能衰竭常伴发急性心力衰竭，而慢性肾功能不全常引起左心室功能障碍，继而出现心力衰竭。在慢性肾功能不全患者中，心力衰竭的发生率可达 50% 以上。引起心力衰竭的原因与容量负荷过重、合并高血压导致的后负荷过重以及肾功能不全引起的体内环境失衡和毒物的积蓄造成的负性肌力作用等有关。而在心力衰竭时，又有将近 1/3 的患者会发生肾功能不全，即心肾综合征（cardiorenal syndrome），这是心力衰竭逐渐加重引起的进行性肾功能损害，是心力衰竭发展到终末期的一种表现。当心力衰竭患者出现肾功能损害时，患者的死亡率明显增加。

13. 内分泌异常与心力衰竭　很多内分泌激素的改变会引起心力衰竭。其中以甲状腺功能异常引起的心力衰竭最为常见。

心脏是甲状腺素作用的主要靶器官。甲状腺素分泌过多，可引起心率加快，心肌收缩力加强，心肌耗氧量增多，心排血量增加，外周阻力下降，结果造成循环血量增多，导致心脏负荷加重；同时甲状腺素也可直接作用于心肌的甲状腺素受体，介导多种病理性细胞因子，促进心肌细胞蛋白质的合成和心肌细胞生长引起心脏肥大；甲状腺素可直接刺激心脏的腺苷酸环化酶，影响心肌细胞离子通道导致心律失常。过量的甲状腺素刺激，还使交感肾上腺素能系统（SNS 系统）过度激活，引起或加重心室重构，导致心力衰竭发生。

13.4% ~ 21.8% 的甲状腺功能亢进患者可表现为甲状腺功能亢进性心脏病。引起心力衰竭者多见于病程较久且病情较重的患者，因处于高动力循环状态，心脏容量负荷加重，肺动脉及右心室的收缩压及平均压均明显增高，易出现右心衰竭。与低排出量性心力衰竭不同，洋地黄和利尿剂对此类患者疗效不佳。甲状腺功能亢进被控制后部分患者的心脏异常可恢复正常。少数病情严重者可因心肌灶性坏死、心肌纤维变性，发展为继发性心肌病，造成不可逆的心脏扩大。

甲状腺功能减退症在老年人中较常见，发病率为 2% ~ 7%，亚临床甲状腺功能减退症的发病率为 4% ~ 14%。甲状腺功能减退症时血清 T_4 浓度下降，心肌细胞间质黏蛋白沉积及心肌环化酶减少，使心肌细胞黏液性水肿，肌原纤维变性坏死，导致心肌代谢减低，心脏收缩力减弱和排出量降低，可引起心脏扩大和心肌假性肥大。心脏扩大以左心室为明显，也可右心室扩大或双室扩大，严重者可发生心力衰竭和肺水肿。一旦发生心力衰竭，由于心肌和心肌纤维延长，对洋地黄疗效不佳，易发生中毒。此点可与其他疾病引起心脏增大相鉴别。甲状腺功能减退症因为常伴有严重的脂质代谢紊乱，动脉粥样硬化的危险性也增高，合并冠心病也使心力衰竭易于发生。

近来还观察到，在心力衰竭患者中，不少存在甲状腺激素水平降低，考虑心力衰竭患者可能长期缺氧，使糖皮质激素、儿茶酚胺等分泌增加，抑制 T_3 的生成或加速 T_3 的降解而导致游离 T_3 水平下降，这也许与心力衰竭患者的机体代偿机制有关。心力衰竭患者出现甲状腺激素水平降低常常提示预后不良。但补充甲状腺激素是否可改善心力衰竭的预后，还存在争议。

其他可以引起心力衰竭的内分泌疾病还有甲状旁腺功能亢进性心脏病、肢端肥大症、库欣综合征等。这些疾病通常存在相关的特殊表现，心力衰竭只是其临床表现中的一部分。

14. 结缔组织病与心力衰竭　几乎所有的结缔组织病都会累及心脏，但发生心力衰竭的并不多见。主要是心脏的异常常被原发病的主要症状掩盖。临床可以见到类风湿关节炎、硬皮病发生心力衰竭的报道。

15. 睡眠呼吸障碍与心力衰竭　睡眠呼吸障碍包括睡眠呼吸暂停综合征、低通气综合征、慢性阻塞性肺疾病和神经肌肉疾患引起的睡眠呼吸障碍等。睡眠呼吸暂停综合征又分阻塞性、中枢性及混合性 3 型。阻塞性睡眠呼吸暂停为口、鼻气流消失，胸腹式呼吸仍存在，持续时间≥ 10s。中枢性睡眠呼吸暂停为口、鼻气流及胸腹式呼吸均停止，持续时间≥ 10s。混合性睡眠呼吸暂停开始为中枢性呼吸暂停，继之为阻塞性呼吸暂停。陈 – 施呼吸（Cheync – Stokes respiration）属中枢性呼吸睡眠障碍的一种表现形式，表现为一种反复出现的渐强 – 渐弱的潮式呼吸模式，其间发生一系列的中枢性呼吸暂停或低通气与高通气的变化。

睡眠呼吸障碍可以引起心力衰竭，而心力衰竭患者中也常见睡眠呼吸障碍。

阻塞性睡眠呼吸暂停，因为上呼吸道阻塞呼吸困难，只能费力的呼吸以对抗气道阻塞，结果引起心腔内压力增加，使心室壁张力增加，左心室壁厚度增加，导致心脏需氧增加，同时呼吸困难引起窒息而供氧降低，心肌缺氧。长期室壁张力的增加也会导致心脏肥厚，最终引起心力衰竭。此外，费力呼吸和窒息反复发作，导致睡眠觉醒，睡眠觉醒引起中枢神经系统活动的增加，引起心率和血压的即刻增加，又进一步增加室壁的张力，形成恶性循环，长期作用引起高血压、心脏肥厚、心脏缺血，最终产生心力衰竭。

同时，心力衰竭患者中呼吸睡眠障碍也很常见。国外资料显示，其发生率达 70% 左右，而普通人群仅 4.3% ~ 6.7%。国内一项观察报道其发生率为 62.16%，与国外报道相似。心力衰竭的呼吸睡眠障碍中可见阻塞性睡眠呼吸暂停（obstructive sleep apnea，OSA）、中枢性睡眠呼吸暂停（central sleep apnea，CSA），或两者共同存在三种情况，约各占 1/3。CSA 中很多表现为陈 – 施呼吸，而出现陈 – 施呼吸预示着死亡的危险增高。有呼吸睡眠障碍者，EF 降低及心脏扩大更明显，临床症状也相对较明显。随着心力衰竭程度的加重，呼吸睡眠障碍的发生率有增加的趋势。已有研究表明，呼吸睡眠障碍通过激活某些细胞因子，如肿瘤坏死因子、白介素 -6 等，参与了心室重构，是心力衰竭进展的重要因素之一。

（四）心力衰竭的诱发因素

一般在出现了呼吸困难、乏力和体液潴留等临床表现时才认为发生了心力衰竭。但事实上心力衰竭是一个连续的过程，在出现心力衰竭的表现之前，已存在发生心力衰竭的基础。美国心力衰竭指南中将心力衰竭分为 A、B、C、D 四个阶段（详见后述“心力衰竭的分期”段）。A、B 阶段为隐性的心力衰竭，C、D 阶段为显性的心力衰竭。由隐性的心力衰竭转变为显性的心力衰竭实际上是心力衰竭代偿的过程，当代偿机制不能代偿之时显性心力衰竭则必然发生。在这个过程中有很多因素可以加速机体失代偿的过程，使心力衰竭突然发生，这些因素即被认为是心力衰竭的诱发因素。已处于心力衰竭阶段的患者，经过治疗病情稳定，在这些因素作用下也会出现病情加重。然而，也有很多患者并没有明显的诱发因素而突发心力衰竭或出现原有的心力衰竭症状的加重。有研究资料显示，有诱发因素而发生心力衰竭的患者的预后要好于无诱发因素者。临床常见的诱发因素有以下情况。

1. 感染　感染是心力衰竭最常见的诱因，在有诱因的心力衰竭发作中，一半以上是由感染引起，而其中绝大多数是呼吸道感染。因为感染常伴发热，发热时交感神经兴奋，外周血管收缩，心脏负荷增加；感染可引起心率加快，心肌耗氧增加，心脏舒张充盈时间缩短，心肌血供减少，从而加重心肌氧的供需矛盾；感染时病原微生物所释放的毒素可直接损害心肌，抑制心肌收缩力；呼吸道感染可直接引起气管及支气管收缩和痉挛，影响气管的通气和气体交换，导致心肌供氧减少，肺血管收缩，重右心负荷。

2. 心律失常　心律失常既是心力衰竭的致病因素也是心力衰竭的常见诱发因素。与心律失常引起心力衰竭的患者不同，心律失常诱发心力衰竭的患者通常已存在器质性心脏病表现，在此基础上再发生心律失常，往往心律失常并不十分严重，但却足以引起患者的心力衰竭再次发作或加重。常见的引起或加重心力衰竭的心律失常是心房颤动。

3. 环境、体力和精神因素改变　剧烈运动或过度疲劳、精神刺激、气候骤变等均是诱发、加重心力衰竭的常见因素。过度疲劳可加重心脏负荷，一旦超过心脏代偿能力，即出现心力衰竭。情绪激动时交感神经兴奋，儿茶酚胺类释放增多，引起心率加快、外周血管收缩，诱发心力衰竭。

4. 电解质紊乱及酸碱平衡失调　水、电解质、酸碱平衡紊乱可影响心电生理，干扰心肌代谢或直接抑制心肌收缩力诱发心力衰竭。

5. 心肌缺血　严重的心肌缺血本身就可以引起心力衰竭。而在病情相对稳定的情况下，反复的心肌缺血发作，可使心肌收缩和（或）舒张功能减弱，引起或加重心力衰竭。

6. 高血压　血压升高可导致左心阻力负荷加重、反射引起冠状血管痉挛影响心肌供血，使心肌收缩力下降诱发或加重心力衰竭。常见于血压控制不好或波动等情况下。

7. 失血或贫血　失血使静脉回心血量减少，心室充盈不足，心排血量减少，心肌缺血。失血引起反射性心率加快，心肌耗氧量增加。贫血时心率加快；循环血量代偿性增加，心脏容量负荷加重。血红蛋白携氧能力降低使心肌出现慢性退行性变，均可诱发或加重心力衰竭。

8. 入液量或摄盐过多　如进水过多、输液过多过快、摄盐控制不好等，可加重心脏前负荷，导致心脏失代偿，诱发或加重心力衰竭。

9. 药物因素　抗心律失常药物、抑制心功能的药物、对心脏有毒性的抗肿瘤药物，对心肌细胞的直接及间接负性肌力作用，均可使心脏收缩力下降，心脏功能失代偿，诱发或加重心力衰竭。此外，洋地黄使用不当也是心力衰竭恶化的常见诱因。

10. 其他原因　如妊娠与分娩、肺栓塞、急性肾功能不全、内分泌失调、治疗依从性或药物使用不当等也常在一定条件下引起或加重心力衰竭。还有麻醉、手术等可通过不同途径诱发及加重心力衰竭。

二、心力衰竭的发病机制

心力衰竭的发生机制十分复杂，到目前仍不明了。以往认为心力衰竭的主要原因是肾脏灌注不足、水钠潴留。之后又认为室壁张力增高是心力衰竭的主要原因。心脏因损伤而致左心室肥厚和扩张，左心室功能减低引起前负荷与后负荷增加，左心室增大引起室壁张力增高，心脏做功减少。最近20余年来认识到心力衰竭的发生发展过程中有一系列神经体液紊乱情况发生，是一个非常复杂的动态过程，包括全身性神经体液调节因素重大的代偿性变化、肌原纤维丧失、细胞骨架排列紊乱、心肌细胞凋亡（apoptosis）、胶原合成增加、肌细胞钙离子稳态的紊乱、受体密度的改变、细胞因子的激活、细胞信息传递的变化等，以及由此一系列变化导致的心肌结构重组和心肌舒缩功能的降低，最终导致心功能失代偿而出现心力衰竭的临床症状。实际上，在心力衰竭这样一个重大病理事件中，几乎细胞的每一个代谢环节都出现了变化，测定任何指标可能都有阳性结果。心力衰竭时全身性、局部性神经体液因素发生变化，主要包括交感－肾上腺素系统、肾素－血管紧张素－醛固酮系统（RAAS）、下丘脑－神经垂体系统激活。局部性因素如血管床内皮素释放增多、心肌局部RAAS系统改变等。这些系统的激活在心力衰竭早期可增强心肌收缩和血管张力，有利于维持动脉血压，以保证心、脑等重要脏器循环的正常灌注压。在低血容量时这些因素可使血容量得以恢复和保持，在心力衰竭时则使血容量增加。上述系统的激活在心力衰竭的早期以及低血容量性休克时有代偿作用，但持续激活对慢性心力衰竭将产生严重的不良影响。

（一）交感－肾上腺素系统激活与心力衰竭

交感神经活性是由动脉牵张受体所介导。正常时，此类受体向中枢神经系统发出冲动，抑制交感神经系统的激活和血管加压素的释放。心力衰竭时由于心排血量减少，血压下降，传入的冲动减少，中枢神经系统的抑制减弱，使交感神经激活，儿茶酚胺释放增加，而副交感神经系统相对受抑制。心力衰竭时交感神经系统的激活在短期内可产生正性肌力和正性变时作用，从而增加心排血量而起到代偿作用。但是交感神经的持续激活可导致心率加快以及心肌氧耗的显著增加，同时也会激动 α 受体导致外周血管阻力增加，最终使心功能进行性恶化。此外，交感神经的激活易诱发恶性室性心律失常和心脏性猝死，尤其当存在心肌缺血的时候。

进展型心力衰竭患者的血循环中去甲肾上腺素（norepinephrine，NE）水平明显升高，在静息状态下其NE血浓度为健康人群的2～3倍，这是交感神经末梢NE释放过多和重摄取减少联合作用的结果。

但是终末期心力衰竭患者的NE浓度反而降低，这可能是心脏交感神经长期激活后出现的“耗竭”现象。

（二）肾素－血管紧张素－醛固酮系统激活与心力衰竭

心力衰竭的发病过程中，肾素－血管紧张素－醛固酮系统（RAAS）的激活要晚于交感神经系统。肾素可使循环血管紧张素原转化为无生物活性的血管紧张素Ⅰ（AngⅠ），后者经血管紧张素转换酶（ACE）脱去2个氨基酸成为具有生物活性的八肽（1～8）－血管紧张素Ⅱ（AngⅡ）。约90%的ACE在组织中发挥活性，另10%存在于心肌间质和血管壁，因此心脏局部的RAAS激活在心肌肥大和心力衰竭病程进展中较循环RAS更为重要。组织AngⅡ也可通过非经典途径即乳糜酶途径生成。这一旁路途径在应用血管紧张素转换酶抑制剂（ACEI）使组织肾素和AngⅠ浓度明显增高时显得尤为重要。AngⅡ也可进一步经蛋白水解为具有促血管收缩作用的AngⅢ（2～8）和AngⅣ（3～8）以及拮抗AngⅡ内皮损伤作用的Ang1～7。

AngⅡ通过其受体发挥一系列生物学作用，包括 AT_1、AT_2、AT_3、AT_4 受体。激动 AT_1 主要表现为血管收缩、促细胞增殖、醛固酮分泌以及儿茶酚胺释放。而激动 AT_2 受体则表现为血管扩张、抑制细胞增殖、利尿以及缓激肽释放等保护作用。与交感神经激活相似，AngⅡ具有短期的稳定血流动力学作用，但RAAS的长期激活将促进儿茶酚胺和醛固酮释放，并导致水钠潴留、心肌细胞肥厚、血管重构以及心、肾等脏器纤维化，最终促使心力衰竭进展、恶化。

（三）氧化应激

活性氧产物（reactive oxygen species，ROS）是有氧代谢的正常副产物。在心脏，ROS来源于线粒体、黄嘌呤氧化酶和NADPH氧化酶。ROS可以调节心肌细胞间多种蛋白和信号通道的活性，其中重要的包括肌质网钙通道、离子通道、肌丝蛋白以及与细胞生长相关的多种信号通道。当自身的抗氧化系统不能及时清除ROS时，细胞内出现ROS堆积，即称为氧化应激。心脏内重要的抗氧化物质包括将OF转化为H_2O_2的锰超氧化物歧化酶（MnSOD）以及将H_2O_2分化为H_2O的过氧化氢酶和谷胱甘肽过氧化物酶。研究资料证实心力衰竭患者的体循环及心肌内氧化应激水平均显著升高。心肌机械牵张、神经内分泌激活（Ang Ⅱ、α 受体激动剂、血管内皮素 -1）和炎症细胞因子释放（肿瘤坏死因子、白介素 -1）均会继发ROS生成增多，若抗氧化功能不足以及时清除多余的ROS则将导致氧化应激的形成。动物实验发现心肌细胞内线粒体产生过量的ROS可促使心力衰竭进展及恶化。同样，在快速心脏起搏诱导的狗心力衰竭模型以及终末期心力衰竭患者的心脏中均可发现黄嘌呤氧化酶的表达及活性增加。在体外培养的心肌细胞中，ROS可以诱导心肌细胞肥厚和凋亡。ROS同样能够调节成纤维细胞增殖和胶原合成并能激活基质金属蛋白酶的表达。此外，ROS还可以降低NO的生物利用度从而影响心力衰竭患者的外周血管功能。这些都提示了抑制ROS生成是心力衰竭的治疗靶点之一。然而，针对抗氧化的心力衰竭临床研究并未取得理想结果，OPT – CHF研究应用oxypurinol（黄嘌呤氧化酶抑制剂）治疗慢性充血性心力衰竭并没有减少主要终点事件（心力衰竭住院和心血管死亡复合终点），但对于尿酸升高（氧化应激的生物学指标）的亚组心力衰竭人群分析结果显示，oxypurinol有改善预后的趋势，提示抗氧化治疗可能对高氧化应激的心力衰竭人群有效。

（四）炎症细胞因子与心力衰竭

目前的观点认为促炎症细胞因子如肿瘤坏死因子（tumor necrosis factor alpha，TNF – α）、白介素 -1（IL–1）等可能与心力衰竭进展时的左心室重构相关。目前认为，这些细胞因子并不是由机体免疫系统产生的，而是在心肌受损后由心肌细胞内局部生成。虽然这些心肌细胞因子激活的初始目的是修复受损心肌，但长时间高浓度的细胞因子表达将对心肌产生毒害作用，并影响细胞外基质生成，最终促进心室重构。心力衰竭时增高的细胞因子形成网络，其活性受各种细胞因子调节剂和抗炎症的细胞因子的影响，错综复杂的网络调节紊乱，参与了心力衰竭的发生与发展，而TNF – α 是细胞因子网络的关键部分。此外，细胞因子与神经体液系统之间的交互作用，也共存于心力衰竭的发生与发展的全过程。研究发现，心力衰竭患者的外周循环促炎症细胞因子（如TNF – α、IL –6）水平显著升高，并与临床严重程度密切相关。而具有抗炎症的细胞因子IL – 10水平在心力衰竭患者中明显下降，与临床严重程度呈负相关。因此，促炎症细胞因子与抗炎症细胞因子的失平衡可能是导致心力衰竭进展的重要机制。

（五）细胞凋亡与心力衰竭

细胞凋亡（apoptosis）是基因调控的主动而有序的细胞自我消亡，由一连串不伴有炎症反应的细胞变化，最终导致细胞死亡，被认为是精确调节的生理性死亡。缺血、缺氧、钙超载、线粒体缺陷、组织排异、射线、机械应力、促凋亡因子或心肌细胞存活因素消失等因素均可导致细胞凋亡发生。心力衰竭时上述的许多因素均可见到，其中，神经 – 体液因素的变化最为突出。研究表明去甲肾上腺素、Ang Ⅱ、TNF – α、利钠肽等均可促进细胞凋亡的发生。

心力衰竭时左心室功能不断恶化的机制尚不清楚。一方面，心力衰竭的血流动力学的代偿性机制致力于维持血流动力学的稳定，如心肌代偿性的肥厚及扩大，交感神经和RAAS活性的增高；另一方面，恰恰是由于这些因素加速了左心室功能不断恶化的进程，形成恶性循环。可能正是这种代偿机制反而引起左心室功能不断恶化。近年研究表明，心力衰竭时左心室功能不断恶化是心肌细胞反复丢失和（或）剩余的心肌细胞收缩功能逐渐退化的结果。而凋亡可能是心肌细胞不断丢失的根源所在。

多种实验动物心力衰竭模型和对人体心力衰竭的病理研究中都表明心肌细胞凋亡参与了心力衰竭的进展。但目前还有很多问题不甚明了。如是什么机制触发了心肌细胞凋亡？心肌细胞凋亡在心功能从代偿期转入失代偿期的进程中到底扮演着怎样的角色？抗凋亡治疗是否可以改变心力衰竭的进程或预后，其安全性如何？等等。

（六）心室重构与心力衰竭

心室重构是导致心力衰竭不断进展的病理生理基础。临床上表现为心室腔扩大、室壁肥厚和心室腔几何形状的改变（横径增加呈球形）。许多过程参与了心室重构，心肌细胞的丢失或死亡，神经体液系统的激活及心脏代偿机制的丧失是发生心室重构的基础。在此过程中，心肌细胞肥大，成纤维细胞增生，细胞凋亡，细胞外基质量和组成变化等，均能引起、加重心室重构的过程。心肌细胞外基质（ECM）虽然仅占心脏的1/3，但在心室重构的发生和发展中却占有重要地位。

心脏重构可以发生在心肌梗死、压力负荷过重（主动脉狭窄和高血压）、心肌炎症病变（心肌炎）、扩张性心肌病和容量负荷过重（瓣膜反流）等情况下。重构的进程受最初损害程度、继发事件、并存疾病（如糖尿病和高血压）的影响。重构越明显，预后越差。通常，在急性损伤导致的压力和容量负荷过重的情况下，心脏可以通过各种代偿机制保持功能正常；如二尖瓣关闭不全，心脏前负荷增加，心脏可通过心室重构保持前向血流。但是，在心脏损伤后（如心肌梗死），持续的重构将导致疾病进展和心功能失代偿。

左心室重构确切的机制目前还不清楚，可能有下述过程参与。心肌细胞牵拉、伸长，刺激局部去甲肾上腺素活性增加，分泌 Ang Ⅱ和内皮素。这些变化刺激蛋白表达和心肌肥大。结果进一步恶化心脏结构，增加神经内分泌活性。

（七）其他

1. 精氨酸加压素　精氨酸加压素（AVP）是调节自由水清除和血浆渗透压平衡的重要垂体激素。正常情况下，血浆渗透压升高是刺激 AVP 分泌的主要因素。即使没有渗透压变化，大部分心力衰竭患者的循环 AVP 也是升高的，并可能导致低钠血症。AVP 作用于三种受体，分别为 V_{1a}、V_{1b} 和 V_2 受体。V_{1a} 受体分布最广，主要分布于血管平滑肌细胞上。V_{1b} 受体局限分布于中枢神经系统，而 V_2 受体主要分布于肾集合管上皮细胞。V_{1a} 受体介导血管收缩、血小板聚集以及心肌生长因子的激活。V_{1b} 受体调节肾上腺皮质激素释放。V_2 受体通过刺激腺苷酸环化酶调节抗利尿作用。临床试验证实，无论是选择性 V_{1a} 受体拮抗剂（relcovaptan）、选择性 V_2 受体拮抗剂（tolvaptan，lixivaptan）还是非选择性 V_{1a}/V_2 受体拮抗剂（conivaptan）均能明显缓解心力衰竭患者的浮肿，并改善低钠血症。

2. 利钠肽类　利钠肽系统包括五种结构相似的多肽，有心房利钠肽（ANP）、urodilantin（ANP 的同工型）、脑利钠肽（BNP）、C 型利钠肽（CNP）和 D 型利钠肽（dendroaspis natriuretic peptide，DNP）。它们由单一基因所编译，都有自己特有的组织分布、调节和生物作用。利钠肽是心力衰竭的一种代偿反应系统，其作用通常经鸟苷酸环化酶实现促进血管扩张（ANP、BNP、CNP）和尿钠排泄（ANP、BNP），拮抗交感神经和 RAAS 的作用。因此，被称为反向调节激素。

ANP 包含 28 个氨基酸，正常情况下在心房合成和贮存，心室在某种程度上也合成和贮存 ANP。心力衰竭时，水钠潴留，血容量增加，心房压力明显升高，刺激心房内 ANP 感受器，引起 ANP 释放增加。ANP 可以引起小动脉静脉扩张，排水排钠，抑制肾素、醛固酮或血管加压素的分泌，减少交感神经的血管收缩作用，从而发挥机体的代偿作用、改善心功能。

BNP 主要由心室心肌细胞合成和分泌，促使其分泌的有效刺激主要来源于心室扩张或容量负荷过重。此外，急性心肌梗死时梗死灶周围的心肌细胞也会受刺激，使 BNP 分泌增加。心力衰竭的主要病理变化发生在心室，故 BNP 在心力衰竭中的意义较 ANP 更大。BNP 浓度与左心室舒张末压、左心室射血分数（LVEF）以及心功能 NYHA 分级密切相关。BNP 对心力衰竭有很高的诊断价值，可比作是心力衰竭的“白细胞计数”。

BNP 和 ANP 的生物合成、分泌以及清除途径并不相同，ANP 在心房压力快速升高时呈脉冲式释放，而 BNP 的激活主要是源于心房和心室压力的持续增高。ANP 的生物半衰期约 3min，BNP 生物半衰期较长约 20min。CNP 主要表达在血管系统，与 ANP、BNP 相同，它也是由 CNP 前体分裂为无活性的 NT -CNP 和有生物活性的 22 个氨基酸的 CNP。在发生急性容量扩张时，作用于肾脏利钠肽受体的 ANP 和 BNP 是重要的利钠、利尿保护机制。

3. 内皮素　有三种内皮素异构体（ET -1、ET -2、ET -3），它主要由内皮细胞释放，但也有少量 ET 由其他细胞合成如心肌细胞。ET -1 是内皮素家族的主要成员，它由前内皮素 -1 原（prepro ET -1）经多种蛋白酶降解形成含 38 个氨基酸残基的前内皮素（pro ET -1），也称为大内皮素（big ET -1），后者再通过内皮素转换酶（ECE）和羧肽酶作用形成具有生物活性的含 21 个氨基酸残基的成熟 ET -1。但动物实验也发现存在不依赖 ECE 的 ET -1 旁路合成途径。在人心肌上至少存在两种 ET -1 受体亚型（ETA、ETB），ETA 受体介导血管收缩、细胞增殖、病理性肥厚、纤维化及增加心肌收缩力。

ETB 受体主要与 ET -1 清除以及前列环素、NO 释放相关。部分研究资料表明心力衰竭患者的循环 ET-1 水平明显增高并与预后相关。此外，血浆 ET -1 水平与肺动脉压力和肺循环阻力密切相关。虽然动物实验证实 ETA 受体拮抗剂能够抑制心肌梗死后的心肌重构和后负荷增加诱导的心肌肥厚，但在针对慢性心力衰竭的临床试验时并未取得阳性结果。但 ETA 受体拮抗剂对肺动脉高压是有明确临床获益的，FDA 已批准了 ETA 受体拮抗剂用于治疗伴中等心功能不全症状的肺动脉高压患者。

4. 缓激肽　激肽是一种血管扩张剂，作用于 β_1 和 β_2 受体发挥其生物活性。激肽的大部分心血管作用由 B 受体起始介导，缓激肽和赖氨酰舒缓激肽胰激肽与之结合，从而产生血管扩张作用。而 β_1 受体与这两者的代谢产物结合。研究表明，缓激肽在心力衰竭时是调节血管张力的重要因素。缓激肽由 ACE 降解，因此 ACE 不仅可生成促血管收缩的 Ang Ⅱ，也可降解扩张血管的缓激肽。而 ACEI 的心血管保护功能也部分得益于缓激肽水平的升高。

5. 肾上腺髓质素　肾上腺髓质素（adrenomedullin）是一个含 52 个氨基酸的扩血管多肽，最早是在人嗜铬细胞瘤中分离出的故得其名。随后在心房、肾上腺和垂体同样检测出了高浓度的肾上腺髓质素，在心室、肾脏、血管也发现有低浓度的肾上腺髓质素表达。肾上腺髓质素通过一系列 G 蛋白耦联受体发挥作用的。发生心血管疾病和心功能不全时，患者的循环肾上腺髓质素出现升高，其升高程度与疾病严重程度相关。越来越多的证据表明心力衰竭时肾上腺髓质素水平的升高是一种代偿机制，它能够抵消过度的外周血管收缩现象。在动物实验和小规模心力衰竭临床研究中发现，补充肾上腺髓质素能够降低血压和心脏充盈压、改善心排血量和肾功能，并能够抑制血浆醛固酮水平。

6. Apelin　Apelin 是 1993 年发现的一种血管活性多肽，它是 G 蛋白耦联受体 APJ 的内源性配体。Apelin 可引发内皮依赖的 NO 介导的血管舒张反应从而降低动脉血压。此外，Apelin 还具有不伴随心肌肥厚的正性肌力作用，以及对抗 AVP 的利尿作用。动物实验发现心力衰竭时 Apelin 水平明显降低，但在给予 ARB 治疗后能够恢复。临床上也观察到心力衰竭患者的 Apelin 水平明显低于对照组，但在给予再同步化治疗后 Apelin 水平又出现明显回升。

7. 脂肪细胞因子　以往我们一直认为脂肪组织的唯一功能只是储存脂肪，但现在发现脂肪组织能够分泌很多因子，统称脂肪细胞因子（adipokines）。脂肪细胞因子包括脂联素（adiponectin）、肿瘤坏死因子、纤溶酶原激活物抑制剂 -1、转化生长因子 β 以及抵抗素。瘦蛋白是肥胖基因的产物，主要由脂肪组织生成，但也有少数由心脏组织分泌。瘦蛋白的初始作用是通过刺激下丘脑起到控制饮食的效果，但是循环瘦蛋白水平持续升高会作用于某些异构酶受体，导致血压升高、心肌肥厚以及心力衰竭。然而缺乏瘦蛋白或瘦蛋白抵抗也会导致非脂肪组织的脂肪堆积以及一系列脂肪不良反应，包括心肌细胞凋亡。研究结果显示，瘦蛋白可以诱导人和大鼠心肌细胞的肥厚。脂联素同样不仅在脂肪组织中生成，也可在心脏中表达。脂联素基因敲除大鼠在给予压力负荷后会表现出进展性心肌重构。而额外给予脂联素可以减少缺血再灌注损伤大鼠的梗死面积和心肌凋亡。有趣的是，很多研究都发现肥胖相关性心力衰竭的进展与脂联素水平降低相关。因此，脂联素很有希望成为心力衰竭的生物标记物及潜在治疗靶点。

第二节　心力衰竭的诊断

一、收缩功能不全性心力衰竭

慢性收缩功能性心力衰竭（chronic systolic heart failure）是一个以特异症状（呼吸困难和疲乏）和体征（液体潴留）为特征的临床综合征。需要根据仔细询问病史、体格检查及相关的检查才能做出的一个综合的临床诊断。

在心力衰竭的诊断中应特别注意以下信息的收集：①运动耐量减少：这通常是患者最常见的主诉，其中以呼吸困难多见，其他还有疲乏无力等，老年人可能还有冷漠等表现；②液体潴留：有些患者因运动耐量减少是逐渐发生的，可没有引起注意，而主要以下肢水肿或胀感，或上腹部胀饱感就诊；③是否存在发生心力衰竭的危险因素、是否是心力衰竭的易发人群、有无发生心力衰竭的基础心脏病等。例如，异常心音、心电图或胸部X线片异常、高血压或低血压、糖尿病、急性心肌梗死史、心律失常、肺或体循环血栓栓塞事件等。

（一）左侧心力衰竭的临床表现

1. 症状

（1）呼吸困难：呼吸困难是左侧心力衰竭最早出现的表现。根据严重程度可分别表现为：劳力性呼吸困难、端坐呼吸、夜间阵发性呼吸困难、静息呼吸困难和急性肺水肿。劳力性呼吸困难表现为原来可以耐受的体力活动下感到呼吸困难，尤其是在短暂的休息后仍有喘不上气来的感觉。这种呼吸困难的感觉随着病情的加重，表现为体力耐受力的逐渐下降，患者可在轻微的体力活动下出现呼吸困难，如平地步行时间稍长、快走、穿衣、吃饭等。患者是否出现呼吸困难与观察到的心脏大小及收缩功能指标之间并没有明显的相关性，有些患者心脏很大、收缩功能指标很差，却可以没有明显的呼吸困难或呼吸困难的程度较轻。相反，有些患者心功能指标并不是很差，却有严重的呼吸困难。老年人或因其他疾病活动受到限制时，如严重的心绞痛、关节病等，可能不会有劳力性呼吸困难的主诉。

端坐呼吸为患者不能平卧，而需采用高枕、半卧或坐位才能缓解或解除呼吸困难。这时患者可能已发生严重的肺水肿。在心力衰竭的晚期，患者可能无法平卧，需整夜取坐位。

卧位出现呼吸困难为肺间质水肿引起，因卧位时回心血量增加，而左心室的代偿机制已达极限，无法将增多的血容量有效地排除，导致肺毛细血管、肺静脉压力增高，引起肺间质水肿、肺顺应性降低、呼吸道阻力增加，引起呼吸困难。

咳嗽虽然不是特异性症状，但它确实可以由肺充血引起，其发生机制与端坐呼吸一样，可以认为它是端坐呼吸的等同症状。因为常可以看到心力衰竭患者在卧位时干咳，而坐起后缓解，有效的抗心力衰竭治疗后该症状也随之消失。

夜间阵发性呼吸困难是左侧心力衰竭的典型表现。呼吸困难常在夜间突然发作，因憋闷而突然惊醒，感到喘不过气来，被迫坐起，可同时有阵咳、哮鸣性呼吸音及泡沫样痰，又称心源性哮喘。发作较轻者，在采取坐位后数十分钟至1h左右，呼吸困难可以自行缓解，患者可能又继续入睡，白天可以没有异常的感觉。严重者，再次入睡后又可发作。更严重者呼吸困难可以持续不缓解，甚至发展为急性肺水肿。与端坐呼吸不同，夜间阵发性呼吸困难发作常在患者入睡后1～2h，而端坐呼吸患者常在清醒状态，平卧数分钟就可出现呼吸困难。此外，前者症状持续时间长，后者持续时间短。由于轻症的夜间阵发性呼吸困难常可自行消失且白天症状不明显，加之还可出现阵咳和哮鸣，有时会被误认为支气管炎或哮喘。

夜间阵发性呼吸困难的发生机制可能与下列因素有关：①回心血量的增多；②卧位时膈肌抬高；③睡眠时左心室的交感神经兴奋性降低；④夜间呼吸中枢受到抑制。

急性肺水肿是呼吸困难的极端期，患者表现为极度的呼吸困难，同时出现明显的血流动力学异常，如不及时治疗，很易导致死亡。

心源性呼吸困难必须和呼吸性呼吸困难相鉴别，尤其是心源性哮喘与支气管哮喘应仔细鉴别（表8–1）。

表8–1　支气管哮喘与心源性哮喘的鉴别

项目	支气管哮喘	心源性哮喘
发病年龄	多在儿童或青少年期发病	多为成年人
病史	家族或患者有过敏史或哮喘史	多有基础心脏病存在
发作间期	多无症状	劳力性气急，可有夜间阵发性呼吸困难
肺部体征	双肺弥漫性哮鸣音	双肺，尤肺底湿啰音
心脏体征	多无特殊	可见心脏增大、杂音、奔马律等
X线胸片	肺野清晰，肺气肿征	肺水肿、肺淤血、心影增大
药物疗效	解痉药、肾上腺皮质激素有效	强心药、利尿剂、扩血管药、吗啡等有效

（2）体力下降：体力下降是常见的表现，每个人的主诉不同而已。并非体力下降都是因为呼吸困难引起，心脏对运动的反应差，相对的心肌缺血连同心脏自身的损害限制了心脏的收缩。此外，贫血、外周血管反应减弱、骨骼肌（包括呼吸肌）萎缩、代谢障碍以及患者对运动出现的呼吸困难的畏惧均可以影响患者的体力。

（3）呼吸障碍：心力衰竭患者的呼吸障碍主要是中枢性的睡眠呼吸暂停，部分患者出现陈－施呼吸，多见于较严重的心力衰竭，是预后不良的表现。

（4）其他：①乏力和虚弱：是心排血量下降，骨骼肌缺血引起，也与药物治疗有关，如利尿剂、β受体阻滞剂；②夜尿与少尿：心力衰竭的早期可见夜尿增多，可能与心力衰竭时血液的再分布、肾缺血有关，心力衰竭的晚期则出现少尿；③神经系统症状：老年患者在心力衰竭晚期，尤其原本有脑动脉硬化的患者，可出现意识模糊、记忆力减退、焦虑、头痛、失眠和噩梦，偶尔还会出现定向力障碍、谵妄，甚至幻觉等精神症状。

2. 体征

（1）原有心脏病的体征：如果患者存在基础心脏病，可见其相应的体征，如瓣膜反流或关闭不全的杂音、分流的杂音、肺动脉瓣区第二心音亢进或分裂等。

（2）心脏扩大：左心室增大主要见于收缩功能异常性心力衰竭，但并非特异性。可见心尖搏动向左下移位，心尖抬举感，抬举的程度与心脏扩大呈正比。

（3）奔马律：健康的儿童或青年有时可以在胸骨左缘听到第三心音。但在成年人听到此心音一般是病理性的，称之为舒张早期奔马律，常提示存在心力衰竭。奔马律一般发生在心率较快的情况下，左侧卧位容易在心尖部或心尖内侧听到。当二尖瓣或三尖瓣及左向右分流量较大时，急速、大量的血流在舒张早期流入心室，可产生第三心音，这种情况下不表示心力衰竭存在。

（4）交替脉：脉搏一强一弱，是心脏收缩规律性变化所致，多发生在左心室射血所遇阻力增加的心力衰竭，如高血压和主动脉瓣狭窄等。轻症者可能只在测量血压时发现。交替脉常与奔马律同时存在。

（5）肺部啰音：心力衰竭早期并不出现，随着疾病进展，肺静脉及毛细血管压力增加、液体渗入肺泡，形成啰音。两侧肺底部的啰音通常是心力衰竭中期以上的表现，但啰音的特异性较低，敏感性也差。

（6）胸腔积液：常见于体肺循环压力均增高的患者。通常为双侧，也可见于单侧，右侧多见。胸水内的蛋白含量较高，高于一般的漏出液，因此，毛细血管的通透性增加也可能参与了心源性胸腔积液的形成。

（二）右侧心力衰竭的临床表现

右侧心力衰竭大都发生在左侧心力衰竭之后，故临床上常是两种心力衰竭的表现同时存在，但可以某种心力衰竭的表现为主。单纯的右心力衰竭多由急性或慢性肺心病引起。

1. 症状　主要与体循环淤血有关，如消化道淤血产生的食欲减退、恶心、腹胀、便秘、腹痛等；肾淤血引起的少尿、夜尿；肝淤血引起的上腹胀、腹痛、黄疸以及心源性肝硬化的相关表现；体循环淤血产生的末梢发绀、下垂部位水肿、头昏、头胀等。严重的右心衰竭也可以出现呼吸困难，与心排血量明显减少、呼吸肌灌注不足、低氧血症、代谢性酸中毒以及腹水和胸水对肺脏的压迫等因素有关。

2. 体征

（1）原有心脏病的体征：如果患者存在基础心脏病，可见其相应的体征，通常是在左心室病变的基础上发现右心室变化的证据。如果单纯的右心衰竭，常可见到肺动脉高压的相应表现，如肺动脉瓣区第二心音亢进或分裂等。

（2）心脏扩大：右心室扩大为主者可见心前区抬举样搏动，有时可听到右心室来源的舒张期奔马律，扩张的右心室常可听到响亮的来自三尖瓣的反流杂音，合并肺动脉高压时，可听到肺动脉瓣区收缩期杂音、第二心音亢进或分裂等。

（3）体静脉压力增高：观察颈静脉充盈情况是观察静脉压力较便捷和准确的方法。患者取半卧位（通常为45° 角），正常静脉压时锁骨上端一般看不到静脉显露（不超过在胸骨角以上4cm）。静脉压力增高时则可见到，且常在胸骨角以上 10cm 处。静脉压力明显升高时，可见颈静脉全程充盈、饱满，称为颈静脉怒张，甚至外周静脉也明显充盈。观察颈静脉充盈最好是颈内静脉，若看不清楚，也可观察颈外静脉，右侧颈外静脉较容易观察。右心衰竭较严重时还可以看见 Kussmaul 征，即吸气时静脉压力反而升高，颈静脉变得更加显露。颈静脉波动的 a 波消失，提示发生了心房颤动。

（4）淤血性肝肿大：肝脏肿大常发生在外周水肿之前，且在右心衰竭经治疗后，其他症状消失之后仍持续存在。剑突下的肝脏肿大比肋下更明显，因此看上去上腹部显得很饱满，叩则为实音。质地较软，有触痛常提示肝脏为近期发生的肿大。明显的三尖瓣关闭不全可以见到收缩期肝脏搏动。而收缩期前的肝脏搏动见于肺动脉高压、肺动脉瓣狭窄、三尖瓣狭窄、缩窄性心包炎及右心室受累的限制性心肌病。

（5）肝颈静脉反流征：轻度右心衰竭颈静脉充盈不明显，但在患者右上腹持续施以压力≥ 30s，可以看到颈静脉充盈明显起来。这是因为腹部的额外压力使静脉回流增加，衰竭的右心室不能接受短暂的容量增加，心腔内压力增加，继而反映在静脉压力的增高。

（6）胸腔积液和腹水：胸膜静脉既可回流至体静脉也可回流至肺静脉，因此任何一个静脉系统的压力明显增高都可引起胸腔积液。右心衰竭时的胸腔积液通常都是双侧的，若发生在单侧，则以右侧多见。腹水通常见于慢性心力衰竭，说明静脉压力长期升高。如同胸水的发生一样，毛细血管通透性增加也参与了腹水的形成，因为腹水中的蛋白含量与淋巴液相近，是水肿液的 4 ～ 6 倍。大量腹水多见于顽固性右心衰竭、三尖瓣狭窄、缩窄性心包炎。腹水明显而外周水肿不明显见于病程长、长期使用利尿剂的患者。

（7）下垂性水肿：下肢水肿多在颈静脉充盈、淤血性肝肿大等症状出现之后才发生。通常先有体重增加，达到一定程度之后才有下肢的水肿。长期卧位者，下垂部位在靠近床面的地方，如仰卧在骶部，侧卧在侧部。严重心力衰竭者可全身水肿，此时，营养不良也参与水肿的发生。

（8）心包积液：心包积液十分常见，通常量不大，且常被心力衰竭的症状掩盖，而在超声心动图检查时发现。临床意义不大。

（9）发绀及皮肤改变：长期右心衰竭者大多数有发绀，是末梢血供不足，组织摄氧过多，静脉血氧低下所致。长期右心衰竭者还常见下肢皮肤色素沉着，变暗红、变硬，与局部组织营养不良有关。

（10）心源性恶病质：心源性恶病质定义不统一，较为广泛接受的定义是：心力衰竭病程超过 6 个月，体重较原体重减轻 7.5%，同时需除外恶性肿瘤、甲状腺疾病以及严重的肝脏疾病等。流行病学调查显示心脏恶病质的发生率占院外Ⅲ～Ⅳ级心力衰竭患者的 16%，住院Ⅲ～Ⅳ级心力衰竭患者的 61%。表现为明显的肩、锁、胸、股、小腿部肌肉消耗，患者明显消瘦，同时有水肿，以腹水、踝部和腿水肿为主。其发生的基本原因为营养摄入和消耗之间的不平衡。交感神经兴奋性增加、RAAS 及心房肽系统和某些炎症细胞因子激活所引起的神经内分泌紊乱是引起恶病质的重要原因。

（三）心功能分级、分期与心脏功能的评判

1. 心功能分级　通常使用美国纽约心脏病协会（NYHA）提出的心功能分类方法。NYHA 分级适用于慢性心力衰竭患者，依据患者的表现可分为Ⅰ、Ⅱ、Ⅲ、Ⅳ级，后三级即相当于心力衰竭的Ⅰ、Ⅱ、Ⅲ度或轻、中、重度。Ⅰ级：一般体力活动不受限制，不出现疲劳、乏力、心悸、呼吸困难、心绞痛等症状，无心力衰竭体征。通常称心功能代偿期。Ⅱ级：体力活动稍受限制，休息时无症状，但中等体力活动时（如常速步行 3 ～ 4 里路或登三楼等），即出现乏力、心悸、呼吸困难症状，并有心率加快、肝肿大等。Ⅲ级：体力活动明显受限，休息时无症状，轻微体力活动（如日常家务劳动、常速步行 1 ～ 2 里路、登二楼等），即出现心悸、呼吸困难、心绞痛，并有心力衰竭体征，如肝大、水肿等症状体征。卧床休息后症状好转，但不能完全消失。Ⅳ级：不能胜任任何体力活动，休息时仍有疲乏、心悸、呼吸困难或心绞痛，并有明显的心力衰竭体征，如内脏淤血及显著水肿，长期可致心源性肝硬化。

NYHA 心功能分级是一个主观的分类方法，不能很好地反映病程及对治疗反应后的变化。但因其简便、直观及多年来应用已形成习惯，故一直作为心功能判定的常用方法。

心功能分级可能随着时间而恶化，但多数心力衰竭患者并不一定表现为症状持续加重。即使在药物没有变化的情况下，症状的严重程度也可呈现波动，而且在心室功能参数没有明显改变时，药物和膳食

的变化也可以明显改善心功能状态。

2. 心力衰竭分期　自 2001 年美国成人慢性心力衰竭诊疗指南提出这种新的分级方法以来，2007 中国慢性心力衰竭诊断和治疗指南以及 2012 年最新的欧洲急慢性心力衰竭指南仍然保留了这种分级方法。该方法包括了心力衰竭发生、发展的全过程，从心力衰竭的高危人群进展成器质性心脏病，直至出现心力衰竭症状最终发展成难治性终末期心力衰竭，将心力衰竭分为 A、B、C、D 四个阶段，从而提供了从"防"到"治"的全面概念。A 阶段：为"前心衰阶段"，指存在发生心力衰竭的高危因素，但尚没有心肌、心包、心瓣膜的结构或功能的改变，亦无任何心力衰竭的症状和（或）体征，如存在高血压、冠心病、糖尿病、肥胖、代谢综合征、家族性心肌病病史、使用心脏毒性药物等。B 阶段：为"前临床心力衰竭阶段"。患者已发展成器质性、结构性心脏病，但无心力衰竭症状和（或）体征。例如，有心肌梗死史发生左心室重构者，左心室肥厚，左心室射血分数低下，无症状性心瓣膜病等。这一阶段相当于无症状性心力衰竭，或 NYHA Ⅰ级患者。C 阶段：为"临床心力衰竭阶段"。患者在有基础结构性心脏病基础上，出现心力衰竭的症状和（或）体征，如呼吸困难、无力、液体潴留等，或目前虽无心力衰竭的症状和（或）体征，但以往曾因此治疗者。这一阶段包括 NYHA Ⅱ、Ⅲ级和部分 NYHA Ⅳ级心功能患者。D 阶段：为"难治性终末期心力衰竭阶段"，往往需要特殊治疗。患者有进行性的结构性心脏病，虽经强化的内科治疗，但休息时仍有症状。例如，因心力衰竭须反复住院，且不能安全出院者；须长期在家静脉用药者；等待心脏移植者；应用心脏机械辅助装置者。这一阶段也包括部分 NYHA Ⅳ级心功能患者。

该分级方法是纽约心脏病协会（NYHA）心功能分级方法的补充而不是替代，NYHA 分级是对该分级中的阶段 C 与 D 的患者症状严重性的分级。因为 NYHA 分级有主观性偏差，而且患者的心功能短时间内可以有很大变化。例如，一个有临床症状的心力衰竭患者（阶段 C）随着治疗或疾病的进展可以有不同的 NYHA 心功能级别，但它不会再回到阶段 B（从未发生心力衰竭）。根据新的分阶段方法，患者的病情可能不进展或只能向更高一级进展，疾病可通过治疗减慢或停止进展，但一般不会发生自发的逆转。

3. 心脏功能的定量评判　对于心力衰竭一直缺乏简单、准确、实用的方法来对心功能进行评判，以下两种方法各有优缺点。运动试验较客观、准确，但要求一定的设备和经验，评判指标过于复杂、方法不统一、要求患者配合及存在一定的风险，难以在临床上广泛使用。六分钟步行试验简单、实用、方便，但存在患者及医生观察上的偏差，应用时间短，其临床意义还有待进一步确定。

（1）运动耐量测定和分级：多采用平板或踏车分级运动试验，有极量或次极量运动两种方法，根据患者在运动中出现症状的时间，心电图、血压、室壁运动及呼气中氧气和二氧化碳浓度来评价患者的心功能状态。最常用的是进行心肺运动试验。

心肺运动试验是指症状限制的极量或次极量运动试验中测定患者的摄氧量、二氧化碳呼出量及相应的肺动力参数。所要分析的指标包括患者的运动总时间、运动代谢当量（相当于做功量，MET）、氧耗量（VO_2）、最大氧耗量（VO_2max）和无氧阈值（AT）。

运动代谢当量（MET）是一种表示相对能量代谢水平和运动强度的重要指标。代谢当量是以安静且坐位时的能量消耗为基础，表达各种活动时相对能量代谢水平的常用指标。可以用来评估心肺功能。

1MET 为在静息状态下的氧耗量，相当于 3.5mL/（min·kg）；3 ~ 5MET 相当于一般体力活动，如扫地、中快速行走（4.8 ~ 6.4km/h）等；5 ~ 7MET 相当于较重体力活动，如粗木工活、打网球、一般负重旅行等；9MET 以上相当于重体力活，如跑步。

最大氧耗量为最大动静脉血氧含量之差与心排血量的乘积，与心排血量成正比，它与射血分数所反映的左心室收缩功能之间并不平行，要与用年龄、性别、身高及体重通过经验公式计算出的最大氧耗量进行比较，小于预测值的 85% ~ 90% 时，表明极量运动能力降低。当心力衰竭患者的最大氧耗量大于 14mL/（kg·min），1 年存活率大于 90%。若小于 10mL/（kg·min），应考虑心脏移植。无氧阈值是运动过程中的一个理论点，即运动达到一定程度时，肌肉代谢开始转为无氧代谢。未经锻炼的人，运动达到有氧代谢的 50% ~ 60% 时，乳酸开始蓄积，随运动量增大，乳酸蓄积量增多，最终引起酸中毒。乳酸经体内碳酸氢盐中和后产生二氧化碳排出，并引起反射性过度换气。增加的通气量与增加的氧耗量及做功量不成比例的那一刻称之为气体交换无氧阈值。在未经锻炼的人当中，无氧阈值出现在最大氧耗量的40% ~ 60% 时出现。心力衰竭患者的无氧阈值增加。

MET 在 6 ~ 10，运动时射血分数升高大于 5%，最大氧耗量大于 20mL/（kg · min），无氧阈值大于 14mL/（kg · min）通常认为是正常的参考。结合心肺运动试验，Weber 把心功能分为 A、B、C、D 四级（表 8-2）。

表 8-2　Weber 心肺运动试验分级方法

分级	心功能损害程度	最大氧耗量[mL/(kg·min)]	无氧阈值[mL/(kg·min)]	CI 峰值[L/(min·m²)]
A	无→轻度	>20	>14	8
B	轻度→中度	16 ~ 20	11 ~ 14	6 ~ 8
C	中度→重度	10 ~ 16	8 ~ 11	4 ~ 6
D	重度	< 10	<8	<4

对于心力衰竭患者，心肺运动试验主要作为心脏移植、左心室辅助装置患者选择的客观标准，还可作为心力衰竭患者康复治疗个体化运动康复处方方案制定的客观依据。

（2）六分钟步行试验：六分钟步行试验（6MWT）是用于评价心功能状态的简易、安全、易行的方法。不但能评定患者的运动耐力，而且可以预测预后。在不少临床试验中也开始应用。方法为在直的长走廊上标记 30m 或 50m，两端各置一标志物，让患者来回走，步履缓急由患者根据自己的体能决定，告诉患者尽量走不要休息，但不能跑。测试过程中，患者可以休息，但时间记在 6min 之内，在旁监测的人员每 2min 报时一次，并记录患者可能发生的气促、胸痛等不适。如患者出现胸痛、难以忍受的呼吸困难、下肢痉挛、步履蹒跚、站立不稳、冒虚汗、面色苍白、患者体力难支时应终止试验。6min 后试验结束，监护人员统计患者步行距离进行结果评估。

6MWT 的绝对禁忌证为近 1 个月出现过不稳定性心绞痛或心肌梗死。相对禁忌证为静息心率大于 120 次 /min，收缩压 >180mmHg，舒张压 >100mmHg。

试验的结果可分为 4 个等级：1 级少于 300m，2 级为 300 ~ 374. 9m，3 级为 375 ~ 449. 5m，4 级超过 450m。级别越低心功能越差。达到 3 级与 4 级者，可说心脏功能接近或已达到正常。既往研究显示，6MWT 的距离是一个强有力、独立的死亡和因心力衰竭再住院预测因子。

（四）心力衰竭的辅助检查

初诊患者应该进行血尿粪常规、血清电解质、血糖、糖化血红蛋白、血脂、肝肾功能、心电图、X 线胸片、超声心动图检查。一些有意义的检查更应该仔细分析。

1. 胸部 X 线摄片　左心衰竭早期可见肺上叶静脉扩张、下叶静脉较细，肺门血管清晰。病情加重出现间质水肿时，可见肺门增大，血管影增粗，边缘模糊，分支血管也增粗。在肺泡水肿阶段，可见密度增高的粟粒状阴影，继而可发展为云雾状片状影并可连接成片。急性肺水肿时，可见自肺门伸向肺野的扇形的云雾状阴影，若两侧均有，似蝶翅样。部分患者也可见局限的肺叶间积液。胸水也常可见到。另外在肺中、上野纹理增粗的基础上，还可看到 Kerley 线。Kerley 线分 A 线、B 线和 C 线。A 线为上叶自肺外围斜行引向肺门的线状阴影，长 2 ~ 3cm，宽 0.5 ~ 1cm，与肺纹理走向不一致，无分支，多见于急性左侧心力衰竭。B 线为肋膈角区可见的一水平横线，长 2 ~ 3cm，宽 1 ~ 3mm，多见于以左心衰竭为主的慢性心力衰竭。C 线为中下肺野呈交叉的网格状阴影，见于严重心力衰竭患者。心力衰竭病程较长者，还可见胸膜增厚。依心力衰竭的种类、基础心脏病等，心影可有相应的变化。

2. 血常规　心力衰竭当中贫血的发生率较高，通常为轻中度贫血，形态学检查多数为营养不良性贫血，合并肾功能不全者也可有肾性贫血。近几年的研究表明红细胞分布宽度（RDW）在心力衰竭时可显著升高并与预后相关。

3. 心电图检查　常见心电图表现有心房颤动、心脏肥大、心肌缺血等，但对于心力衰竭的诊断不具有特异性。近年研究发现，心力衰竭患者并发传导异常，可导致房室、室间和（或）室内的不同步。房室不同步表现为心电图中 P-R 间期延长，使左心室充盈减少；左右心室间不同步表现为左束支传导阻滞；室内传导阻滞表现为 QRS 时限延长（>120ms）。可作为筛选可能从再同步化治疗获益患者的标准。

4. 血生化检查　血电解质变化常见于病程较长、病情较重和长期使用利尿剂的患者。低钠血症很常见，多为稀释性低钠血症，因为细胞外液增多而体内钠正常或是增加的。此外，抗利尿激素水平的增高也起到一定作用。低血钾常与过度利尿有关，而保钾利尿剂和 ACEI 的联合使用可升高血钾。

淤血性肝肿大和心源性肝硬化常造成肝酶和胆红素的升高。病情的突然加重可使肝功能损害加重，而随病情好转，肝功能可好转。心源性肝硬化者还可见凝血功能障碍和低蛋白血症。通常右心房压力超过 10mmHg 和心排指数低于 1.5L/（min·m^2）时，常有肝功能的损害。严重的心力衰竭，血清胆固醇常降低，预示着预后不良。

5. 静脉压测定　心力衰竭时静脉压力增高，除可观察颈静脉充盈程度估计静脉压力外，可直接测量外周静脉的压力。压力大于 12cmH_2O 表示静脉压力增加。轻度的心力衰竭静脉压力可以不升高。

6. 脑利钠肽　脑利钠肽（BNP）及其代谢的 N 末端片段 –N 末端脑利钠肽前体（NT – proBNP）浓度与左心室舒张末压升高、左心室射血分数（LVEF）降低以及心功能 NYHA 分级增高密切相关，对心力衰竭有很高的诊断价值。NT – proBNP 是 BNP 激素原分裂后没有活性的 N 末端片段，比 BNP 半衰期更长、更稳定，其浓度可反映短暂时间内新合成的而不是贮存的 BNP 释放，因此更能反映 BNP 通路的激活。左心室功能障碍时，血浆 NT – proBNP 可超过 BNP 水平达 4 倍。

在急诊情况下结合临床评估应用，测定 BNP 有助于鉴别呼吸困难是心力衰竭还是其他原因引起。

2007 年中国慢性心力衰竭指南推荐将血 BNP 水平用于鉴别心源性和肺源性呼吸困难。BNP<100ng/L 时不支持心力衰竭诊断，BNP> 400ng/L 时应考虑心力衰竭诊断，在 100 ~ 400ng/L 还应考虑其他原因。

2012 年欧洲心脏病协会的心力衰竭指南则根据起病的快慢推荐不同的排除心力衰竭的切点值：对于急性起病或者症状恶化的患者，以 BNP< 100pg/mL 或 NT – proBNP< 300pg/mL 作为排除心力衰竭的标准。而对于非急性起病的，切点值定在 BNP< 35pg/mL 或 NT – proBNP<125pg/mL，小于此值心力衰竭的可能性较小。对于非急性起病者，敏感性和特异性较急性起病者差。

BNP 和 NT – proBNP 水平的升高只是在诊断不明时给可疑心力衰竭的诊断或考虑心力衰竭的诊断提供依据，但并不能单单应用 BNP 来确定或排除心力衰竭的诊断。引起 BNP 升高的原因很多，仅中度升高缺乏特异性，因此对这部分人群将 BNP 用于鉴别诊断应慎重解释。除心力衰竭外，影响 BNP 水平的因素包括：①年龄及性别：BNP 水平随年龄增长而升高，同一年龄段女性的 BNP 水平高于男性。老年女性 BNP 轻度升高（100 ~ 200ng/L）不应诊断为心力衰竭。2008 年发表的 NT – proBNP 检测心脏功能国际专家共识建议则对 NT – proBNP 水平进行年龄分层，对于年龄 <50 岁、50 ~ 75 岁、>75 岁的界值分别为 > 450pg/mL、>900pg/mL 和 >1 800pg/mL。②肥胖者 BNP 水平较低，因此肥胖者心力衰竭时，BNP 会出现假阴性结果。③肺部疾病：如慢性阻塞性肺疾病、原发性肺动脉高压、肺栓塞引致右心室功能障碍时，可导致 BNP 水平升高。④肾功能不全时由于心房压及主动脉压较高、心室重量增加，故 BNP 可能出现“假性”升高。虽然 BNP 不能被血液透析清除，但透析后，由于血容量减少，BNP 可下降 15% ~ 30%。⑤心脏压塞或心包缩窄：BNP 的生成与释放需要心脏压力及容量负荷增加，心脏压塞或心包缩窄前，没有明显的心力衰竭症状，BNP 水平可正常。⑥代偿性收缩功能障碍患者，出现非心源性呼吸困难（尤其是老年患者），如合并肺炎或肺栓塞，此时 BNP 水平不能鉴别呼吸困难是心力衰竭恶化抑或合并的呼吸系统疾病所致。只有当呼吸困难发作时 BNP 水平极低（<100pg/mL），或已知基础的稳定 BNP 水平，观察期间 BNP 水平无变化时方可除外心力衰竭恶化。⑦其他：如肝硬化及蛛网膜下隙出血患者也可出现 BNP 水平升高。某些药物可能影响 BNP 水平，如血管紧张素转换酶抑制剂、血管紧张素Ⅱ受体拮抗剂可使 BNP 水平减低，呈剂量依赖性。呋塞米也减低 BNP 水平而不改变左心室功能，β 受体阻滞剂、洋地黄、阿霉素等使 BNP 水平上升。

慢性心力衰竭的血 BNP 和 NT – proBNP 水平与死亡率及再住院率密切相关。NT – proBNP 检测心脏功能国际专家共识建议将其用于监测急性心力衰竭住院患者病情变化和指导治疗。NT – proBNP 是急性心力衰竭很强的独立预测因子，对治疗有良好反应的患者，其 NT – proBNP 迅速下降，而经治后 NT –proBNP 变化的百分数则是更好的评估因子，治疗后 NT – proBNP 下降 30% 是合理的目标；若没有基线值，则治疗目标应为 NT – proBNP<4 000pg/mL。因此在治疗急性心力衰竭的过程中，检测 NT – proB–NP 最理想为

两个时间点为基线/就诊时与临床病情稳定时，以评估出院的可行性或疗效。NT－proB–NP 检测也可用于慢性心力衰竭患者的病情监测和治疗。对慢性心力衰竭患者 NT－proBNP 进行系列检测可以更准确地危险分层，治疗措施有效则患者 NT－proBNP 水平下降；而以降低 NT－proBNP 为治疗目标则可指导采用更理想的治疗方法、减少不良预后。因此对于慢性心力衰竭患者，有临床心力衰竭症状恶化或 NT－proBNP 升高 >30% 时，应调整治疗方案，随后 1 ～ 2 周复查 NT－proBNP 一次直至病情稳定。

7. 超声心动图检查　超声心动图不仅可以确定原发性异常是在心肌、瓣膜，还是在心包，是哪个心腔受累，还可对心脏功能进行评价。通过定量地测量 EF 数值、心室腔径和（或）容积、室壁厚度、心腔形状、血流模式、结构和室壁运动至少应获得以下四个信息：① LVEF 代偿还是减低；②左心室结构正常还是异常；③有无其他导致临床表现的结构异常，如瓣膜、心包或右心室；④心脏血流动力学的其他参数，包括收缩和舒张功能、肺动脉的压力等。近年来，采用超声心动图组织多普勒的方法有助于评价心力衰竭患者是否存在心脏房室、心室间及心室内的不同步，并有助于行心脏再同步化治疗患者的参数优化。

在超声心动图上见到参数异常对心力衰竭的诊断并非特异，应结合临床和其他检查方法合理解释。系列的超声心动图检查很重要，因为 EF 的变化、心腔大小和形态的变化可了解疾病的演变，观察治疗的反应，对诊断和治疗都有很多帮助。

8. 其他检查方法　还有些方法可以用来检查心脏结构或功能的异常。如核素心肌显像和血池造影可高度准确地测量心肌灌注和心室功能，包括射血分数。近年来磁共振成像或计算机体层摄影也开始用于心脏功能的检查。尤其是磁共振成像，目前很多临床试验都要求用磁共振进行心功能检查替代超声心动图检查。因其图像清楚，检查者偏差小，可更准确地评估心腔大小、心室质量，发现结构异常和评价心脏功能与室壁运动。此外，磁共振成像还可准确识别心肌活性与瘢痕组织。

（五）诊断

1. 无症状性心力衰竭　无症状性心力衰竭又称无症状性左心室功能障碍，是指患者有左心室功能异常的证据，如 LVEF 低于 40%，但没有明显的临床表现，相当于 ACC/AHA 心力衰竭分期中的 B 期或 B 阶段。据估计无症状性心力衰竭可能占到心力衰竭半数以上。其中大部分为心肌梗死后的患者，这些患者表面上病情稳定，但心室重构却持续进行，适应性状态迟早会转化为适应不良，进而发生心力衰竭，但也有部分患者可能持续处在这个阶段而不发生心力衰竭。

无症状性心力衰竭发展到心力衰竭阶段，即从 B 阶段进展到 C 阶段的时间长短不一，短则数周，长则数年甚至时间更长。影响从 B 阶段进展到 C 阶段的因素包括年龄、初始心肌受损的严重程度和原因、心脏的基础状况，如年龄大小、LVEF 的高低、基础病因的进展、神经体液激活的程度、基因及各种诱发因素作用的强度和机体代偿的能力等。

系列的超声心动图检查可发现高危患者收缩功能和心室形态的变化。BNP 可作为排除性筛查使用。

2. 有症状的心力衰竭的诊断要点　临床心力衰竭的诊断主要依据以下三点：①原有心血管病病史；②有心力衰竭的临床表现；③必要的辅助检查阳性结果。

经典的 Framingham 心力衰竭诊断标准设主要条件和次要条件，具有两项主要条件或具有一项主要条件及两项次要条件即可诊断心力衰竭。

主要条件：①阵发性夜间呼吸困难和（或）睡眠中憋醒；②颈静脉怒张或搏动增强；③肺部啰音和（或）呼吸音减弱，尤其双肺底；④心脏扩大；⑤急性肺水肿；⑥第三心音奔马律；⑦非洋地黄所致交替脉；⑧颈静脉压升高 > 15cmH_2O；⑨循环时间 >25s；⑩ X 线胸片中、上肺野纹理增粗，或见到 KerleyB 线；⑪ 肝颈反流征阳性。

次要条件：①踝部水肿和（或）尿量减少而体重增加；②无上呼吸道感染的夜间咳嗽；③劳力性呼吸困难；④淤血性肝肿大，有时表现肝区疼痛或不适；⑤胸腔积液；⑥肺活量降低至最大肺活量的 1/3；⑦心动过速（心率≥ 120 次 /min）；⑧按心力衰竭治疗 5d 内体重减少大于 4.5kg。Framingham 心力衰竭诊断标准主要用于人群心力衰竭调查，故在临床上诊断心力衰竭不必拘泥于此。

二、舒张功能不全性心力衰竭

1984 年 Dougherty 等首次报道一组左心室收缩功能正常的充血性心力衰竭。此后，人们对这种类型的心力衰竭越来越关注，并命名为舒张功能不全性心力衰竭（diastolic heart failure）。近年来，这一类型的心力衰竭又被命名为射血分数保存的心力衰竭（heart failure with preserved ejection fraction，HF－PEF）。2012 年欧洲心脏病学会心力衰竭指南对于 HF－PEF 的诊断标准为：①典型的心力衰竭症状；②典型的心力衰竭体征；③左心室射血分数正常或轻度降低并且左心室无扩大；④相关的器质性心脏病（左心室肥厚或左心房扩大）和（或）舒张功能异常的证据。

目前对舒张功能不全性心力衰竭的定义为：在心室收缩功能正常的情况下，心室松弛性和顺应性减低使心室充盈量减少和充盈压升高，从而导致肺循环和体循环淤血的综合征。按照这一定义，舒张功能不全性心力衰竭应该包括左心室和右心室舒张功能异常引起的心力衰竭，但由于目前右心室舒张功能异常引起的心力衰竭研究甚少，所谓舒张功能不全性心力衰竭主要指左心室舒张功能异常引起的心力衰竭。所谓心室收缩功能正常通常是 LVEF >45%；舒张性功能异常（diastolic dysfunction）应与舒张功能不全性心力衰竭区别开来。舒张性功能异常泛指心肌在舒张期出现的机械性能的异常，无论其是否有相应的临床症状。舒张期包括心室等容舒张期、心室快速充盈期、心室缓慢充盈期及心房收缩期。在这个过程出现的任何异常，都称之为舒张性功能异常。而舒张功能不全性心力衰竭主要是描述一种临床症状，是一组具有心力衰竭的症状或体征，而 LVEF 正常及有舒张功能异常的临床综合征，其舒张功能异常可以仅是部分参数的异常。目前，舒张性功能不全性心力衰竭的患病率报道存在较大的差别，可能就是由于诊断标准方面的差异造成的。

根据不同的研究，舒张功能不全性心力衰竭的患病率相差悬殊，从占心力衰竭总人群的 13% ～ 74% 不等。欧洲心脏调查（Euro Heart Failure Survey）和以色列的一项调查结果显示，在心力衰竭住院的患者中，收缩功能正常的心力衰竭（LVEF> 40%）占 47% ～ 50%。一般认为，在心力衰竭的患者中，大约 1/3 表现为单纯性舒张功能不全性心力衰竭，2/3 表现为收缩性心力衰竭合并不同程度舒张功能不全，即混合性心力衰竭，舒张功能不全性心力衰竭往往发生于收缩性心力衰竭之前。

以往认为舒张功能不全性心力衰竭预后要比收缩功能不全性心力衰竭好，但最近的来自美国和加拿大的研究表明，舒张功能不全性心力衰竭与收缩功能不全性心力衰竭一样，都是预后不好的疾病。而且，舒张功能不全性心力衰竭患病率在逐年上升。由于治疗措施的相对无效以及罹患本病的老年人更多，其死亡率不像收缩功能不全性心力衰竭那样近几年来在逐渐下降，相反还在增加。

（一）病理生理及病因

心室舒张功能是指在心脏收缩后、心室恢复到原来（即前一个舒张末期）容积和压力的能力，包括心室肌的舒张性和心室的顺应性两部分。前者用心室压力下降速率表示（－dp/dt），后者用容量／压力关系来衡量（AV/AP）。由此可见，舒张功能性不全心力衰竭系心室主动松弛能力受损及被动顺应性下降所致。前者是一个主动过程需要消耗能量，后者则与室壁僵硬有关。心肌显著肥厚和（或）左心室僵硬度增加，心腔大小正常，LVEF 正常及左心室舒张期充盈减少为本病的特征性改变。

由于舒张期心室主动松弛能力受损和（或）左心室僵硬度明显增加，心搏量降低，左心室充盈明显障碍，导致左心室舒张末压升高、左心房压力增加和左心房扩大及肺充血，左心室压力一容积曲线环向左上移动，心排血量减少，继而发生的心力衰竭（图 8-1）。任何影响上述两个环节的因素都可以引起舒张功能性心力衰竭。在原有收缩功能不全性心力衰竭的基础上发生舒张功能不全是临床上常见的表现。由于舒张功能更易受缺血影响，在陈旧性心肌梗死，瘢痕纤维组织增加，心室顺应性下降，此时，急性缺血引起的心力衰竭表现就有可能是舒张功能不全引起的。老年女性以及高血压、心肌肥厚、心房颤动等患者容易发生舒张功能性不全心力衰竭。常见的疾病包括冠心病、高血压、糖尿病、主动脉瓣狭窄、肥厚型心、肌病、限制型心肌病等。

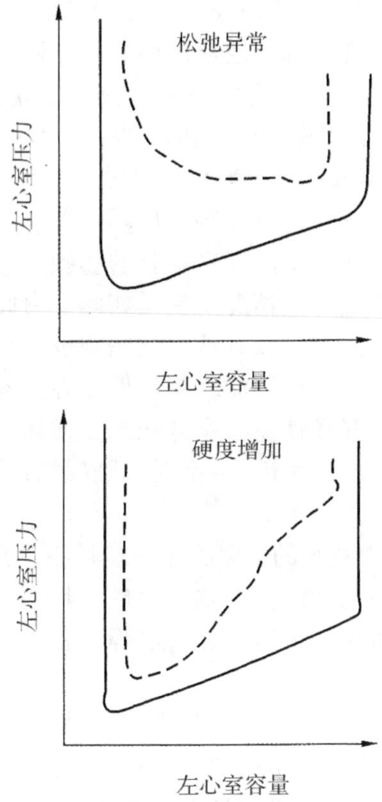

图 8-1　左心室舒张功能不全时的压力 - 容积关系的改变

上图为左心室松弛异常（虚线），压力的改变发生在舒张早期；下图为左心室硬度增加（虚线），压力的改变发生在舒张晚期，dp/dV 增大，心室容量减少

（二）发病机制

1. 心室肌松弛能力受损　心肌松弛过程是个主动耗能过程。在这个过程中肌浆网钙泵（SERCA，在心脏主要表达 SERCA2a）活性降低和数量减少起到重要作用。在各种原因引起的心肌缺血情况下，导致心肌细胞内 ATP 生成减少，可减慢肌浆网对细胞质内钙的摄取，导致胞质内钙离子超载。作为抑制肌浆网钙泵的受磷蛋白（phospholamban）活性增加时也抑制了心肌的松弛能力。

2. 心室充盈受损　心室的舒张开始于收缩末期，心室收缩的速度和程度均能影响心脏的舒张功能。当心肌收缩功能异常发生时将使心房、心室收缩末期的压力差减小，而使舒张势能下降，心室的充盈随之减慢。舒张期冠状动脉的充盈、灌流也是促进心室舒张的一个重要因素，增龄性大动脉弹性降低，收缩压上升，后负荷增大，以及年龄相关的心肌肥大等改变，导致左心室舒张期压力上升，室壁张力增加，心肌毛细血管和微小阻力血管外压力增高，破坏了它们的自身调节功能，心肌血管舒张障碍；同时老年人心肌毛细血管密度下降，冠状动脉粥样硬化和内皮功能异常或合并血管狭窄，共同导致冠状动脉的血流储备下降，心肌灌流不足。

3. 心室僵硬度增加　最近的研究发现心肌僵硬在舒张功能不全向心力衰竭的转变过程中起了很重要的作用。虽然，心肌细胞肥大也参与了心室僵硬度的增加，但目前认为心肌纤维化在其中起主要作用。在心肌纤维化的过程中，不仅胶原组织发生量的改变，而且胶原的聚集、胶原表型的转换和胶原交联增加等多方面改变也很显著，而且是更重要的因素。随年龄增加，包括心肌细胞间质纤维的量、结构、分布、交联程度和Ⅰ型胶原／Ⅲ型胶原的比例在内的一些改变，可能通过增大心脏的弹性负荷，使心肌僵硬而引起心脏舒张功能（包括舒张速度、舒张吸力和心室顺应性）下降。

4. 神经体液激素的过度激活　收缩功能不全性心力衰竭中普遍存在的神经激素系统激活在老年舒张功能不全性心力衰竭中也同样存在。交感神经系统和 RAAS 的激活引起的细胞外基质增加和心肌肥厚是导致心室僵硬度增加和心室舒张功能障碍的最重要因素，它还可通过引起血压增高增加心脏后负荷而加重心室舒张功能损害。此外，近年来人们逐渐意识到单核细胞趋化因子的激活和巨噬细胞的浸润等炎症反应在舒张功能不全性心力衰竭时的心肌肥大和纤维化中也起着很重要的作用。

老年人容易出现心脏舒张功能的改变，部分地与慢性的神经体液激素和心脏内皮的激活有关。研究表明，老年人的血液中的去甲肾上腺素和肾上腺素水平都增高，并且老年人对肾上腺素刺激的反应减低，交感活性的增高导致了血浆抗利尿激素、心房利尿肽和脑利尿肽的水平升高，同时也激活了 RAAS。

5. 血管僵硬度增加　血管僵硬度增加在老年舒张功能异常中有一定的作用。因为老年人心血管生理方面最大的改变就是主动脉和大动脉的弹性降低（顺应性降低）。随着年龄的增长，主动脉的弹性降低可造成外周组织的血流量降低而使运动耐量下降，主动脉的僵硬还可造成后负荷增加，加重心肌肥大而损害左心室充盈，特别是在运动时心率增加的情况下更是如此。由此产生的继发性左心房和肺静脉压力升高是引起呼吸困难症状的直接原因。主动脉或其他动脉僵硬也可以增加心肌的氧耗量，并且因为左心室压力容量曲线的上移，心室与动脉的相互作用的改变使得左心室容量在较小的变化下引起左心室压力过大的反应。动脉和心室僵硬的不良耦联还使左心室舒张末压增高，舒张末期压力—容量曲线右移，加重了收缩压对舒张功能的影响，使血压更不稳定，应激时心脏耗氧量增加而加重舒张功能障碍。

（三）临床表现与诊断

1. 临床表现　舒张功能不全性心力衰竭的主要临床表现是心室充盈压增高所引起的上游静脉压力增高所致的肺循环和体循环的淤血，以及由此产生的临床表现。其临床表现与左侧心力衰竭类似，如呼吸困难、肺水肿、疲倦、乏力等。体征可见肺部啰音、胸水等，心脏增大以左心房为主，除非合并收缩功能不全，一般心室不大。

2. 辅助检查　辅助检查中超声心动图较为重要。观察的指标包括左心室心肌重量和舒张功能的测定。中国人诊断左心室肥厚的标准为男性 > 198g，女性 >163g，左心室心肌重量指数男性 >98 g/m^2，女性 > $92g/m^2$，这些标准均显著低于目前我国采用的美国 Framingham 研究的诊断标准，提示采用后一标准显著低估我国人群中左心室肥厚的发生率。舒张功能的测定应包括左心室松弛、充盈、舒张期扩张度降低或僵硬度等方面的内容。彩色多普勒也能反映左心室早期充盈情况，包括二尖瓣舒张早期血流最大速度（E 波）、E/A 值、E 波减速时间（DT）、肺静脉收缩和舒张期血流速度比值（S/D）四项。常用的评价左心室舒张功能的超声心动图测量指标见表 8–3。

表 8-3　心力衰竭患者常用的左心室舒张功能不全超声心动图测量指标

测量指标	异常	临床意义
e'	降低（< 8cm/s 间隔，<10cm/s 侧壁，或 <9cm/s 平均）	左心室松弛延迟
E/e' 比率	高（>15）	左心室充盈压高
	低（<8）	左心室充盈压正常
	中等（8 ~ 15）	灰色区（需其他参数）
二尖瓣血流 E/A 比率	“限制性”（>2）	左心室充盈压高
		容易负荷过重
	“松弛受损”（<1）	左心室松弛延迟
		正常的左心室充盈压
	正常（1 ~ 2）	不能下结论（可能是“假性”）
Valsalva 动作时二尖瓣血流	“假性”到“松弛受损”的改变（E/A 比率≥ 0.5）	左心室充盈压高（经 Valsalva 显示）
Apulm − Amitral 间期	>30ms	左心室充盈压高

注：Apulm − Amitral：肺静脉血流 A 波时限与二尖瓣血流 A 时限之间的时间差异；E/A：舒张早期到晚期二尖瓣血流速率的比率；e'：二尖瓣舒张早期速率；E/e−：二尖瓣流入 E 波与组织多普勒 e' 波的比率。

其他检查与收缩功能不全性心力衰竭类似。对于 BNP 的地位，叙述不统一。一般认为，BNP 在舒张功能不全性心力衰竭时的浓度低于收缩功能不全性心力衰竭，以诊断后者的标准应用于前者显然不合适，尤其对老年女性。如果以 BNP100ng/L 作为截点，其敏感性 86%，阴性预测值 96%，诊断准确性 75%。多数人建议 BNP 应与超声心动图以及临床结合才有意义。不能根据 BNP 水平区分收缩功能障碍抑或舒张功能障碍。只有在左心室功能（EF）正常且伴有心力衰竭症状时，在排除心外原因引起的 BNP 升高后，BNP 水平升高应高度怀疑为舒张性功能不全性心力衰竭。

3. 诊断

（1）2007 年中国慢性心力衰竭指南诊断标准：①有典型的心力衰竭症状和体征；② LVEF 正常（>45%），左心腔大小正常；③超声心动图检查有左心室舒张功能异常的证据；④超声心动图无心瓣膜疾病，并可排除心包疾病、肥厚型心肌病或限制型心肌病等。

（2）欧洲心脏病学会标准：2012 年欧洲心脏病学会心力衰竭指南对于 HF－PEF 的诊断标准为：①典型的心力衰竭症状；②典型的心力衰竭体征；③左心室射血分数正常或轻度降低并且左心室无扩大；④相关的器质性心脏病（左心室肥厚／左心房扩大）和（或）舒张功能异常的证据。常用的舒张功能异常的超声心动图表现见表 8-3，必须强调的是不能以单一的指标异常来下诊断，而应该全面结合二维及多普勒超声的指标综合考虑。

三、急性心力衰竭和急性肺水肿

急性心力衰竭（acute heart failure）常危及生命，是心内科常见的急危重症，需要紧急治疗。其定义为心功能不全的症状和体征急骤发作。临床上，无论既往有无心脏病病史均可发生急性心力衰竭。心功能不全的原因可以是收缩功能不全或是舒张功能不全，也可以是心律失常、心脏前负荷或后负荷过重。

临床所见的急性心力衰竭大多数是慢性心力衰竭急性失代偿引起，仅少部分为新发生的急性心力衰竭。冠心病是急性心力衰竭的主要病因，占 60% ~ 70%，尤其在老年人当中。年轻患者中，急性心力衰竭的常见病因为扩张性心肌病、心律失常、先天性瓣膜病和心肌炎。

急性心力衰竭常常伴有其他脏器的终末性疾病，尤其是代谢性疾病。如严重冠心病、高血压、糖尿病、心肌肥厚、肾脏疾病、呼吸道疾病等。一旦发生过急性心力衰竭，预后很差。在住院的急性失代偿性心力衰竭中，60d 的死亡率为 9.6%，若合并再住院率统计则达 35.2%。AMI 患者出现严重心力衰竭则死亡率更高，一年的死亡率达 30%。发生急性肺水肿者，院内死亡率高达 12%。

（一）病因和诱因

各种原因引起心脏在短时间内出现心排血量急剧下降就可发生急性心力衰竭。常见的原因包括：

（1）急性的弥漫性心肌损害：如大面积 AMI、急性心肌炎，引起心肌收缩功能急剧下降或丧失。

（2）急性的血流排出障碍：如严重的瓣膜狭窄、流出道梗阻、房室瓣口的浮动性血栓或黏液瘤、大动脉或大分支栓塞，引起心脏后负荷骤然加重。

（3）急性的心脏容量负荷加重：如各种原因引起的急性瓣膜关闭不全、间隔穿孔、主动脉窦瘤破裂人心腔、输液过多过快等，引起前负荷急剧增多。

（4）急性的心室舒张受限：如急性心包积液或积血、严重的心律失常，如室性心动过速、心室颤动、心房颤动或心房扑动及其他快速异位心律失常等，引起心室充盈急剧受限。上述原因中可以单独或多种因素共同作用引起急性心力衰竭。引起急性心力衰竭的相关疾病见表 8-4。

表 8-4　急性心力衰竭的病因和诱因

慢性心力衰竭失代偿（如心肌病）
急性冠状动脉综合征：
心肌梗死、不稳定心绞痛、缺血范围扩大
出现机械性并发症，如间隔穿孔、急性二尖瓣关闭不全
右心室梗死
高血压危象
严重心律失常（室性心动过速、心室颤动、心房颤动或心房扑动及其他快速异位心律失常等）
瓣膜反流（心内膜炎、腱索断裂、原有瓣膜病加重等）
严重主动脉瓣狭窄
重症心肌炎
心脏压塞
主动脉夹层
产后心肌病

续 表

非血管因素
药物治疗不当（停药、依从性差、使用不当等）
容量负荷过重
感染，尤其肺部感染、败血症
严重脑损害
大手术后
肾功能减退
哮喘
药物滥用
酗酒
嗜铬细胞瘤
高心排血量状态
败血症
贫血
甲状腺毒症
分流综合征

（二）分类

急性心力衰竭包括新发生的急性心力衰竭（既往没有明确心功能不全病史）和慢性心力衰竭急性失代偿两种情况。根据其临床表现和血流动力学的特点将急性心力衰竭分成 6 大类（表 8-5）。

表 8-5　急性心力衰竭的临床类型

临床类型	心率	SBP(mmHg)	CI [L/(min·m2)]	PCWP(mmHg)	Killip/Forrest 分级	利尿后尿量	低灌注	终末器官低灌注
急性失代偿	+/-	正常低值或增高	正常低值或增高	轻度增高	KⅡ/FⅡ	+	+/-	-
伴高血压/高血压危象	通常增快	高	+/-	>18		+/-	+/-	+，伴 CNS 症状
伴肺水肿	+	正常低值	低	升高	KⅣ/FⅡ	+		-
心源休克/低排血量综合征	+	正常低值	低，<2.2	>16	KⅢ~Ⅳ/FⅠ~Ⅲ	少	+	+
严重心源性休克	>90 次/min	<90	<1.8	>18	KⅣ/FⅣ	很少	++	+
高心排血量	+	+/-	+	+/-	KⅡ/FⅠ~Ⅱ	+	-	-
急性右心衰竭	通常慢	低	低	低	FI	+/-	+/-，急性发作	+/-

注：CNS：中枢神经系统；K：Killip；F：Forrest；+：增加；-：减少。

1. 急性失代偿性心力衰竭（包括新发的和慢性心力衰竭失代偿）　有急性心力衰竭的症状和体征，但未达到急性肺水肿、心源性休克或高血压危象的标准。

2. 伴高血压或高血压危象的急性心力衰竭　有急性心力衰竭的症状和体征，同时血压明显升高，左心室功能相对正常，X 线胸片示肺水肿。

3. 肺水肿　有 X 线胸片证实的肺水肿伴严重的呼吸困难、肺部啰音和端坐呼吸，不吸氧情况下 SaO_2 通常小于 90%。

4. 心源性休克　通常具有以下特征：血压下降（收缩压 < 90mmHg 或平均动脉压下降大于 30mmHg，且持续 30min 以上）和（或）尿量减少（<20mL/h），脉率 >110 次 /min 伴或不伴器官淤血表现。从低心排血量到心源性休克是一个连续的过程。

5. 高心排血量性心力衰竭　其特点是心排血量增加，常有心率增快（原因包括心律失常、甲状腺毒症、贫血、Paget 病及医源性等）、外周温暖、肺淤血，有时会出现低血压，如感染性休克。

6. 右心心力衰竭 特点是低心排血量综合征、颈静脉压增高、肝大和低血压。

（三）分级

临床常根据急性心力衰竭患者的病情进行严重程度的分级。常用的方法有三种。

1. Killip 分级 主要用于急性心肌梗死患者，根据临床和血流动力学状态来分级。

Ⅰ级：没有心力衰竭，没有心功能失代偿的临床体征，但 PCWP 可升高，病死率为 0% ~ 5%。

Ⅱ级：轻至中度心力衰竭，肺啰音出现范围小于两肺野的 50%，可出现第三心音、奔马律、持续性窦性心动过速或其他心律失常，静脉压升高，有肺淤血的 X 线表现，病死率为 10% ~ 20%。

Ⅲ级：重度心力衰竭，肺啰音出现范围大于两肺的 50%，可出现急性肺水肿，病死率为 35% ~ 40%。

Ⅳ级：心源性休克，包括低血压（收缩压 < 90mmHg）和外周血管收缩的表现，如少尿（<20mL/h）、发绀、皮肤湿冷、心动过速、呼吸急促等，病死率为 85% ~ 95%。

Killip 分级主要用于评价 AMI 和首次急性心力衰竭的患者心功能不全的严重程度。

2. Forrest 分级 Forrest 分级可用于 AMI 患者或其他原因所致的急性心力衰竭。根据临床和血流动力学状态分四级（图 8–2）。其中有四个关键指标：①外周组织是否存在低灌注；②是否存在肺淤血；③心排指数是否降低≤ 2. 2L/（min · m²）；④ PCWP 是否升高大于 18mmHg。根据此四项指标做四象限图，以区别各种类型的心力衰竭的临床表现和血流动力学特点，并指导治疗。

Ⅰ级：即心功能处于代偿状态。无泵衰竭的临床症状和体征。

Ⅱ级：有肺淤血的临床表现，如气急、肺部啰音、X 线影像等变化。为临床常见的类型，早期可无临床表现。

Ⅲ级：末梢循环不良，临床表现为低血压、脉速、精神症状、发绀、皮肤湿冷、尿少等，无肺淤血。此型可见于右心室梗死，亦可见于血容量不足。

Ⅳ级：此型兼有肺淤血与周围灌注不足，为严重类型，见于大面积心肌梗死。Ⅰ级死亡率为 2. 2%，Ⅱ级为 10.1%，Ⅲ级为 22.4%，Ⅳ级为 55.5%。

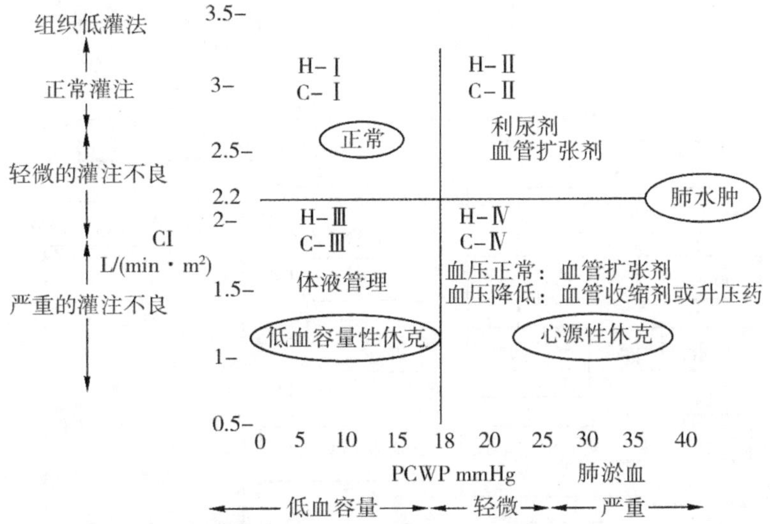

图 8–2 急性心力衰竭的 Forrest 分级

3. 临床严重程度分级 其依据是根据灌注情况和肺部啰音情况分级。也有四级，即Ⅰ级（A 组）为温暖、干燥，Ⅱ级（B 组）为温暖、湿润，Ⅲ级（L 组）为冷而干燥，Ⅳ级（C 组）为冷而湿。此方法一直用于评估心肌病的预后，适合于门诊及住院的心力衰竭患者（图 8–3）。

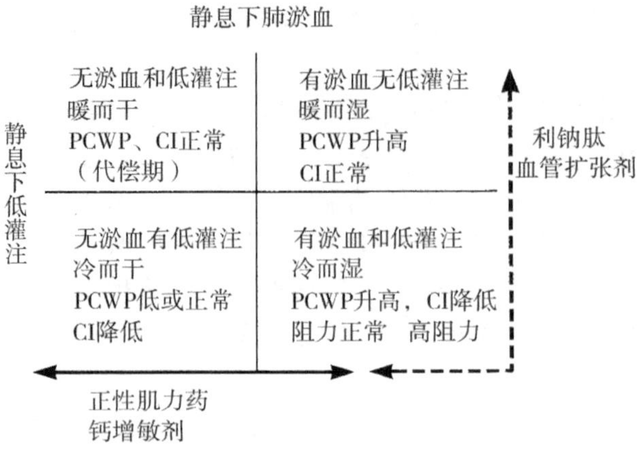

图 8-3　根据临床症状严重程度对急性心力衰竭分级及治疗药物选择原则

目前国内临床常用的方法为 Killip 分级法，因为比较简单。后两种其实含义相同，但第三种方法简单，便于记忆。这两种方法对指导临床治疗都有意义，应该推广。

（四）病理生理

与慢性心力衰竭相比，机械、血流动力学和神经内分泌系统变化具有共同特点，但并不完全一致。急性心力衰竭的发作往往是有诱发因素导致突然失代偿，或是慢性心力衰竭代偿至极限而触发了恶性循环（图 8-4）。一旦发生急性心力衰竭，如不及时采取措施，则病情将持续发展，直至死亡。但积极的治疗会改变病程和预后，这与慢性心力衰竭不同，其预后主要取决于造成左心室功能减退的原因和基础心脏病以及治疗是否及时和有效。

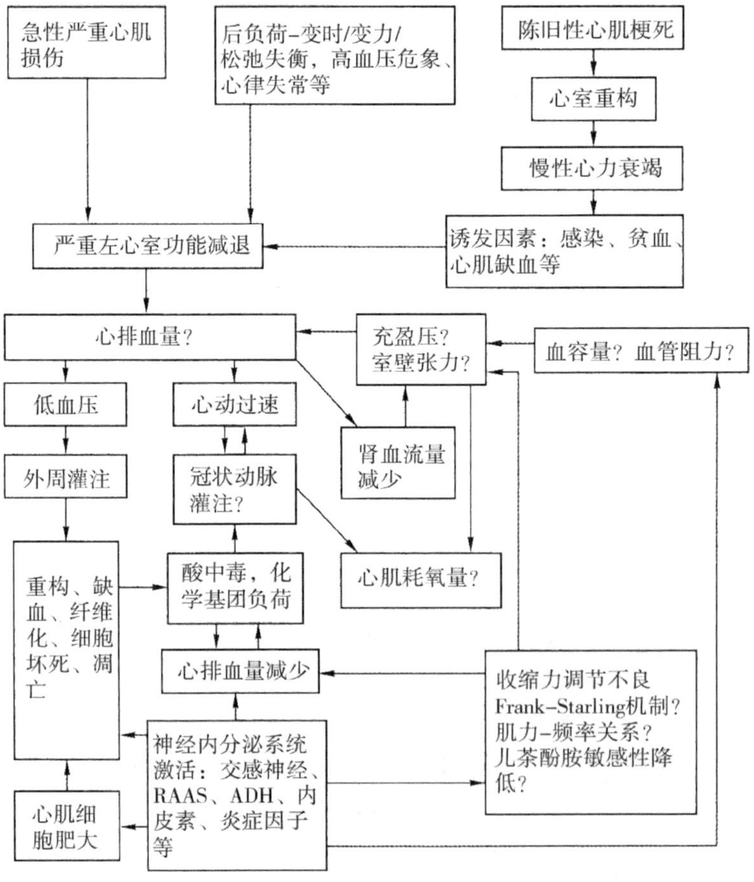

图 8-4　急性心力衰竭病理生理

与慢性心力衰竭相比，机械、血流动力学和神经内分泌系统变化具有共同特点，但并不完全一致。这些变化的发生、发展时间或可逆性有极大区别，主要取决于造成左心室功能减退的原因和基础心脏病，由于其变化更迅速，所以急性心力衰竭与慢性心力衰竭有很大不同

（五）诊断

1. 临床表现　急性心力衰竭的症状及体征与前述的左侧心力衰竭一样，但症状常突然发生且更为严重，常常为端坐呼吸，而且变化快，患者常有烦躁、恐惧、大汗等表现。肺部啰音明显，为水泡音并常有哮鸣音。

急性肺水肿是急性心力衰竭的严重阶段，是各种原因导致的肺静脉及肺毛细血管压力骤然升高所致。由于肺毛细血管压力高于血浆胶体渗透压，液体从毛细血管渗入肺间质、肺泡甚至气道内引起肺水肿。典型的临床表现为极度气急、呼吸困难，可达 30 ~ 40 次 /min，端坐呼吸、频频咳嗽、面色苍白、口唇青紫、大汗，常咳出白色泡沫样痰，严重者可从口、鼻腔内涌出大量粉红色泡沫痰。患者常有烦躁、恐惧甚至濒死感。检查可见心率增快、脉搏浅快，血压早期升高，以后可降低。两肺可闻及广泛的水泡音和哮鸣音。心尖可听到舒张期奔马律。

在临床出现急性心力衰竭的症状之后，应反复检查患者，观察组织灌注、体及肺静脉压力增高情况，仔细检查心脏，注意心率、节律、心音变化、奔马律及肺部啰音等变化，这对判断患者疾病进展、对治疗的反应及预后帮助很大。

一旦怀疑患者为急性心力衰竭，应该立即进行评估，依据症状和临床表现及适当的实验室检查，包括心电图、X 线胸片、血液学检查、超声心动图等及早做出诊断并紧急处理（图 8–5）。

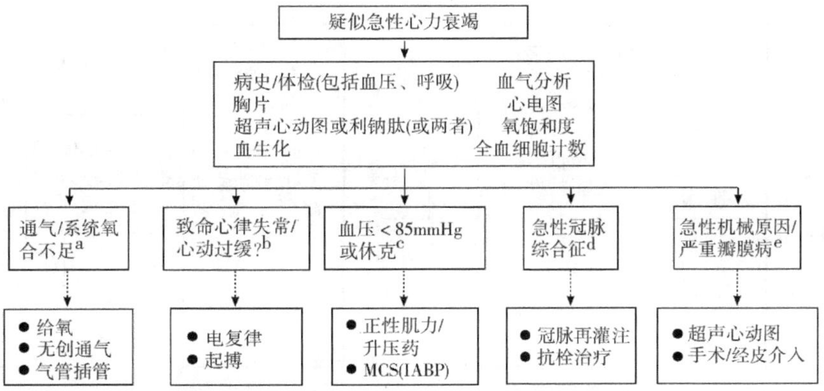

图 8–5　急性心力衰竭患者的初始评估（同时评估，紧急处理）

MCS：机械循环支持；IABP：主动脉内球囊反搏。a：例如，呼吸窘迫，混合血氧饱和度 <90% 或氧分压 <60mmHg（8.0kPa）；b：例如，室性心动过速，三度房室传导阻滞；c：外周和重要器官灌注减少——患者常有皮肤冷，尿量≤ 15mL/h 和（或）意识障碍；d：如 S–T 段抬高或新发左束支传导阻滞，经皮冠脉运重建（或溶栓）是指征；e：对某些急性机械并发症（如室间隔破裂、二尖瓣乳头肌断裂），血管扩张剂应慎用，并应考虑手术

2. 辅助检查

（1）心电图检查：心电图对心力衰竭的诊断没有帮助，但能够帮助发现基础心脏病及心脏受损的程度等情况，还能了解心律、心率变化，评估心脏负荷和对某些疾病进行鉴别诊断。

（2）X 线胸片：X 线胸片可以评估心脏基础疾病、心脏大小、肺淤血情况，既可以用于诊断和鉴别诊断，又可以指导治疗，是常用的手段，应作为常规并进行系列的对比。X 线胸片的常见表现已在前面的章节描述，此处不再赘述。

（3）血液学检查：①血气分析：血气分析对重症患者十分重要，可全面了解患者酸碱平衡、氧合（PO_2、SaO_2）、肺通气（CO_2）情况，对指导治疗意义重大。指脉氧测定在没有休克的情况下也是了解或评价肺淤血的常用方法，但对其数据的解释还应与临床实际情况相结合。② BNP：对急性呼吸困难的鉴别诊断有帮助。因为心力衰竭引起的呼吸困难常有 BNP 的增高。呼吸困难而 BNP<100 pg/mL 或 NT–proBNP< 300pg/mL 可排除心力衰竭的可能。③其他：血常规、肾功能及电解质、心肌坏死标记物。这些检查对病因诊断、病情评估等有帮助，应该常规检查。

（4）超声心动图检查：应尽早进行检查。对诊断和鉴别诊断意义重大，同时还可对心力衰竭类型、心功能等进行评价。

第三节　心力衰竭的治疗

一、慢性收缩功能不全性心力衰竭的治疗

美国慢性心力衰竭 2005 年版的治疗指南根据心力衰竭的分期制定了治疗原则。这种方法对心力衰竭的治疗有利于早期预防和干预，全面控制心力衰竭的发展，值得推荐（图 8-6）。这种按照心力衰竭分期选择治疗的方法仍旧被 2013 年美国心衰指南强调推荐。

简而言之，对于 A 期的患者重点是控制心力衰竭的危险因素，预防这些患者发生心力衰竭。对于 B 期的患者重点是减轻重构，延缓心力衰竭的发生。对于 C、D 期的患者重点是缓解症状，提高生活质量，延缓心力衰竭恶化，降低死亡率。在整个过程中强调综合治疗，包括生活方式的改变、有效药物的及时使用，尤其是 ACE 抑制剂（ACEI）和 β 受体阻滞剂以及其他一些被大规模临床试验证实的方法。

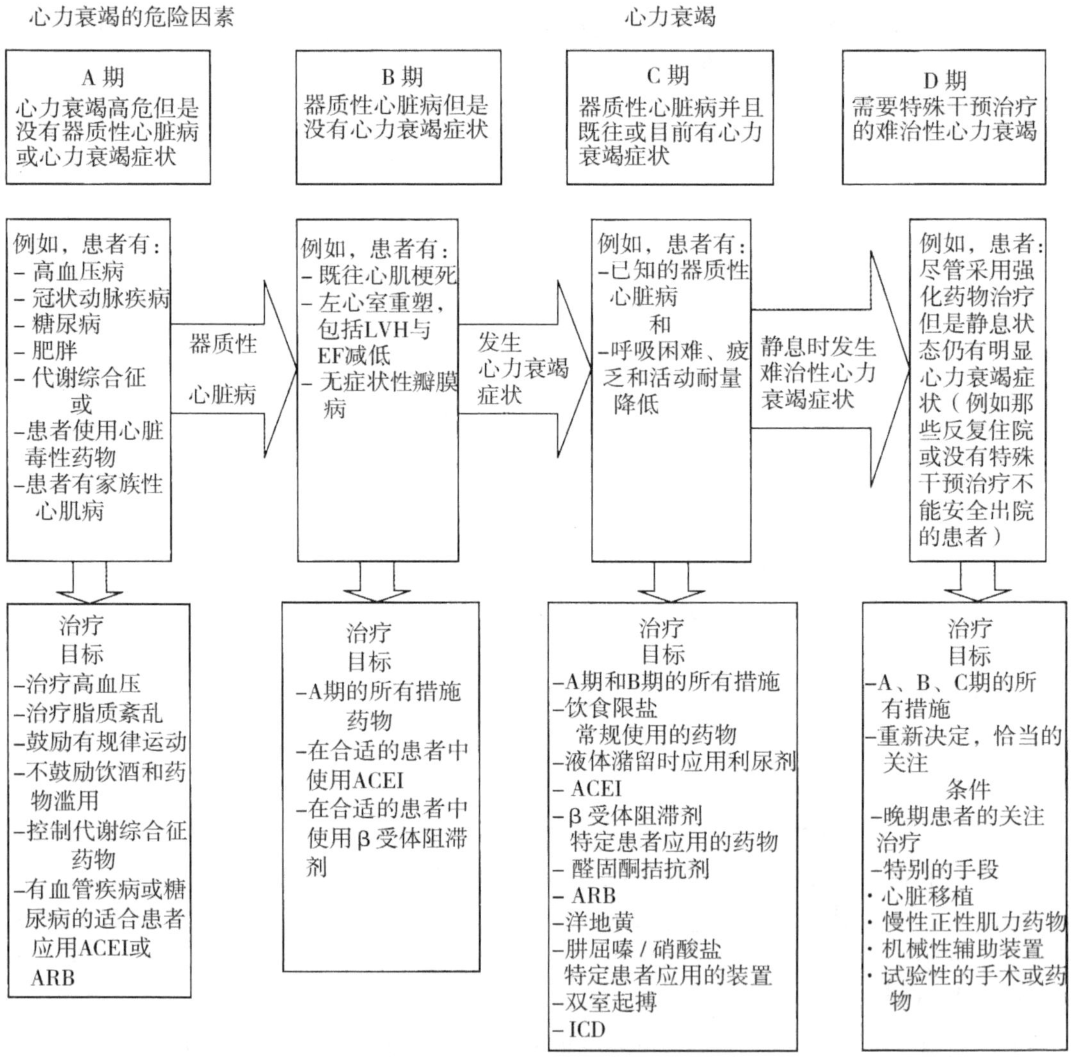

图 8-6　心力衰竭的分期及治疗原则

（一）一般治疗

首先应对心力衰竭的患者建立档案，将患者、患者家属、负责医生、护士及社区卫生人员组织起来，形成一个心力衰竭治疗小组。制订一个详细的诊疗计划，包括饮食计划、运动计划、治疗计划、治疗方

案和达标计划、监督与随访等，形成一个全方位干预和治疗的环境，提高有效治疗方法实施率和治疗目标达到率，从而减少心力衰竭再次发作和降低死亡率。美国及欧洲的一些研究表明，采用这种有组织的全方位管理手段可以明显提高治疗率和达标率，再次心脏事件的发生率明显降低，同时患者配偶的心力衰竭的危险因素也得到很好的控制。一般治疗的过程中应注意以下问题。

1. 氧疗 对于慢性心力衰竭失代偿且安静状态下呼吸困难的患者，吸氧常常可以改善症状。症状严重者，可面罩吸氧，有肺水肿证据者还可通过面罩持续呼气末正压通气（CPAP）。没有呼吸困难的轻症患者不必给氧。间歇性长期吸氧是否可以改善预后尚无证据。CPAP是否可用于慢性心力衰竭也没有相关研究。

2. 饮食 慢性心力衰竭患者的营养不良临床上较常见，有报告严重的心力衰竭（NYHA Ⅲ ~ Ⅳ级）患者中有35% ~ 53%存在营养不良，而后者又常与贫血、低甲状腺激素、低生长激素等合并存在，加重心力衰竭的进展，形成恶性循环。故对心力衰竭患者，尤其是重症者应进行饮食方面的指导，但目前缺乏专门为心力衰竭患者所设计的饮食指导方法，一般还是沿用按健康人营养状态所需热量，计算经体重、身高、年龄校正的总热量，再折算成营养素所需的比例，即蛋白质20% ~ 30%，碳水化合物60% ~ 70%，脂肪15% ~ 20%。有研究表明心力衰竭患者支链氨基酸更易缺乏，故一些富含支链氨基酸的鱼、禽类、牛乳、黄豆、玉米、小米、糯米、菜花、小红枣等可适当多用。控制盐摄入，一般轻度心力衰竭摄盐量小于5g/d，中度心力衰竭小于3g/d，重度心力衰竭小于2g/d。若使用利尿剂尿量明显增多时，摄盐不必限制过严。

3. 运动 尽管大多数患者不能参加重体力劳动或剧烈运动，但应当鼓励患者参加体育锻炼，除非在急性失代偿期或怀疑心肌炎的患者。因为限制活动可以导致体力去适应，进而导致心力衰竭患者临床状况的下降以及对运动耐受力的下降。研究发现运动通过改善骨骼肌内源性异常，改善血流分布和调节神经内分泌异常，可减少症状、增加患者的运动耐力并改善生活质量，而且减低再住院率和降低死亡率。这种改善可与药物治疗获得的改善相媲美，并独立于ACEI和β受体阻滞剂的益处之外。

运动应该在医生的指导下进行，以有氧运动，即耐力运动为主，如行走、做操、游泳等，采用循序渐进增加运动量的方法，一般在开始锻炼的初期选择轻度运动量，如每周3次3km/h的行走，1 ~ 2个月后，再进行中度运动量的锻炼，如每周3次6km/h的行走。此后再过6 ~ 8周，可鼓励患者恢复工作，参加正常社交活动，并进行自己喜爱的运动，包括进行阻力运动，如踏车、爬坡、臂力锻炼等。但运动量一般不要超过最大氧耗量的60%。最大氧耗量可通过心肺联合运动试验计算出来，活动平板、6MWT也可粗略评估出最大氧耗量的大致范围。一般在6MWT以下的活动不会超过最大氧耗量的60%。

4. 体重 检测心力衰竭患者的体重很重要，因为在体内出现水钠潴留时体重的增加先于水肿的发生，每日测量体重可早期发现体内水分过多的表现。在心力衰竭的症状及体征稳定之后，可确定患者的干重，即在大小便后测量空腹的体重，若连续3d体重没有明显变化（增量 <0.25 kg）时即为干重。若体重连续3d大于此值，则考虑液体增加，可加强利尿。这样可以减少利尿剂的不良反应，同时对心力衰竭的进展有延缓作用。

5. 合并用药 以下三种药物可以加重心力衰竭的症状，在大多数患者中应避免使用。绝大多数抗心律失常药物具有明显心脏抑制和促心律失常作用，长期使用没有益处，除非有致命性心律失常，可考虑短期使用。目前只有胺碘酮和多非利特对存活率没有不良影响。钙通道阻滞剂尤其是非二氢吡啶类可以使心力衰竭恶化，增加心血管事件的危险。只有血管选择性的长效药物，如氨氯地平，对存活率没有不良影响。非甾体消炎药可以导致钠潴留和外周血管收缩，降低利尿剂和ACEI的疗效，增加其毒性，应避免使用。对于阿司匹林在心力衰竭中应用存有争议。反对方认为阿司匹林可以抑制激肽介导的前列腺素合成，影响ACEI对心力衰竭患者的疗效，降低ACEI对心力衰竭患者血流动力学的作用。故认为应该使用其他不影响ACEI疗效的抗血小板药物（如氯吡格雷）。然而，氯吡格雷没有作为缺血事件一级预防的指征。支持方认为，目前已有荟萃分析显示ACEI与阿司匹林合用对长期生存率并无影响。因此，有阿司匹林适应证时可以与ACEI合用。

6. 预防感染 感染是心力衰竭发生或加重的最常见的诱发因素，尤其是肺部感染，占据了50%以上的原因。因此，预防感染在心力衰竭的防治上显得非常重要。已有证据表明使用流感疫苗和肺炎球菌疫苗可以减少呼吸道感染。故对有条件的患者，可在易感季节或对易患肺部感染的患者给予上述治疗。此外，合理的体育锻炼和营养、注意季节更迭时的自我保护等措施也有利于提高抗感染能力，减少感染机会。

7. 电解质平衡　心力衰竭患者应当密切监测血钾的变化，应当努力避免发生低钾和高钾血症，因这两种情况都可以降低心脏的兴奋性和传导能力，导致猝死。没有很好控制的心力衰竭，使用ACEI、保钾利尿剂等，会引起血钾升高。应定期测定血钾浓度，使之在4.0～5.0mmol/L的范围。低钾患者应予以补钾，并同时补镁。但ACEI单独使用或与醛固酮拮抗剂联合使用的患者，常规补充钾、镁可能有害。

8. 预防栓塞　由于心力衰竭患者血液淤滞及可能的促凝因子活性增强，慢性心力衰竭患者发生血栓栓塞事件的危险性增高。然而，在大型研究中，临床状况稳定的患者血栓栓塞危险性低（每年1%～3%），即使是射血分数非常低和心脏超声提示心内血栓的患者也是如此。如此低的栓塞发生率使抗凝治疗的益处不易被观察到。目前有关抗凝治疗的研究结果存在矛盾，故对于心力衰竭是否应该抗凝没有结论。一般建议只对曾有血栓事件或患有阵发或持续性心房颤动的心力衰竭患者、患有可能增加血栓栓塞危险的基础疾病（例如淀粉样变性病或左心室致密化不全）的患者和患有家族性扩张性心肌病及一级亲属有血栓栓塞史的患者进行抗凝治疗。抗凝的药物选择华法林，按照INR的测定值进行调整。

（二）利尿剂

利尿剂通过减少钠或氯的重吸收而减轻心力衰竭时的水钠潴留。有两大类作用机制不同的药物可用于心力衰竭，一类是袢利尿剂，主要有布美他尼、呋塞米和托拉塞米，另一类是作用于远端肾小管的利尿剂，主要有噻嗪类、保钾利尿剂、美托拉宗。袢利尿剂可以使滤过钠增加20%～25%的分泌，增加自由水清除率，维持利尿功能，除非肾功能严重受损。噻嗪类利尿剂仅使滤过钠增加5%～10%，减少自由水清除率，肾功能受损（肌酐清除率小于40mL/min）将丧失疗效。因此，袢利尿剂适用于大多数心力衰竭患者，而噻嗪类更适用于合并高血压、轻度水潴留的心力衰竭的患者。

目前尚无利尿剂治疗心力衰竭的长期研究，其对发病率和死亡率的影响尚不清楚，但一项注册研究显示，利尿剂可能增加心力衰竭患者的死亡率，这种影响与血肌酐水平有关，肌酐水平越高，使用利尿剂死亡率越高。利尿剂对于症状明显的患者可以降低静脉压力、减轻肺充血、减少外周水肿和降低体重，改善心脏功能、症状和心力衰竭患者的运动耐量，被认为是心力衰竭的一线治疗药物，没有药物可以替代。如果没有利尿剂，将难以使用β受体阻滞剂。鉴于医学伦理等问题，目前已不可能再进行有关利尿剂是否改善心力衰竭生存率的研究。但有些问题还值得研究，如已接受足量、β受体阻滞剂、ACEI等标准治疗，临床稳定是否还需要利尿剂小剂量长期维持？停用是否有好处或有坏处？使用利尿剂的要点及注意事项如下。

（1）虽然在治疗心力衰竭的药物中，利尿剂是唯一可以控制液体潴留的药物，但利尿剂不应单独应用，尤其不能单独用于心力衰竭阶段C的治疗。单独使用利尿剂不可能保持心力衰竭患者的长期稳定。故利尿剂应当与ACEI和β受体阻滞剂联合应用，同时要中度控制食盐摄入（3～4g/d）。

利尿剂可以在数个时或数日内缓解肺部和周围水肿，而洋地黄、ACEI或β受体阻滞剂的临床作用可能需要数周或数月才能变得明显。利尿剂剂量太小可能引起体液潴留，这将削弱对ACEI的治疗反应并增加使用β受体阻滞剂的危险。相反，过量使用利尿剂将使血容量减少，增加使用ACEI和血管扩张剂时发生低血压的危险以及使用ACEI和ARB时发生肾功能不全的危险。合理使用利尿剂是治疗心力衰竭的基础。

（2）轻症的门诊心力衰竭患者，利尿剂起始剂量不必过大，通常每日1～2次给药即可，逐渐增加剂量直到尿量增加，体重减轻（通常为每日减轻0.5～1.0kg）。症状较重的患者，需要增加剂量或使用次数，更重的患者还可短期使用静脉制剂。利尿剂以袢利尿剂为好，噻嗪类药物剂量依赖性利尿的范围窄（氢氯噻嗪超过100mg/d就没有明显的利尿效果了），并且在肾功能轻度损害时效力就可能丧失。故常用呋塞米，但有些患者对托拉塞米反应更好，因其吸收更好，持续时间长。有时两药交替使用可提高利尿效果。利尿剂治疗的最终目标是消除体液潴留的体征。病情稳定后，可根据每日体重变化调整利尿剂用量。

（3）在利尿剂治疗过程中若出现电解质失衡，或在达到治疗目标前出现低血压或肾功能异常，暂不要停药。而应同时纠正电解质失衡或暂时减缓利尿速度。过分担心低血压和肾功能可能导致利尿剂应用不足，水肿难以控制，并影响其他治疗心力衰竭药物的疗效和安全性。

（4）病情稳定后，利尿剂可减量，使用维持剂量预防容量超负荷的复发。多数患者可根据每日体重变化调整利尿剂用量。

（5）治疗过程中患者应控制摄盐量，避免使用肾毒性药物（如非甾体消炎药，包括环氧化酶 -2 抑制剂）。否则，即使加大剂量利尿效果也不好。

（6）患者出现利尿剂抵抗后可以使用静脉注射利尿剂（包括连续静脉输注），或联合使用两种或两种以上利尿剂（如呋塞米和美托拉宗），或同时使用利尿剂和增加肾血流量的药物（如小剂量的多巴胺）。

（7）在利尿剂治疗的过程中应注意水、电解质紊乱，低血压和氮质血症。患者出现低钠血症时，利尿剂的作用将减弱，补充高渗盐水（2% ~ 3%）及合用小剂量的多巴胺对部分患者可能恢复利尿作用。利尿剂也可引起皮疹和听力障碍，但其通常发生在特异质的患者或使用剂量非常大时。长期使用利尿剂可能影响血糖、尿酸和血脂的代谢。

（8）利尿剂可引起钾和镁离子的丢失，引起患者严重的心律失常，特别是在应用洋地黄治疗时。两种利尿剂合用时可以增加电解质丢失的危险。短时间的补充钾制剂可以纠正低血钾，血钾降低明显者应补充镁离子。同时使用 ACEI 或联合使用保钾制剂（如螺内酯）可防止大多数使用袢利尿剂时钾离子的丢失。当使用这些药物时，应注意可能引起高钾血症，但同时长期口服补钾剂可能有害。

（9）过量使用利尿剂可降低血压并损害肾功能和运动耐量下降，但低血压和氮质血症也可能是心力衰竭恶化的结果，此时若减少利尿剂的使用则可能加速心力衰竭的恶化。如果没有体液潴留的体征，低血压和氮质血症可能与容量不足有关，减少利尿剂可能缓解。如果有体液潴留的体征，低血压和氮质血症则可能与心力衰竭恶化和周围有效灌注压低有关，常提示发生了心肾综合征，这提示预后不良。

表 8–6 和表 8–7 介绍了慢性心力衰竭治疗中常用的利尿剂的使用方法。

表 8-6　慢性心力衰竭治疗中常用的口服利尿剂使用方法

药物	起始剂量（d）	最大剂量（d）	作用时间
袢利尿剂			
布美他尼	0.5 ~ 1mg，1 ~ 2 次	10mg	4 ~ 6h
呋塞米	20 ~ 40mg，1 ~ 2 次	600mg	6 ~ 8h
托拉塞米	10 ~ 20mg，1 次	20mg	12 ~ 16h
噻嗪类利尿剂			
氯噻嗪	250 ~ 500mg，1 ~ 2 次	1 000mg	6 ~ 12h
氯噻酮	12.5 ~ 25mg，1 次	100mg	24 ~ 72h
氢氯噻嗪	25mg，1 ~ 2 次	200mg	6 ~ 12h
吲哒帕胺	2.5mg，1 次	5mg	36h
美托拉宗	2.5mg，1 次	20mg	12 ~ 24h
保钾利尿剂			
阿米洛利	5mg，1 次	20mg	24h
螺内酯	12.5 ~ 25mg，1 次	50mg	2 ~ 3d
氨苯喋啶	50 ~ 75mg，2 次	200mg	7 ~ 9h
序列肾单位阻断剂			
美托拉宗	2.5 ~ 10mg，1 次，加袢利尿剂		
氢氯噻嗪	25 ~ 100mg，1 ~ 2 次，加袢利尿剂		
氯噻嗪	500 ~ 1000mg，1 次，加袢利尿剂		

表 8-7 重度心力衰竭治疗静脉利尿剂的使用方法

药物	起始剂量	最大单次剂量
袢利尿剂		
丁尿酸	1.0mg	4 ~ 8mg
呋塞米	40mg	160 ~ 200mg
托拉塞米	10mg	100 ~ 200mg
噻嗪类利尿剂		
氯噻嗪	500mg	1 000mg
序列肾单位阻断剂		
氯噻嗪	500 ~ 1 000mg 静脉注射，1 ~ 2 次加袢利尿剂 1 次；每日可多次应用	
美托拉宗	2.5 ~ 5mg 口服，1 ~ 2 次 / d，加袢利尿剂	
静脉滴注		
布美他尼	1mg 静脉注射负荷量，继以 0.5 ~ 2mg / h 静脉注射	
呋塞米	40mg 静脉注射负荷量，继以 10 ~ 40mg/h 静脉注射	
托拉塞米	20mg 静脉注射负荷量，继以 5 ~ 20m/h 静脉注射	

（三）肾素 – 血管紧张素 – 醛固酮系统抑制剂

肾素 – 血管紧张素 – 醛固酮系统（RAAS）激活是心力衰竭发生、发展的中心环节之一。ACEI、血管紧张素受体拮抗剂和醛固酮受体拮抗剂可以从多个部位对 RAAS 进行抑制，已有多项临床大规模研究证实这些 RAAS 阻断剂可以延缓心室重构形成，降低死亡率。其中 ACEI 不仅对心力衰竭治疗有益，而且冠心病和其他动脉粥样硬化性血管疾病以及糖尿病肾病均可从 ACEI 的治疗中获益。ARB 除可用于治疗心力衰竭外，对高血压心室肥厚及糖尿病肾病也有益处。下面将分别讨论这三类药物在心力衰竭方面的应用。

1. 血管紧张素转换酶抑制剂　血管紧张素转换酶抑制剂（angiotensin converting enzyme inhibitor，ACEI）主要通过以下机制在心力衰竭的治疗过程中发挥效应：①抑制 RAAS：其作用主要针对组织中的 RAAS，组织中的 RAAS 激活在心力衰竭的发病机制中更为重要；②抑制缓激肽降解：ACEI 可使组织内缓激肽降解减少，局部缓激肽浓度升高，前列腺素生成增加，发挥扩张血管效应；③抑制交感神经递质释放：ACEI 通过抑制 Ang I 转化为 Ang Ⅱ，可阻止去甲肾上腺素释放，降低交感神经对心血管系统的作用，有助于降压、减轻心脏负荷和改善心功能；④抗氧化作用：Ang Ⅱ可通过活化酶系统，如 NAD–PH 酶，黄嘌呤氧化酶及 NOS 系统等，增加活性氧代谢物（ROS）的释放，ACEI 抑制这个过程，减轻氧化应激的作用。

已有很多大规模的随机双盲对照的临床研究证实对于各种原因和程度的左心室功能不全 ACEI 可以缓解症状、改善临床状态和患者的一般状况，并降低死亡危险以及死亡或再住院的联合危险。有轻度、中度或重度心力衰竭症状的患者，不论有无冠状动脉疾病，均可从 ACEI 治疗中获益。

研究认为，Ang Ⅱ对心脏的毒性主要是通过局部作用，理论上组织作用强的 ACEI，如雷米普利、群多普利、福辛普利等可能作用更好，但这一点并没有在临床上得到证实，因此 ACEI 的心脏保护作用可以认为是类效应所致。

所有左心室收缩功能障碍所致的心力衰竭患者都应当尽早并持续使用 ACEI，除非有禁忌证或不能耐受治疗。使用 ACEI 时应注意当前或近期是否有体液潴留的表现，对有体液潴留者，应当先使用利尿剂后再使用 ACEI，因为利尿剂可以维持钠的平衡，预防周围组织和肺水肿的发生。ACEI 应先于 ARB 或直接血管扩张剂使用，因已有临床研究证明 ACEI 要优于这些药物。ACEI 应与 β 受体阻滞剂合用，这样既可以增强作用，也可以降低不良反应，两种药物使用的先后次序并没有重要的临床意义。

ACEI 的禁忌证主要包括以往使用 ACEI 曾发生过威胁生命的不良反应（血管性水肿或无尿肾功能衰竭）及妊娠的患者。相对禁忌证包括有症状的低血压（收缩压小于 80mmHg）、血清肌酐升高（高于 3mg/dl）、双侧肾动脉狭窄或血钾升高（大于 5.5mmol/L）。另外，处于休克边缘的患者不能使用 ACEI。这种患者应首先纠正心力衰竭，待病情稳定后再重新评价 ACEI 的使用。

ACEI 应当从小剂量开始，如果可以耐受则逐渐增加剂量（表 8-8）。一般每 1 ~ 2 周调整一次剂量，逐渐增加至目标剂量或患者可耐受的剂量。开始治疗的 1 ~ 2 周内应检测肾功能和血钾，以后应每 3 个月检查一次，特别是那些以往有低血压、低钠血症、糖尿病，氮质血症或服用补钾药物的患者。在长期使用 ACEI 治疗的过程中应调整好利尿剂的剂量，应尽量避免水钠潴留或血容量不足。体液潴留可以削弱 ACEI 对症状的缓解，而血容量不足则可增加低血压和氮质血症的危险。此外，使用 ACEI 还应避免长期使用补钾剂。血流动力学或临床状态不稳定的患者使用 ACEI 易引起低血压，这会减弱患者对利尿剂和升血压药物的作用。因此，对这些患者（特别是对利尿剂反应差的患者），谨慎的做法是暂时停止 ACEI 治疗，直到患者临床状态稳定。

表 8-8 心力衰竭治疗中常用的 RAAS 抑制剂和 β 受体阻滞剂

药物	起始剂量（d）	最大剂量（d）
ACEI		
卡托普利	6 25mg，3 次	50mg，3 次
依那普利	2.5mg，2 次	10 ~ 20mg，2 次
福辛普利	5 ~ 10mg，1 次	40mg，1 次
赖诺普利	2.5 ~ 5mg，1 次	20 ~ 40mg，1 次
培哚普利	2mg，1 次	8 ~ 16mg，1 次
喹那普利	5mg，2 次	20mg，2 次
雷米普利	1.25 ~ 2. 5mg，1 次	10mg，1 次
群多普利	1mg，1 次	4mg，1 次
ARB		
坎地沙坦	4 ~ 8mg，1 次	32mg，1 次
氯沙坦	25 ~ 50mg，1 次	50 ~ 100mg，1 次
缬沙坦	20 ~ 40mg，2 次	160mg，2 次
醛固酮拮抗剂		
螺内酯	12.5 ~ 25mg，1 次	25mg,1 ~ 2 次
依普利酮	25mg，1 次	50mg，1 次
β 受体阻滞剂		
比索洛尔	1.25mg，1 次	10mg，1 次
卡维地洛	3.125mg，2 次	25mg，2 次
		50mg（体重超过 85kg），2 次
缓释琥珀酸美托洛尔	12.5 ~ 25mg，1 次	200mg，1 次

心力衰竭患者应当使用多大剂量的 ACEI 没有定论。临床研究中的 ACEI 的剂量通常较大，但此时剂量的选择并非根据患者对治疗的反应确定，而是达到靶剂量。然而，临床实际使用的剂量常常仅相当于推荐的起始剂量而远小于靶剂量。有关使用大剂量是否可改善治疗效果的研究不多，且结果矛盾，同时也没有显示可以降低死亡率。故在临床工作中重要的是要使用 ACEI，而非争论使用多大的剂量。当然最好是使用有循证医学证据可以降低心血管事件的剂量，但若患者不能使用或耐受大剂量，应当使用中等剂量治疗，两者疗效只有很小的差别。更重要的是，不能因为 ACEI 没有达到靶剂量而延迟使用 β 受体阻滞剂。一旦药物剂量递增到一定程度，通常可以维持 ACEI 的长期治疗。尽管某些患者在使用 ACEI 后 48h 内症状可以改善，但其临床疗效的发挥通常需要数周、数月或更长时间。即使症状没有改善，长期使用 ACEI 也可以降低死亡和住院的危险。突然停用 ACEI 可导致病情恶化，除非有威胁生命的并发症，如血管性水肿。

尽管不同的ACEI在化学结构的差异、吸收、生物利用度、半衰期、血浆蛋白结合率、代谢与排泄等药代动力学等特征方面都有差别，但目前资料显示各种ACEI在控制症状和提高生存率方面并没有明显的差别。在临床应用当中也没有发现具有抑制组织血管紧张素转换酶作用的ACEI在心力衰竭的治疗方面有优势。所以在选择ACEI时，应当先考虑使用经过临床试验证实可以降低心力衰竭或心肌梗死后患者病残率和死亡率的ACEI，包括卡托普利、依那普利、赖诺普利、培哚普利、雷米普利和群多普利。大多数ACEI的不良反应是由于该类药物的两种主要药理学作用所致：对血管紧张素的抑制和对激肽的增强作用，也可能发生其他不良反应（如皮疹和味觉障碍）。

（1）与抑制血管紧张素有关的不良反应：①低血压：ACEI治疗心力衰竭最常见的不良反应是低血压和头晕。几乎所有使用ACEI治疗的患者都会出现无症状性低血压，低血压常常出现于开始治疗的前几日，特别是在低血容量患者、近期大量利尿和低钠血症患者（血钠浓度低于130mmol/L）。如果症状性低血压发生于开始剂量，再次使用同样剂量该药物可能并不复发。然而，最好的做法是只要没有明显的体液潴留，可以减少利尿剂的剂量、减少对盐摄入的限制而降低对肾素－血管紧张素系统的依赖。可以减小其他降压药物的剂量（尤其是血管扩张剂），或与ACEI交叉使用，使两者的峰效应错开。大多数早期使用ACEI出现低血压的患者，只要采取适当的措施减少低血压的复发，都适合该类药物的长期治疗。②肾功能恶化：在肾灌注低下的情况下（如心力衰竭），肾小球滤过率主要依赖于AngⅡ介导的出球小动脉的收缩，失去AngⅡ的支持后，肾小球灌注压下降，肾小球滤过率将降低，故那些需要肾素－血管紧张素系统支持而维持肾稳态的患者更易发生氮质血症（如心功能Ⅳ级或低钠血症的患者）。严重心力衰竭的患者使用ACEI治疗有15%～30%的患者血肌酐明显升高（如升高大于0.3mg/dl），但仅5%～15%的患者出现轻到中度症状。如果患者有双侧肾动脉狭窄或正在服用非甾体消炎药物，则危险性明显增加。此时减少利尿剂的使用量常常可以改善肾功能，而不需要停止ACEI的治疗。然而，如果患者有体液潴留则利尿剂不能减量，在轻度或中度氮质血症时可以不处理，继续ACEI治疗，密切观察病情变化。③高钾血症：心力衰竭患者使用ACEI可能出现严重的高钾血症，严重时可引起心脏传导障碍。一般情况下，高钾血症出现于肾功能恶化、口服补钾制剂或保钾利尿剂或醛固酮受体拮抗剂的患者，特别是糖尿病患者。

（2）与激肽激活有关的不良反应：①咳嗽：咳嗽的发生率在欧洲白种人为5%～10%，而在中国人高达50%。其特点是无痰，常有喉部发痒的感觉，常出现于治疗的第一个月内，停药后1～2周消失，再次服药后数日又出现。只有在排除其他原因的咳嗽如肺淤血后才考虑为ACEI所致。停药后咳嗽消失，再次使用其他ACEI制剂时又出现咳嗽的现象，强烈提示咳嗽由ACEI所致。只要咳嗽不是很重，应鼓励患者坚持治疗。咳嗽不能耐受时可考虑换用ARB。临床经验表明，对一种ACEI有咳嗽不良反应，而对另一种ACEI可能就没有，故也可再换用另一种ACEI。②血管性水肿：血管性水肿的发生率不到1%，但黑种人发生率较高。严重的血管性水肿可能威胁生命，故所有怀疑出现该反应的患者应终生避免使用ACEI。有血管性水肿史的患者不应尝试使用ACEI。虽然对于使用ACEI发生血管性水肿的患者可以考虑使用ARB替换，但也有患者使用ARB时也发生血管性水肿，因此，对于使用ACEI发生血管性水肿的患者换用ARB时应极度谨慎。

2. 血管紧张素受体拮抗剂　由于ACEI有不能抑制旁路生成的AngⅡ、易发生醛固酮逃逸现象及咳嗽等缺点，促使血管紧张素受体拮抗剂（angiotensin receptor blockade，ARB）诞生。理论上ARB能竞争性与AngⅡ受体AT_1结合，使AngⅡ无法与其结合，能够在受体水平完全阻断各种来源的AngⅡ的作用，故它对AngⅡ的抑制会更完全，并减少醛固酮逃逸现象的发生，同时因它不影响缓激肽的代谢，故还减少咳嗽等不良反应。目前临床有多种ARB可供使用，包括坎地沙坦、依普沙坦、厄贝沙坦、氯沙坦、替米沙坦、奥美沙坦和缬沙坦等。但这些药物治疗心力衰竭患者的研究和经验不及ACEI丰富。

在慢性心力衰竭治疗中，ACEI仍然是第一选择，但ARB可作为ACEI不能使用或严重不良反应或不能耐受时的替代药物使用。2012年欧洲心脏病学会关于ARB治疗心力衰竭的建议：ARB作为不能耐受ACEI的替代治疗（Ⅰ类A级）；用于已接受ACEI和β受体阻滞剂并且不能耐受醛固酮拮抗剂的有症状的患者（Ⅰ类A级）。ARB不再作为已接受ACEI和β受体阻滞剂仍有心力衰竭症状的患者的一线药物，此类患者应首先考虑加用醛固酮受体拮抗剂。

与 ACEI 一样，血管紧张素受体阻断剂也可产生低血压、肾功能恶化和高血钾，但 ARB 很少发生血管性水肿。虽然 ARB 与 ACEI 和醛固酮拮抗剂联用的资料很少，但联合应用将进一步增加肾功能异常和高钾血症的发生率。目前不推荐 ACEI + ARB +醛固酮受体拮抗剂三者联用。

ARB 的临床应用与 ACEI 类似，应从小剂量开始（表 8-8）。在应用 ARB 1 ~ 2 周后，可以通过倍增剂量进行调整剂量，但应及时对血压、肾功能和血钾进行监测和评价。使用 ARB 需注意的问题有许多与前面介绍的 ACEI 一样，开始用药后 1 ~ 2 周要复查血压（包括体位性血压变化）、肾功能和血钾，特别是在调整剂量时更应密切观察。这在收缩压低于 80mmHg、低血钠、糖尿病和肾功能受损的患者中更为重要。对于病情稳定的患者，在 ACEI 或 ARB 达到靶剂量前可以加用 β 受体阻滞剂。使用 ARB 的危险与血管紧张素的抑制有关，当与 ACEI 或醛固酮受体拮抗剂合用时发生低血压、肾功能异常和高血钾的危险明显增加。

3. 盐皮质激素 / 醛固酮受体拮抗剂　心力衰竭时由于 RAAS 的激活，使醛固酮的合成增加。醛固酮的这种代偿性增加，短期内可起到增加心排血量的作用，但是长期的醛固酮增高会引起血容量增加、电解质紊乱、心律失常、心肌及血管间质胶原沉积和纤维化，使心力衰竭进行性恶化。醛固酮受体拮抗剂可以竞争性地与醛固酮受体复合物结合，阻断醛固酮的生物学作用。实验资料显示，醛固酮对心脏结构和功能的不良影响独立于 Ang Ⅱ，因此，长期抑制醛固酮的作用可与 ACEI 或（和）ARB 产生协同作用，在心力衰竭的治疗中有重要意义。

螺内酯和依普利酮是美国食品与药品管理局（FDA）批准用于心力衰竭治疗的两种醛固酮受体拮抗剂，而前者应用最广泛，后者较少发生男子乳房发育或抗雄性激素效应。在心力衰竭的治疗中醛固酮受体拮抗剂的利尿作用是次要的，不应把它像利尿剂那样使用。螺内酯和依普利酮分别都进行过大规模的临床试验，结果都显示了降低死亡率的益处，但高血钾和肾功能异常的发生率可增加。

醛固酮拮抗剂最早被推荐用于有中、重度心力衰竭症状以及近期失代偿的患者或心肌梗死早期左心室功能异常的患者。近来，新的临床试验结果显示对于 NYHA Ⅱ级的左心室收缩功能不全的患者，依普利酮治疗可显著降低死亡率和心力衰竭再住院率。因此，2012 年欧洲心脏病学会心力衰竭指南将醛固酮拮抗剂的适应证推广至所有的收缩性心力衰竭的患者。

使用醛固酮受体拮抗剂要同时考虑其降低死亡率及因心力衰竭再住院的益处和发生威胁生命的高钾血症的危险。螺内酯的起始剂量一般为 12.5 ~ 25mg/d，偶尔可隔日给予。依普利酮的起始剂量为 25 mg/d，逐渐加量至 50mg/d。开始治疗后一般停止使用补钾制剂，治疗后 3d 和 1 周需测定血钾和肾功能。

使用醛固酮受体拮抗剂的主要危险是高钾血症和肾功能恶化。最近的两项研究显示醛固酮受体拮抗剂有滥用的现象，结果使高钾的发生率和死亡率显著增加。因此对醛固酮受体拮抗剂的使用须谨慎选择患者，并密切监测。虽然醛固酮受体拮抗剂的利尿作用较弱，一些患者加用醛固酮受体拮抗剂可显著增强其他利尿剂的作用，导致低血容量，进一步增加肾功能异常和高钾血症的发生率。在慢性稳定治疗阶段，如胃肠炎等引起血容量减少的情况下均可引起高钾血症。

在有关心肌梗死患者的试验中，依普利酮的益处只见于那些平均血肌酐水平低于 1.1mg/dl 的那些患者，超过此水平的患者，生存率无明显改善。血肌酐水平常低估肾功能异常的程度，尤其是老年患者，估计肌酐清除率小于 50mL/min 时应将螺内酯起始剂量调至 12.5mg/d 或依普利酮 25 mg/d，当肌酐清除率小于 30mL/min 时应停止使用醛固酮受体拮抗剂（表 8-9）。

表 8-9　降低醛固酮受体拮抗剂治疗患者发生高钾血症危险的建议

1. 肾功能损害是醛固酮受体拮抗剂治疗过程中发生高钾血症的一个危险因素，肌酐超过 1.5mg/dl 时危险性显加。在老年或肌肉量较少的患者，血肌酐水平并不能准确反映肾小球滤过率，肾小球滤过率或肌酐清除率应大于 30mL/min
2. 基础血钾水平超过 5.0mmol/L 的患者不能使用醛固酮受体拮抗剂
3. 起始推荐剂量螺内酯 12.5mg 或依普利酮 25mg，如果合适可增加剂量至螺内酯 25mg 或依普利酮 50mg
4. 同时使用大剂量的 ACEI（卡托普利大于 75mg/d，依那普利或赖诺普利大于 10mg/d）可增加高钾血症的危险
5. 应避免使用非甾体消炎药和环氧化酶 -2 抑制剂（COX-2 抑制剂）

续 表

6. 应停止使用补钾制剂或减量
7. 应密切检测血钾，开始治疗后 3d 和 1 周需测定血钾和肾功能，之后的前 3 个月至少年月检测 1 次
8. 及时处理腹泻及其他可引起脱水的原因

开始使用醛固酮受体拮抗剂治疗后 3d 和 1 周需测定血钾和肾功能，之后可根据肾功能和体液平衡情况定期检测，前 3 个月至少每月 1 次，之后每 3 个月 1 次。当 ACEI 或 ARB 加量时，应重新按上述方法开始检测。应避免 ACEI、ARB 和醛固酮受体拮抗剂联合使用，以减少高血钾的发生。若血钾超过 5.5mmol/L 应停止加量或减小醛固酮受体拮抗剂剂量，如果患者服用补钾制剂，应首先停止补钾制剂，然后根据情况调整醛固酮受体拮抗剂剂量。若发生肾功能恶化，应重新评价治疗方案并考虑停止使用醛固酮受体拮抗剂。应告诉患者在发生腹泻或停用袢利尿剂时停止使用醛固酮受体拮抗剂。

（四）β 受体阻滞剂

β 受体阻滞剂主要通过以下机制改善心脏功能：①降低心率，延长舒张期充盈时间及增加冠状动脉灌注；②降低心肌耗氧；③抑制儿茶酚胺介导的游离脂肪酸释放，从而改善心肌动力；④上调 β 肾上腺素能受体并减少心肌氧化反应负荷；⑤心脏电生理机制，包括心率减慢、异位起搏点自行放电的减少、传导延缓及房室结的不应期延长。其他的机制包括抑制 β 肾上腺素能途径介导的心肌细胞凋亡、抑制血小板聚集、减少斑块的机械压力、预防斑块破裂；某些 β 受体阻滞剂具有的抗氧化及抑制血管平滑肌细胞增生的特性可能还有额外的益处。

超过 20 项安慰剂对照的临床研究（心力衰竭患者总数超过 20 000 例）证实有三种 β 受体阻滞剂可有效降低慢性心力衰竭患者死亡危险，即比索洛尔、琥珀酸美托洛尔（选择性抑制 β_1 受体）、卡维地洛（抑制 α_1、β_1 和 β_2 受体）。这三种药物治疗心力衰竭的阳性结果并不能代表所有 β 受体阻滞剂的有效性，临床试验已发现布新洛尔无效而短效美托洛尔效果较差。阶段 C 的心力衰竭患者如无禁忌证都应使用上述三种药物中的一种。2005 年发表的一项针对 2 128 名 70 岁以上老年心力衰竭（LVEF<35%）的随机双盲安慰剂对照研究显示奈比洛尔（选择性抑制 β_1 受体）可以明显降低总死亡率和心血管原因的住院率，但对总死亡率的降低没有达到统计学意义（二级终点），提示该药可用于老年患者的心力衰竭的治疗。

当前国内外所有的心力衰竭指南推荐所有左心室收缩功能不全且病情稳定的患者均应使用 β 受体阻滞剂，除非有禁忌证或不能耐受。由于 β 受体阻滞剂对生存率和疾病进展的有益作用，一旦诊断左心室功能不全应尽早开始 β 受体阻滞剂治疗。即使症状较轻或对其他治疗反应良好，β 受体阻滞剂的治疗也是非常重要的，不应因其他药物治疗而延迟 β 受体阻滞剂的使用。因此，即使治疗不能改善症状，也应当使用 β 受体阻滞剂治疗，以降低疾病进展、临床恶化和猝死的危险。

β 受体阻滞剂合用 ACEI 时，后者的剂量不需很大，其疗效优于单纯增加 ACEI 剂量，即使后者达到靶剂量。目前认为这两种药物在使用次序上并没有明显的限定。

当前或近期有体液潴留的患者，应先使用利尿剂，病情稳定达到于体重后再使用 β 受体阻滞剂，因为利尿剂可以维持体液平衡并防止使用 β 受体阻滞剂引起的症状加重。

病情稳定的患者，无论心功能如何，应该尽早使用 β 受体阻滞剂。此时患者应该没有或仅有很少的体液潴留或容量不足的证据，同时近期不需要静脉使用正性肌力药物，此时可以开始使用 β 受体阻滞剂（表 8-10）。重症患者应首先使用其他治疗心力衰竭的药物（如利尿剂），待病情稳定后再重新评价是否可以使用 β 受体阻滞剂。患有气道反应性疾病或无症状心动过缓的患者使用 β 受体阻滞剂时要高度谨慎，而有持续症状的患者则不应使用。

表 8-10　心力衰竭临床稳定的标准

临床标准
出入量平衡（每周利尿剂增量小于 1 次）
没有肺淤血的症状
血压稳定 > 80mmHg，老年袖带血压应更高一些
没有体位性低血压

续 表

脉搏有力
心率 50 ~ 100 次 / min
无心绞痛或稳定
没有症状性心律失常（ICD 植入 1 个月后）
一般活动，如大便没有症状
行走距离稳定
实验室标准
肾功能稳定（肌酐 <2.5 mg/dl，尿素氮 <50mg/dl）
血钠水平稳定，> 132mmol/L
运动能力
高峰氧耗量 >10mL/（kg · min）

β 受体阻滞剂的起始剂量要非常小（表 8–8），如果能够耐受，可逐渐增加剂量，一般采用每两周剂量加倍的方法增加剂量。在剂量递增期间应当严密观察病情。部分患者在开始使用 β 受体阻滞剂后，反而会出现体液潴留导致症状加重。若每日称量体重，连续 3d 体重增加均大于 0.25 kg，表示液体增加，应及时增加利尿剂剂量使体重恢复到治疗前水平。剂量增加时如果出现不良反应，应当暂停剂量的递增。若能达到靶剂量，患者一般都能够维持长期治疗。β 受体阻滞剂的起效时间较长，可能需要 2 ~ 3 个月才能看到临床疗效。即使症状没有改善，长期治疗也可以降低主要临床事件的危险性。应当避免中断 β 受体阻滞剂的治疗，否则将导致临床症状的恶化。

部分长期使用 β 受体阻滞剂的患者仍然可出现临床症状恶化，此时应综合分析是否减量或停药，随意停药将增加临床失代偿的危险。如果患者出现体液潴留而症状很轻或没有症状，可以增加利尿剂剂量而继续使用 β 受体阻滞剂。但是如果出现低灌注，或者需要静脉使用正性肌力药物，最好暂时停止使用 β 受体阻滞剂直到患者临床状况稳定。在这些患者，最好使用不依赖于 β 受体的正性肌力药物，如磷酸二酯酶抑制剂米力农而非多巴酚丁胺。一旦病情稳定，应继续重新滴定使用 β 受体阻滞剂。使用 β 受体阻滞剂时可能出现四种不良反应应当引起注意。

（1）体液潴留和心力衰竭恶化：使用 β 受体阻滞剂可以引起体液潴留，通常没有症状而仅表现为体重增加，最后可导致心力衰竭症状的明显恶化。治疗前有体液潴留的患者在处理期间更易发生体液潴留。因此，一般不需停止 β 受体阻滞剂的治疗，强化利尿等常规治疗就可以取得较好效果。经过治疗，这些患者可以继续长期使用 β 受体阻滞剂。

（2）乏力：使用 β 受体阻滞剂治疗可以引起乏力和虚弱的感觉。多数情况下不需要治疗，数周后这种乏力的症状可自行消失。症状严重者，如出现低灌注，可考虑减量（或利尿剂的剂量）或停药，过一段时间后还可再次尝试或换其他 β 受体阻滞剂仍有可能有效。

（3）心动过缓和传导阻滞：β 受体阻滞剂造成的心率和心脏传导减慢通常没有症状，因此一般不需要处理。然而，如果当心动过缓伴随头昏或头晕及出现二度或三度传导阻滞时，应该减少 β 受体阻滞剂的剂量或停药。同时也应该考虑到药物间相互作用的可能性。同时植入起搏器或进行心脏同步化治疗（CRT）是否能保留 β 受体阻滞剂的好处，目前还不十分清楚。

（4）低血压：β 受体阻滞剂（特别是同时阻断 α_1 受体）会造成低血压，通常无症状，但也会引起头昏、头晕、视力模糊。对于同时阻断 α_1 受体的 β 受体阻滞剂如卡维地洛，扩张血管的不良反应通常在应用初始剂量或剂量开始增加的 24 ~ 48h 内出现，一般再次应用时会消失而不需要改变剂量。在一日不同时间服用 β 受体阻滞剂和 ACEI 可以减少低血压的危险。如这样无效，则需要暂时减少 ACEI 剂量。在容量不足的患者中，减少利尿剂的剂量也会缓解低血压的症状，但减轻利尿治疗会增加继发液体潴留的危险。若低血压伴随临床低灌注时，β 受体阻滞剂应减量或停用。

（五）伊伐布雷丁

伊伐布雷丁是窦房结 Ir 通道的抑制剂，减慢窦性心律患者的心率，不降低心房颤动患者的心室率。

研究表明，对于 EF ≤ 35% 的窦性心律患者，在 ACEI 或 ARB 和 β 受体阻滞剂达到靶剂量或最大耐受剂量治疗后心率仍大于 70 次 /min 的患者，给予伊伐布雷丁可显著降低心血管死亡和心力衰竭再住院的联合终点。故 2012 年 ESC 心力衰竭指南将其列为Ⅱ a类推荐。推荐起始剂量为 2.5mg，每日 2 次，逐渐滴定至靶剂量 7.5mg 每日 2 次。

（六）洋地黄

洋地黄糖甙通过抑制 Na^+ – K^+ – ATP 酶，减少心肌细胞的 Na^+ 外流和 K^+ 内流，细胞内 Na^+ 增高促使肌浆网释放钙离子与 Na^+ 交换，从而增强心脏的收缩力。这种正性肌力作用使心肌耗氧量增加，但同时又使心搏量增加，心室容积减少，室壁张力降低既使心率减慢又可降低心肌氧耗。两种作用综合的结果是心肌总的氧耗降低，提高心肌的做功效率。数十年以来，洋地黄在心力衰竭中的益处一直归功于这种正性肌力作用。然而，近期的证据表明，洋地黄的益处可能部分与非心肌组织中 Na^+ – K^+ – ATP 酶的抑制有关。迷走神经传人纤维 Na^+ – K^+ – ATP 酶的抑制可增加心脏压力感受器的敏感性，继而降低中枢神经系统的交感传出，减少了交感神经的兴奋性。另外，抑制肾脏的 Na^+ – K^+ – ATP 酶，可使肾小管对钠的重吸收减少，从而使转运至远端肾小管的钠量增多而抑制肾脏的肾素分泌，间接减弱了 RAAS 的作用。如此看来，洋地黄还有减轻神经体液系统激活的作用，可能比其正性肌力作用更重要。

临床研究显示，在轻、中度心力衰竭患者中使用地高辛治疗 1 ～ 3 个月能改善症状，提高生活质量和运动耐量。不管基础心律（窦性心律或心房颤动）、心力衰竭的原因（缺血性或非缺血性心肌病）、合并治疗情况（使用或不使用 ACEI）如何，均可观察到这些益处。它是正性肌力药物中唯一的、长期使用不增加死亡率的药物。ESC2008 年的心力衰竭指南推荐地高辛用于 LVEF ≤ 40% 且伴有心房颤动的有症状的患者的心率控制（Ⅰ类 C 级）。而对于窦性心律的患者，与 ACEI 合用，可改善症状，但不降低死亡率（Ⅱ a类 B 级）。由于地高辛并不能改善心力衰竭患者的死亡率，且治疗窗窄，其应用价值较前有所下降。更新的 2012 年 ESC 心力衰竭指南仅将地高辛推荐为Ⅱ b 类指征。

心力衰竭合并慢性心房颤动的患者是洋地黄的最佳适应证，在使用地高辛的基础上加用 β 受体阻滞剂更有效，特别是控制运动过程中的心率增快。为控制心力衰竭患者增快的心房颤动心率，地高辛应作为辅助用药，β 受体阻滞剂既能改善生存率又能有效控制心率。对于窦性心律的心力衰竭患者，应首先使用利尿剂、ACEI（或 ARB）和 β 受体阻滞剂，若治疗没有反应或心力衰竭的症状不能很好地控制可考虑加用地高辛。另一种策略为在这种有症状的患者中开始使用醛固酮拮抗剂，推迟加用地高辛，除非患者对治疗无反应或不能耐受醛固酮拮抗剂。如果患者先期已服用地高辛但未服用 ACEI 或 β 受体阻滞剂，不必停用地高辛治疗，应及时开始使用神经激素拮抗剂。

对于液体潴留或低血压等症状急性恶化的患者，并不推荐地高辛作为稳定心力衰竭症状的初始治疗，以往需要先洋地黄化的治疗方法已被摒弃。这样的患者应该首先接受心力衰竭的适宜治疗，如短期使用非洋地黄类正性肌力药物、血管活性药物、利尿剂或其他有利于改善症状的药物。在症状稳定后，可开始使用地高辛，并作为长期治疗策略的一部分。

如果患者有显著的窦房结或房室结阻滞，不应给予地高辛治疗，除非已安装了永久起搏器治疗。在服用其他抑制窦房结或房室结功能以及影响地高辛水平，例如胺碘酮或 β 受体阻滞剂等药物的患者，应谨慎使用洋地黄。心肌梗死后患者应慎用或不用地高辛，尤其仍存在缺血症状时。

尽管有多种强心苷应用于心力衰竭的治疗，但地高辛是最常用也是唯一在安慰剂对照试验中评价过的。地高辛常以每日 0.125 ～ 0.25mg 的剂量起始和维持。如果患者超过 70 岁、肾功能受损或体重低应以低剂量（每日或隔日 0.125mg）起始。心力衰竭治疗中很少使用或需要大剂量（如每日 0.375 ～ 0. 50mg）地高辛。不需要在起始治疗时使用负荷剂量。

尽管目前使用的地高辛的剂量比以往明显减少，但仍应注意它的不良反应，监测地高辛的血液浓度有助于降低毒副反应。地高辛浓度大于 2ng/mL 要警惕洋地黄中毒的发生，但血药浓度有时与临床情况不一致，应结合临床考虑。地高辛的血药浓度在 0.5 ～ 1.0ng/mL 范围即有治疗作用，也很少发生不良反应。但也有研究显示较低的地高辛血浆浓度（0.5 ～ 0.9ng/mL）能起到与较高地高辛浓度一样的预防心力衰竭恶化的作用。但总的表明地高辛水平高于 1.0ng/mL 预后较差。以往认为地高辛浓度小于 2ng/mL 是安全的，但目前认为即使在这个浓度以下仍可能产生不良心血管影响。有研究表明，长期服用地高辛过程中出现的再住院多数并非由于心力衰竭加重所致，而是发生了其他心血管事件，即使血清地高辛浓度在治疗范围内（0.5 ~ 2.0ng/mL）。同时地高辛治疗还增加发生心律失常或心肌梗死死亡的风险，这些作用抵消了地高辛对心力衰竭患者生存的益处。

大多数心力衰竭的患者都能很好地耐受地高辛治疗。但在实际应用中，尤其在国内它的不良反应仍然很常见，这主要发生于大剂量应用地高辛或存在影响地高辛清除的因素，如药物的相互作用、肾功能不全、电解质紊乱等。故在低血钾、低血镁或甲状腺功能减退时；在同时应用大环内酯抗生素、依曲康唑、环孢霉素 A、维拉帕米、奎尼丁时；在低体重和肾功能受损时，地高辛用量应适当降低，以减少中毒的可能。地高辛的主要不良反应包括：①心律失常：各种心律失常都可发生，最常见的是多形性室性期前收缩，尤其发生在心房颤动的基础上。其他还有房室传导阻滞、各种交界性心律等；②胃肠道症状：如厌食、恶心、呕吐等；③神经系统症状：如头痛、失眠、抑郁、眩晕、视觉障碍、定向障碍和意识错乱。

发生洋地黄中毒时首先应停药，并积极寻找中毒的原因和及时纠正，如过度利尿产生的低血钾需调整利尿剂的用量。地高辛的中毒表现一般多在 24h 内消失。对洋地黄产生的快速室性心律失常，可使用苯妥英，先 125 ~ 250mg 注射用水稀释后 2 ~ 3min 内静脉注射，无效时每 5 ~ 10min 可再注射 100mg，共 2 ~ 3 次，以后改口服，50 ~ 100mg，每 6h 1 次，用 2 ~ 3d。该药偶有抑制呼吸、嗜睡和引起短暂低血压的不良反应，应予以注意。还可使用钾盐，口服或静脉滴注均可；一般静脉使用 1g 的钾盐，多数患者的心律失常可以消失。利多卡因也有一定疗效，在没有苯妥英时可以使用。室上性心律失常可用维拉帕米、地尔硫䓬及 β 受体阻滞剂，但应注意其负性肌力作用使心力衰竭加重。洋地黄引起的缓慢心律失常可用阿托品或临时心脏起搏治疗。异丙肾上腺素可引起室性心律失常不提倡使用。

（七）血管扩张剂

目前有两种血管扩张剂用于心力衰竭的治疗。一个是硝酸异山梨酯，另一个是肼屈嗪。

硝酸异山梨酯是首先报道的对慢性心力衰竭治疗有益的药物之一。研究表明硝酸盐可抑制异常的心肌和血管的生长，并因此改善心室重构过程和心力衰竭的症状。对已采用充分的治疗后仍有劳力性气短症状的患者，使用硝酸异山梨酯有帮助。目前虽然缺乏单独应用硝酸盐改善生存率的研究，但临床上还是经常使用，尤其在其他治疗方法都已使用，患者还有症状时。长期使用硝酸盐很容易发生耐药，故使用时应给予至少 10h 的“无硝酸盐的间歇期”和联合应用 ACEI 或肼屈嗪。硝酸盐一个共同的不良反应是头痛和低血压，在使用的过程中应予以注意。

肼屈嗪是一种动脉扩张剂，对静脉张力和心脏充盈压影响很小。与硝酸盐合用是为扩张静脉和动脉。除对血管的直接作用外，肼屈嗪理论上还可影响与心力衰竭进展相关的生化和分子机制以及减少硝酸盐耐药的发生。但肼屈嗪单独用于心力衰竭治疗的资料尚少，也很少有人将它单独用于心力衰竭的治疗中。

肼屈嗪联合硝酸盐用于黑种人心力衰竭的临床研究表明，对已使用地高辛和利尿剂但未使用 ACEI 或 β 受体阻滞剂治疗的心力衰竭患者，肼屈嗪和硝酸异山梨酯可减少死亡率，但并不减少住院率。但在其他人群中能否产生该种益处仍需研究。

现有心力衰竭指南推荐在 LVEF ≤ 40% 且症状明显的患者，联合肼屈嗪和硝酸异山梨酯可作为不耐受 ACEI 和 ARB 类药物的替代治疗。在联合 ACEI、β 受体阻滞剂和 ARB 或醛固酮拮抗剂仍不能控制心力衰竭症状的患者可考虑加用肼屈嗪和硝酸异山梨酯。尤适用于非 – 美洲裔的患者。然而这种治疗的顺应性常较差，很多患者不能耐受其靶剂量。原因是药片数量多且不良反应发生率高（主要是头痛和胃肠道不适）。

（八）其他药物

1. 血管加压素受体拮抗剂　精氨酸血管加压素是一种有重要心血管和肾脏作用的肽类激素，这些效应通过至少两种受体亚型产生，分别为分布在血管平滑肌细胞和心肌细胞的 V1A 受体和分布在肾脏的 V2 受体。在心力衰竭和左心室功能不全的患者中血管加压素水平升高，可能与心肌梗死后低 EF 患者的不良预后相关。多种不同血管加压素受体拮抗剂 [利希普坦（lixivaptan）、考尼普坦（conivaptan）、托伐普坦

(tolvaptan)]的先期研究显示它们能有效改善血流动力学，增加尿量，降低体重，减轻水肿，使低钠血症的患者血钠正常，而不影响血压或心率。这些药物口服和静脉制剂均有，提示可以用在慢性或急性患者。关于这类药物对长期预后的影响，由于是在ACEI、ARB和β受体阻滞剂广泛应用的基础上，一些评价血管加压素受体拮抗剂在慢性心力衰竭中作用的长期临床研究并未显示生存率上的获益。

目前唯一被FDA批准的口服血管加压素受体拮抗剂——托伐普坦，已被ESC 2012心力衰竭指南推荐用于心力衰竭合并难治性低钠血症的患者。推荐剂量为15mg，每日1次，5 ~ 7d。

2. 脑利钠　肽脑利钠肽（BNP）为32个氨基酸组成的肽类，通用名为奈西立肽。利钠肽与它的A型或B型受体结合后，激活鸟苷酸环化酶，促进细胞内cGMP的升高，进而激活蛋白激酶，产生一系列生物学效应。包括拮抗RAAS、抑制促肾上腺皮质激素及交感神经递质的释放、扩张血管、降低周围循环及肺循环的阻力、提高肾小球滤过率、利钠和利尿。目前国内也有人工合成的重组人脑利钠肽（rhBNP），商品名为新活素，主要用于治疗急性心力衰竭和失代偿的严重慢性心力衰竭。已有的临床研究尚未看到降低死亡率的益处，但可以明显改善心力衰竭的症状。其对心力衰竭症状和血流动力学方面的改善优于硝酸甘油和多巴酚丁胺。据国内文献和我们自己的经验，利钠肽对那些常规治疗反应差的患者短期效果很好。ESC推荐的用法为先静脉注射2μg/kg的负荷剂量，然后以0.015 ~ 0.03μg/（kg·min）的浓度静脉点滴24 ~ 72h。国内使用的剂量略小，为先静脉注射1.5μg/kg的负荷剂量，然后以0.007 5μg/（kg·min）的浓度静脉点滴，但临床应用效果也很满意。

3. 左西孟旦　左西孟旦（levosimendan）是一种钙增敏剂，数个临床随机对照研究已显示其良好的应用前景。目前国内已上市的左西孟旦，商品名悦文。不同于其他正性肌力药物，左西孟旦不增加细胞内钙浓度，而是增加心肌细胞对细胞内钙的敏感性，增强钙和收缩蛋白的相互作用，使心肌细胞更合理地应用细胞内钙。因此不引起钙超载，不易导致恶性心律失常，不影响舒张功能，不增加远期死亡率。此外它还作用于平滑肌ATP依赖的钾通道，使之开放，从而产生扩张外周血管的作用。另外还有研究表明左西孟旦还有磷酸二酯酶抑制剂的作用。左西孟旦的双重作用机制使其可以改善血流动力学而不增加心肌耗氧量，同时还有抗心肌缺血、抑制心室重构的作用。

急性失代偿性心力衰竭是左西孟旦最好的适应证，尤其是继发于收缩功能障碍的低心排血量心力衰竭患者。2010年中国急性心力衰竭指南和2012年ESC心力衰竭指南均将其列为Ⅱa类推荐。左西孟旦无论在改善血流动力学或症状还是在减少死亡方面都优于现有的正性肌力药物多巴酚丁胺。左西孟旦为静脉给药，一般给予6 ~ 12μg/kg的负荷剂量，然后以0.05 ~ 0.2μg/（kg·min）静脉维持24h。对于慢性心力衰竭，有小规模研究显示长期给药可提高患者的射血分数，降低血清NT－proBNP水平。使用方法为每隔3周使用1次，共5次，每次24h，每次用法剂量同前。目前尚无大规模研究显示长期治疗可带来长期生存率的获益。

4. 肾素抑制剂　直接的肾素抑制剂，阻断RAAS系统的源头，理论上可能为心力衰竭患者带来获益，但目前尚缺乏相关的研究证据，故尚未被指南所推荐。目前市场上使用的阿利吉伦，已被批准用于高血压的治疗。阿利吉伦用于心力衰竭的随机对照研究ASTRONAUT最新研究结果显示，在心力衰竭住院治疗出院后不到一周时，开始在其他心力衰竭用药基础上添加阿利吉仑，对6个月心血管事件死亡或住院率没有显著性意义，1年时也未见有临床好处。另一阿利吉仑用于心力衰竭的研究ATMOSPHERE仍在进行中，观察在常规治疗的基础上（不包括ACEI），加用阿利吉仑、依拉普利对慢性心力衰竭患者预后的影响。

5. 正性肌力药物　虽然短期和长期正性肌力药（如多巴酚丁胺或米力农）治疗可以增加心排血量，改善症状，但是长期使用这些药物并不改善症状或临床状态，且显著升高死亡率，尤其是重症心力衰竭患者。由于缺少支持疗效的证据且考虑其毒性，间断输入正性肌力药（在家中、门诊或短期观察室）不应作为慢性心力衰竭的长期治疗，即使是重症患者。

6. 纽兰格林　重组人纽兰格林是人纽兰格林－1的多肽片段，它通过与心肌细胞表面的表皮生长因子受体家族成员ErbB4受体结合，调节下游信号传导通路，改变蛋白的表达和调控。重组人纽兰格林通过两条关键途径提高心脏功能：一是它可以增加心脏特异性肌球蛋白轻链激酶的表达和随后的肌球蛋白轻链磷酸化，从而促进心脏肌小节重新有序化，增强心肌的收缩能力，同时防止心脏失代偿；二是它通过调节肌浆网上的钙 ATP 酶和兰尼碱受体来调控钙离子循环，进而提高心脏的收缩和舒张功能。细胞水平研究发现，重组人纽兰格林可使紊乱的心肌细胞结构有序化并加强心肌细胞之间的闰盘连接。中国和澳大利亚的临床研究表明：连续 10d、每日 10h 静脉滴注重组人纽兰格林 [0.6μg/（kg·d）] 能够改善纽约心脏病协会（NYHA）心功能分级Ⅱ～Ⅲ级心力衰竭患者的心脏功能，逆转心室重构（同时缩小左心室收缩末期容积和舒张末期容积），降低独立预后因子 NT－proBNP 水平，其疗效可持续 3 个月以上。中国临床二期生存率试验表明：在 10d 的重组人纽兰格林治疗期后，进行每周 1 次、为期 23 周的维持性静脉推注治疗，心力衰竭患者的一年全因死亡率与安慰剂组相比降低了 39%。分层分析发现，重组人纽兰格林对 NYHA Ⅲ级或 NT－proBNP 水平低于 4 000fmol/mL 的心力衰竭患者疗效最为显著，其一年期全因死亡率与安慰剂组相比降低 60% 以上。在美国的Ⅱ期临床研究也得到了相似的结果。目前，该药的Ⅲ期临床试验正在申请进行中。纽兰格林有望在不久的将来上市。

7. 改善心肌代谢的药物　心力衰竭的患者特别是用利尿剂的患者可能会出现维生素和微量元素的缺乏，几种营养补充（如辅酶 Q_{10}、肉碱和抗氧化剂）和激素治疗的方法（如生长激素或甲状腺素）已被提议用于心力衰竭的治疗。但这些治疗方法的有效性缺乏循证医学的证据，也没有临床研究显示它们可以改善生存率。在取得更多的证据前，不推荐心力衰竭患者使用这些药物。近来，一些荟萃分析的结果显示，改善心肌有氧代谢的药物（如曲美他嗪）可减少慢性心力衰竭患者的再住院率，提高射血分数。

8. 芪苈强心胶囊　采用益气温阳、活血通络、利水消肿的治则组成的芪苈强心胶囊，益气温阳治其本，辅以活血通络，使气旺血行络通，阻断血瘀络阻的病理中心环节，兼用利水消肿治其标，既能缓解心力衰竭症状，又能改善患者长期预后，标本兼治，组方独特。国内 23 家综合三甲医院开展了“随机、双盲、安慰剂平行对照评价芪苈强心胶囊治疗慢性心力衰竭患者有效性与安全性的多中心临床试验”（QL－BACD 试验）。结果显示：芪苈强心胶囊显著降低慢性心力衰竭患者血清 NT－proBNP 水平，下降 30% 的比率及下降的绝对值优于对照组；芪苈强心胶囊在改善慢性心力衰竭患者生活质量，提高 NYHA 心功能分级，提高 LVEF 及改善慢性心力衰竭患者 6min 步行距离等方面均优于对照组；芪苈强心胶囊显著降低复合终点事件发生率优于对照组。这是中国第一个具有循证医学证据疗效确切治疗慢性心力衰竭的中成药，为临床一线医师治疗慢性心力衰竭药物提供了新的药物选择。

9. 他汀类药物　近来有人认为他汀类药物可以用来治疗心力衰竭，因为在针对冠心病的临床实验中，心力衰竭的发生率降低，已患心力衰竭者同样看到死亡率减低。因为他汀类药物除降低血脂外，还有改善内皮功能、抑制炎症因子和心室重构、抗氧化应激及改善神经体液因素等作用，而这些作用对心力衰竭都是有好处的。但将他汀类药物用于心力衰竭的治疗还需要循证医学的证据。

10. 其他神经内分泌拮抗剂　莫索尼定（moxonidine）曾被寄予希望治疗慢性心力衰竭，因该药可以减低血液中降低去甲肾上腺的水平，但 MOXCON 未得到阳性结果。相反，莫索尼定组的死亡率（尤其是猝死）及再住院增加，研究被提前终止。

奥马曲拉（omapatrilat）能同时抑制中性肽酶和 ACE1。先期的 IMPRESS 试验中显示，治疗 24 周较单纯应用赖诺普利患者生存时间和心脏恶化事件明显改善，然而更大规模的随机对照研究并没有证实它优于 ACEI，且奥马曲拉组低血压、眩晕等不良反应较多，剂量也很难掌握。到目前为止该药没有上市。

ET 拮抗剂波生坦和 tezosentan 的慢性心力衰竭研究并没有得出有益的结论。尽管波生坦在治疗慢性心力衰竭中令人失望，但其治疗急性心力衰竭却有效，特别是对肺动脉高压的治疗。动物实验中应用 TNF－α 拮抗剂曾获得满意的结果。但在人心力衰竭大规模临床试验中结果不尽人意。依那西普（etanercepts）和英夫利昔单抗（infliximab）的临床实验都因为缺乏有效性，甚至不良反应过多而被终止。

上述一系列针对抑制神经内分泌活性的临床试验屡告失败向临床医生提出了一系列的问题：如何理解这些试验，其意义如何？当然，上述临床试验的失败原因是多方面的，有的与血管过度扩张、低血压有关，有的试验剂量过大，有的受试药物毒性较大，有的选择急性心力衰竭作为受试对象，而急性心力衰竭时，神经内分泌的激活是起到一定的保护作用的。除此之外，还应该考虑的问题是对神经内分泌激活到底应该怎样抑制？β 受体阻滞剂须从极小量开始，谨慎而缓慢地调整剂量才能达到改善生存的效果，说明交感神经过快、过度抑制反而有害。而全面抑制 β 肾上腺素能神经兴奋的支持作用可能起有害作用，因这类患者存活的心肌细胞太少。同时，还应认识到神经内分泌抑制是有限度的。在原来有效的神经内分泌抑制基础上，加用新的药物并希望进一步降低死亡率、病残率的作用只会愈来愈有限，虽然药物治疗可防止心力衰竭的进展，但不能使心肌细胞新生。要想再获得更大的突破，需寻求其他新的治疗方法。

表 8-11 归纳了目前 FDA 已批准用于临床的治疗心力衰竭的药物的一些基本情况，可供参考。

表 8-11　FDA 已批准的治疗心力衰竭的药物及其评价一览表

药物	临床效果	生存效益	用药指征	协同作用	使用条件
利尿剂	+	无	Ⅱ、Ⅲ、Ⅳ级伴体液潴留	ACEI、β 受体阻滞剂、洋地黄、利尿剂	急性、失代偿及慢性心力衰竭
ACEI	+	+	Ⅰ、Ⅱ、Ⅲ、Ⅳ级	利尿剂、洋地黄、β 受体阻滞剂	慢性心力衰竭
洋地黄	+	±	Ⅱ、Ⅲ、Ⅳ级，心力衰竭合并心房颤动	利尿剂、ACEI、β 受体阻滞剂	急性、失代偿及慢性心力衰竭
β 受体阻滞剂	+	+	Ⅱ、Ⅲ（Ⅳ）级，Ⅰ级？	ACEI、洋地黄、利尿剂、血管扩张剂	慢性心力衰竭
非洋地黄正性肌力药	+	有害	Ⅳ级		失代偿、其他药物效差的心力衰竭的心力衰竭
醛固酮拮抗剂	+	+	Ⅱ、Ⅲ、Ⅳ级	ACEI、洋地黄、利尿剂	慢性心力衰竭
硝酸酯 / 肼苯哒嗪	+	+（主要是黑种人）	Ⅱ、Ⅲ、Ⅳ级	洋地黄、利尿剂	慢性心力衰竭稳定，慢性
利钠肽	+	±	Ⅳ级		失代偿、急性、其他药物效差的心力衰竭

（九）非药物治疗

1. 心脏再同步治疗（cardiac resynchronization therapy，CRT）　心力衰竭患者往往合并传导异常，致房室、室间和（或）室内运动不同步，大约 1/3 低 EF 和 NYHA Ⅲ ~ Ⅳ级的心力衰竭患者 QRS 增宽大于 120ms，表现为典型的心室收缩不同步。

判定是否存在心脏不同步目前还没有统一的、理想的方法，若以 QRS 时限延长 >120ms 进行的 CRT 治疗，仍有 20% ~ 35% 的患者疗效不佳，说明术前可能不存在心脏不同步。仅以 QRS 时限为判断标准不能敏感和特异地反映机械运动不同步。超声心动图是目前使用最多的一种判断心脏不同步的有效方法，但尚需统一标准和规范检测的技术。

中华医学会心电生理和起搏分会组织了 CRT 专家工作组，根据 ACC/AHA 和 ESC 的指南，结合我国的情况，提出我国 CRT 治疗的适应证，详见第五篇第九章心脏起搏治疗。既往指南仅将 NYHA Ⅲ ~ Ⅳ级的 QRS 波增宽的患者列入 CRT 的适应证。最新的研究表明 CRT 治疗显著降低 NYHA Ⅱ级、QRS ≥ 150ms、EF ≤ 30% 的窦性心律心力衰竭患者的死亡率。因此，2012 年 ESC 心力衰竭指南已将这类患者列为Ⅱa 类的推荐。

2. 植入型心脏转复除颤器的治疗　植入型心脏转复除颤器（implantable cardioverter defibrillator，ICD）的主要作用是预防心力衰竭患者的猝死。研究表明心功能在Ⅱ ~ Ⅲ级的心力衰竭患者中，猝死是主要的死亡方式，占 50% 以上，在更严重的心力衰竭患者中，也有 1/3 左右的死亡为猝死引起。引起猝死的主要原因是室性心律失常。因此，预防和治疗室性心律失常对防止心力衰竭患者猝死意义重大。

β 受体阻滞剂、ACEI、醛固酮拮抗剂都被证实能减少猝死的发生，但抗心律失常药物却没有益处，胺碘酮虽然也是一个抗心律失常药，但对心力衰竭患者的生存作用是中性的。决奈达隆和Ⅰ类抗心律失常药物不推荐用于心力衰竭合并心律失常患者的治疗，因为在临床研究中发现这些药物可增加心力衰竭患者的再住院及猝死的风险。

曾经有过心搏骤停或持续性室性心律失常的患者植入ICD可降低死亡率，若这类患者临床稳定，应用ICD作为二级预防可以延长生存。有过不明原因晕厥的低EF慢性心力衰竭患者猝死的发生率高，也建议应用ICD。但是对于进展性的、心力衰竭状态不可逆持续恶化的患者，不建议植入ICD来预防猝死的发生，因为这些患者可能短期内由于不同方式死亡，但少数准备行心脏移植等特殊治疗的患者除外。

作为一级预防，2012 ESC心力衰竭指南推荐将ICD应用于经过优化药物治疗（包括β受体阻滞剂、ACEI或ARB，醛固酮拮抗剂）后EF≤35%、轻至中度心力衰竭症状、预期生存超过1年的心肌梗死后超过40d的缺血性心肌病或非缺血性心肌病患者。而AHA/ACC和中国心力衰竭指南推荐更谨慎，建议用于EF<30%的患者。对于EF在30%～35%的患者尚存争议，电生理检查能诱发室性心动过速者可以考虑。

ICD手术具有一定的风险（安置成功率92%左右，2%～3%的电极脱位，手术并发症），心房颤动时常误放电致使不少患者难以忍受，同时右心室起搏还有加重心力衰竭的潜在危险。因此，在植入ICD之前，应告知患者心脏预后，包括猝死与非猝死危险，ICD的有效性、安全性与危险性以及ICD放电相关事件的发生。患者及其亲属应充分理解ICD并不改善临床状态，也不能延缓心力衰竭进展，更为重要的是，应告知日后可能由于生活质量或预期的存活下降，需要取消除颤装置功能。

3. 体外反搏　将体外反搏用于治疗EF降低的心力衰竭的早期研究结果令人满意。但在获得更多的数据之前，不推荐在有症状的左心室EF降低患者中常规应用这一方法。

4. 呼吸支持技术　心力衰竭患者中睡眠呼吸障碍的发生率可达60%以上，有研究表明夜间吸氧和持续正压通气装置可以改善症状。但是否可以改善预后，还有待于进一步研究。

5. 正在研究的外科方法　目前正在进行临床评估的一种包裹心脏的网罩装置，用双向聚酯织物制成，使心肌能够收缩但将其向周围扩张限制在网内，从而抑制了心室的重构。欧洲和美国正在进行临床研究评价这种装置在患者中应用的安全性和有效性。

外科手术还有血运重建、重塑或切除前壁心尖和间隔不同步的部位或修复功能性二尖瓣关闭不全等方法，目的在于改善心肌缺血和恢复左心室的几何形态和功能。外科心室成形术尽管已经广泛用于治疗左心室不同步，但到目前仅有一项前瞻随机研究对比常规药物治疗、外科治疗（冠状动脉旁路移植术）和心室成形＋冠状动脉旁路移植术对缺血性心力衰竭的作用。

6. 细胞再生治疗　心力衰竭的基本原因是心肌细胞的丧失，任何治疗手段都无法使已死亡的心肌细胞再生，也无法逆转心力衰竭患者心肌细胞死亡的过程。近来对干细胞的研究为心力衰竭的治疗带来了希望。利用干细胞可以定向分化的特点，将干细胞注射到心肌内，使之成活并分化成心肌细胞来达到治疗心力衰竭的目的。实验研究表明这是一个很有前景的治疗方法，接收干细胞移植的心力衰竭实验动物，心功能都有不同程度的改善。临床上也有很多研究报道了干细胞治疗的有效性，LVEF可以明显提高。这些研究大都是在AMI后患者中实施的，也有部分是一般的心力衰竭患者。然而，这些研究观察的病例数都很少，最大的不过200人左右，而且绝大多数都没有对照组。仅有的四项随机对照研究样本量也不大，而且结果很不统一。因此，目前还不能认定干细胞疗法是一个有效的治疗心力衰竭方法。

二、舒张功能不全性心力衰竭的治疗

至今尚无确切有效的治疗方法。一些ACEI或ARB在舒张功能不全（射血分数保留的）心力衰竭的随机对照研究的结果并未显示生存率上的获益。虽然也有用洋地黄、β受体阻滞剂和钙通道阻滞剂治疗舒张功能不全性心力衰竭的对照研究，但这些研究大部分规模较小或结果不一致。由于缺少循证医学的证据，目前对舒张功能不全性心力衰竭的治疗都是经验性的，基本按照收缩功能不全性心力衰竭的治疗方法进行。

舒张功能不全性心力衰竭的治疗一般包括三个方面，一是改善症状；二是改善心室舒张功能；三是治疗导致舒张功能不全性心力衰竭的疾病，如冠心病、高血压、心房颤动、主动脉瓣狭窄等。改善症状的药物主要有利尿剂、ACEI和ARB。改善舒张功能的药物主要有ACEI、ARB、β受体阻滞剂、醛固酮拮抗剂和钙通道阻滞剂。近来，认为他汀类药物也能改善舒张功能，可以用来治疗舒张功能不全性心力衰竭。ACC/AHA对舒张功能不全性心力衰竭的推荐的药物主要有利尿剂、ACEI、ARB、β受体阻滞剂和钙通道阻滞剂，但对洋地黄是否可改善症状尚不能肯定（表 8-12）。

表 8-12　舒张功能不全性心力衰竭的治疗建议

推荐	级别	证据水平
控制收缩压和舒张压	Ⅰ	B
控制心房颤动患者的心室率	Ⅱa	C
应用利尿剂缓解由容量负荷过重所致的症状	Ⅰ	C
有症状或有对心脏功能有不良作用的心肌缺血的冠心病患者可以行血运重建	Ⅱa	C
心房颤动患者转复和维持窦性心律可能有益于改善症状	Ⅱb	C
在血压已控制的患者应用 β 受体阻滞剂、ACEI、ARB 或钙通道阻滞剂可能会有效地减少心力衰竭的症状	Ⅱb	C
应用洋地黄能减少心力衰竭症状还不能肯定	Ⅱb	C

在对舒张功能不全性心力衰竭的治疗过程中应进行有效的降压治疗，尽量使血压控制在 130/80mmHg 以下。对于有症状的或明确的心肌缺血的冠心病患者，应考虑血运重建。对心率快者应控制心率，心房颤动患者更应注意心、率的控制，虽然目前还不清楚心房颤动患者是否可以从转复为窦性心律获益，但对有条件者转为窦性心律可能更好。虽然舒张功能不全性心力衰竭存在肺充血，且利尿剂有效，但过度利尿可能导致低血压，尤其老年患者，因为一定的心室压力和容量是舒张功能不全性心力衰竭患者保持相对正常的心排血量的基础。

三、急性心力衰竭的治疗

急性心力衰竭或慢性心力衰竭急性失代偿是临床急症，起病急、进展快、变化多、并发症多、死亡率高，需争分夺秒积极抢救。近几年来，随着新概念、新药物、新器械、新技术的引入，急性心力衰竭的救治水平大大提高，临床预后也有明显改善。但迄今为止，尚无任何一种药物研究结果显示可显著降低急性心力衰竭患者的死亡率。欧洲心脏病学会公布的急性心力衰竭诊断和治疗指南，确定了急性心力衰竭的短期、中期和长期治疗目标（表 8-13），为临床实践提供了参考依据。

表 8-13　急性心力衰竭的治疗目标

临床目标	实验室目标	血流动力学目标	结局目标	耐受性
症状减轻 / 消失	电解质正常	PCWP< 18mmHg	监护病房治疗时间减少	治疗后停药率低
体征减少 / 消失	BUN 和（或）Cr 降低	CO 和（或）SV 增加	住院时间缩短	不良反应少
体重下降	胆红素降低		再住院时间延长	
尿量增加	BNP 降低		死亡率下降	
氧合增加	血糖正常			

①对已经在服用利尿剂的患者，推荐用现有口服剂量的 2.5 倍，需要时可重复。②脉冲式光电血氧计氧饱和度 < 90% 或 PaO_2<60mmHg（<8.0kPa）。③通常以 40% ~ 60% 的氧浓度开始，逐步使 SpO_2> 90%；对存在 CO_2 潴留的患者需要谨慎。④例如，4 ~ 8mg 吗啡加 10mg 甲氧氯普胺；观察呼吸抑制。需要时可重复。⑤皮肤冷、脉搏弱、尿量少、意识障碍、心肌缺血。⑥例如，开始静脉输入多巴酚丁胺 2.5μg/（kg·min），根据反应或耐受情况（加量通常受到心率过快、心律失常或心肌缺血的限制），每 15min 剂量加倍。罕见需要 >20μg/（kg·min）的剂量。多巴酚丁胺甚至可有轻度血管扩张活性，因其 β_2 肾上腺能受体兴奋作用所致。⑦应定期观察患者的症状、心率 / 节律、SpO_2、SBP 和尿量，直到病情稳定恢复。⑧例如，开始以 10μg/min 静脉输入，根据反应和耐受情况（加量通常受低血压限制）每 10min 剂量可加倍。但罕见需要大于 100μg/min 的剂量。⑨充分反应包括：呼吸困难减轻和尿量足够（在头 2h 尿量 >100mL/h），伴有氧饱和度增加（如有低氧血症）且通常心率和呼吸频率降低（应见于 1 ~ 2h）。外周血流也可增多，表现为皮肤血管收缩减少、皮温增高且皮肤颜色改善。肺部啰音也减少。⑩一旦患者感觉舒适并已建立稳定的利尿，可考虑撤除静脉治疗（代之以口服利尿治疗）。⑪评估与心力衰竭相关（呼吸困难、端坐呼吸、阵发性夜间呼吸困难）和与并发症相关（如由于心肌缺血所致胸痛）

及与治疗相关的不良反应（如症状性低血压）的症状。评估外周和肺充血／水肿、心率和节律、血压、外周灌注、呼吸频率和呼吸用力。还应检查心电图和血液生化／血液学（贫血、电解质紊乱、肾功能衰竭）。应检查脉冲式血氧定量（或动脉血气测定）并做超声心动图（如果还没有做的话）。⑫对静脉注射利尿剂初始反应不足（经导尿证实不足）表现为观察 1 ~ 2h 尿量小于 100mL/h。⑬对有持续性低血压／休克的患者，应考虑另选诊断（如肺栓塞）急性机械问题和严重的瓣膜病变（特别是主动脉瓣狭窄）。肺动脉导管可检出左心室充盈压不足的患者，并明确患者的血流动力学状态，使血管活性治疗更有针对性。⑭对无禁忌证的患者，应考虑主动脉内球囊反搏或其他机械循环支持。⑮对无禁忌证的患者，应考虑连续气道正压通气或无创正压通气。⑯如果低氧血症加重、呼吸衰竭、意识障碍加重等，考虑气管内插管和有创通气。⑰用双倍剂量的袢利尿剂，达到相当于呋塞米 500mg（应在 4h 内输入 250mg 及以上的剂量）。⑱尽管左心室充盈压足够（推测或直接测量），若对双倍剂量的利尿剂没有反应，则启动多巴胺 2.5μg/（kg·min）静脉输入。为增强利尿不推荐更大的剂量。⑲如果⑰和⑱步没能引起足够的利尿，且患者仍有肺水肿，应考虑静脉单纯超滤

（一）一般治疗

1. 监护　所有患者应严密监护呼吸、血压、心电图和血氧饱和度及肝肾功能和电解质。对血流动力学不稳定或合并严重肺疾患者可考虑血流动力学监测，这有利于鉴别心源性或非心源性心力衰竭并指导治疗和观察疗效，包括 PCWP、CO、CI 的测定。不加选择地应用有创导管技术，不仅没有帮助反而增加死亡率。PCWP、CO、CI 数值的解释应该谨慎，需要紧密结合临床综合考虑。在很多情况下它们并不准确，不能准确反映左心室舒张末压。如存在瓣膜疾病、COPD、机械通气及左心室僵硬（如左心室肥厚、糖尿病、使用正性肌力药、肥胖和心肌缺血等）等。严重三尖瓣反流常高估心排血量。中心静脉压测定相对肺动脉导管术简单、安全，可优先考虑用于观察血流动力学的变化，但右心房压力与左心房压力和左心室舒张末压没有关联性，尤其存在肺部疾病、机械通气和严重三尖瓣反流时。应系列进行 X 线胸片、血气分析检查，以了解病情变化和调整治疗。有条件的单位也可采用无创技术监测血流动力学变化，如超声心动图、无创血流动力学检测仪，但这些检查都有各自的局限性，对检查结果应进行合理的解释。

2. 氧疗和通气支持　应保证组织获得最大供氧，使 SaO_2 维持在 95% 以上，以防止组织器官的损害。单纯鼻导管吸氧效果不确切。近来提倡无创通气支持，因通气支持能使肺复张，减少肺残气量、改善肺顺应性、降低跨膈压差和膈肌活动而使呼吸做功减少同时还可以减少肺血管的渗出从而提高氧供、减轻肺水肿使患者的症状改善，同时还减少了气管插管的需要。但对患者的长期预后目前还没有看到益处。目前有两种无创方法进行通气支持，一种是 CPAP，另一种是无创性正压机械通气（NIPPY）。两者都是通过密封良好的面罩和辅助的机械通气完成，前者为持续性呼气末正压通气，后者为在前者的基础上，吸气末也给予一定的压力，也称为双向或双水平正压通气（BiPAP），目前已有小型的 BiPAP 供临床使用，使得该项技术变得简单而易于操作。这两种方法都能够提高患者的氧供，迅速缓解症状和体征，减少气管插管的使用，BiPAP 可进一步增加胸腔内平均压力、减少呼吸做功和全身代谢的需求而获益更大。但近期有一项随机对照研究显示无论是何种类型的无创通气均不能降低死亡率和气管插管率。因此无创通气治疗被推荐用于改善药物治疗无效的肺水肿和重度呼吸窘迫的患者的症状。若患者在充分的药物及无创通气支持的治疗下仍然效果差，导致严重低氧血症、酸中毒、呼吸肌疲劳、意识障碍时，应考虑气管插管机械通气。但 AMI 伴急性肺水肿可直接行气管插管机械通气。

3. 相关疾病的处理

（1）感染：合并感染是诱发急性心力衰竭或加重心力衰竭的重要原因，应给予充分重视。对没有感染迹象者应注意预防感染，如保持进入体内的导管、插管的清洁，适当的体位变化利于排痰，定期的体液或分泌物培养及血常规的观察等。一旦怀疑存在感染，应给予积极有效的抗生素进行治疗。

（2）糖尿病：糖代谢紊乱也很常见，此时应采用短效胰岛素积极有效地控制血糖。血糖正常能提高糖尿病患者的生存率。

（3）肾功能衰竭：肾功能衰竭与急性心力衰竭两者可互为因果，形成恶性循环。应严密监测肾功能变化，避免使用肾损害药物。

（4）分解代谢状态：急性心力衰竭常有热量不足和负氮平衡。这将影响患者对治疗的反应和恢复。治疗过程中应注意维持热量和氮平衡。

（5）心律失常：有研究显示急性心力衰竭中 42% 有心房颤动，2% 有致命性室性心律失常，AMI 时还常见缓慢心律失常。对有心房颤动的患者应控制心率，可以考虑使用洋地黄、胺碘酮，必要时还应电复律。室性心律失常不主张使用 I 类抗心律失常的药物，但可使用胺碘酮。持续性室性心动过速应电复律。同时还应积极寻找引起心律失常的病因并给予纠正。

（6）血栓栓塞：一项调查显示，急性心力衰竭静脉血栓栓塞的发生率并不高。ESC 指南没有明确是否所有急性心力衰竭患者都应该接受抗凝治疗。但对 ACS 或超过 48h 的心房颤动应该抗凝治疗。

（二）药物治疗

1. 吗啡　吗啡具有扩张静脉、中度扩张动脉，减慢心率和镇静的作用，用于严重急性心力衰竭的早期特别是伴烦躁和呼吸困难时。一般先给 3mg，稀释后缓慢静脉注射，无效时可重复给药，但应注意吗啡对呼吸和血压的抑制作用。血压已经降低的患者应慎用。

2. 血管扩张剂　使用血管扩张剂可以降低血压，降低外周阻力、降低前负荷和增加心排血量。但并无证据表明这类药物可显著地缓解呼吸困难或改善预后。因此，这类药物最适用于合并高血压的急性心力衰竭患者，而应避免应用于收缩压小于 110mmHg 的患者。血压的过度降低会增加急性心力衰竭患者的死亡率。血管扩张剂还应慎用于重度二尖瓣或主动脉瓣狭窄的患者。常用的药物及使用指征如下（表 8-14）。

表 8-14　急性心力衰竭时血管扩张剂的使用

药物	使用指征	剂量	不良反应	其他
硝酸甘油	急性心力衰竭，血压稳定	20 μg/min 开始，渐增至 200 μg/min 受性	低血压、头痛	持续使用产生耐受性
5- 单硝酸盐	急性心力衰竭，血压稳定	1mg/h 开始渐增至 10mg/h	低血压、头痛	持续使用产生耐受性
硝普钠	高血压危象，应用正性肌力药物无效	0.25 ~ 5μg/（kg·min）	氰化物中毒	不能超过 3d
奈西利肽	急性失代偿性心力衰竭	先 2μkg 静脉注射，后 0.015 ~ 0.03 μg/（kg·min）维持	低血压	一般 24h，多不超过 3d

（1）硝酸盐：急性左心衰竭时，硝酸盐在不降低每搏量、不增加心肌氧耗的前提下，减轻肺淤血，特别适用于急性冠脉综合征的患者。临床使用的硝酸盐有三种，一是硝酸甘油，它主要扩张静脉；二是 5- 单硝酸盐，它是硝酸甘油体内代谢的活性产物，与硝酸甘油的作用相似，但不良反应可能减少；三是二硝酸异山梨醇酯，它除可扩张静脉外，还有一定的扩张动脉作用。三种药物都可以使用，一般静脉点滴使用，起始剂量为 0.5μg/（kg·min），根据血压及病情可逐渐增加剂量直至满意。硝酸盐降低血压作用明显，部分患者还可出现严重的头痛，应予以注意。此外长时间地使用硝酸盐还可产生耐受，使治疗效果下降。出现耐受时，可考虑间断性给药或暂时换用其他药物。突然停药会引起反跳，故应逐渐减少剂量后停用。

（2）硝普钠：适合于严重心力衰竭患者和原有后负荷增加的患者（如高血压心力衰竭或二尖瓣反流）。硝普钠降压作用强大、迅速，使用时应严密监测，血压过度下降反可造成病情恶化。应先从小剂量开始，即 0. 25μg/（kg·min），然后逐渐增加剂量，最大可达 10μg/（kg·min）。静脉使用时应注意避光，因日光可使之变质。硝普钠内含氰化物，长时间使用可致氰化物蓄积中毒，一般不要超过 72h。

（3）脑利钠肽：脑利钠肽作为一种肽类血管扩张剂也被推荐用于急性心力衰竭（参见本章第一节）。它能够扩张静脉、动脉、冠状动脉，由此降低前负荷和后负荷，在无直接正性肌力的情况下增加心排血量。研究显示其改善血流动力学的作用优于硝酸甘油和正性肌力药物。ESC 推荐的用法为先静脉注射 2μg/kg 的负荷剂量，然后以 0.015 ～ 0.03g/（kg·min）的浓度静脉点滴 24 ～ 72h。国内使用的剂量略小，为先静脉注射 1.5μg/kg 的负荷剂量，然后以 0.007 5 μg/（kg·min）的浓度静脉点滴。

（4）乌拉地尔：乌拉地尔是一种 α 受体抑制剂，具有较强的扩张血管作用而对心率影响不大，近年来国内使用的比较普遍。该药紧急情况下可静脉注射，紧急时可先 25 ~ 50mg，缓慢注射，之后以 1 ~ 3μg/（kg·min）的速度静脉点滴。也可不用负荷剂量直接静脉点滴。

3. 利尿剂　利尿剂缓解症状的益处在临床上已被广泛认可，在急性心力衰竭时是一线治疗药物。临床首选袢利尿剂，如呋塞米、布美他尼、托拉塞米等。可先给予负荷剂量，如呋塞米 20 ~ 40mg，静脉注射，之后可视病情反复给药（表 8-15）。利尿剂与血管扩张剂及正性肌力药物合用效果更好，并可减少不良反应及利尿剂抵抗。后者指在尚未达到治疗目标（水肿缓解）时，利尿剂的作用减弱或消失。与血容量不足、神经激素作用、钠离子吸收反弹、肾血流灌注低下、肾功能损害及药物或食物（如摄盐过多）等因素有关。出现利尿剂抵抗者预后差。

表 8-15　利尿剂的用法及剂量

液体潴留的程度	利尿剂种类	剂量（mg）	解释
少	呋塞米	20 ~ 40	据病情口服或静脉注射，注射
	布美他尼	0.5 ~ 1	剂量依病情而定，监测 K^+、
	托拉塞米	10 ~ 20	Na^+、肌酐、血压
多	呋塞米	40 ~ 100	
	呋塞米静脉滴注	5 ~ 40/h	
	布美他尼	1 ~ 4	
	托拉塞米	20 ~ 100	

出现利尿剂抵抗时可增加剂量和使用频度，或大剂量静脉用药，或联合多种作用机制不同的利尿剂，或与多巴胺或多巴酚丁胺联合应用，并减少 ACEI 剂量、限制钠盐、纠正电解质紊乱和血容量不足，若仍无效可考虑血液滤过治疗。

4. 正性肌力药　心排血量严重降低导致外周低灌注（低血压、肾功能下降）伴或不伴有淤血或肺水肿，或者使用最佳剂量的利尿剂和血管扩张剂无效时，可考虑使用正性肌力药物。但使用正性肌力药有潜在的危害性，因为它增加耗氧量、钙负荷，有潜在诱发心肌缺血和心律失常的风险，所以应谨慎短时间使用。严重的不伴有外周低灌注时使用正性肌力药争议很大。有证据表明此时使用这类药物，尽管血流动力学改善，但死亡率增加。正性肌力药的使用方法见表 8-16。

表 8-16　正性肌力药物的用法

药物	静滴前注射	滴注速度
多巴酚丁胺	否	2 ~ 20μg /（kg·min）（β +）
多巴胺	否	< 3μg/（kg·min）肾脏作用（δ +） 3 ~ 5μg（kg·min）正性肌力作用（β +） >5μg（kg·min）（β +）升血压（α +）
米力农	10 ~ 20min 内 25 ~ 75μg / kg	0.375 ~ 0. 75μg（kg·min）
伊诺西蒙	5 ~ 10min 内 0.5 ~ 1mg/kg	5 ~ 20μg（kg·min）
左西孟旦	6 ~ 12μg/（kg·min）>10min*	0.1μg/（kg·min），可减至 0.05μg（kg·min）或加至 0. 2μg/（kg·min）
去甲肾上腺素	否	0.2 ~ 1.0μg/（kg·min）
肾上腺素	复苏时可静脉滴注 1mg，3 ~ 5min 后可重复，不提倡气管内用药	0.05 ~ 0.5μg/（kg·min）

注：* 为目前推荐剂量，低血压时应先静脉注射；β +：兴奋 β 受体；δ +：兴奋多巴胺受体；α +：兴奋 α 受体。

（1）多巴胺：小剂量的多巴胺 [<3μg/（kg·min）] 仅作用于外周多巴胺受体，直接或间接降低外周阻力。大剂量 [>3μg/（kg·min）] 则直接或间接刺激 β 受体，增加心肌的收缩力和心排血量。当剂量 >5μg/（kg·min）时，它作用于 α 受体，增加外周血管阻力。急性心力衰竭血压降低或偏低伴尿少的患者，使用小剂量的多巴胺可增加肾血流量，有利尿作用，大剂量则以升高血压为主。虽然多巴胺对低血压患者很有效，但增加左心室后负荷、升高肺动脉压力和肺阻力，反而有害。

（2）多巴酚丁胺：多巴酚丁胺主要通过刺激 β_1 受体和 β_2 受体产生剂量依赖性的正性变时、变力作用，并反射性地降低交感张力和血管阻力。多巴酚丁胺用于外周低灌注（低血压，肾功能下降）伴或不伴有淤血或肺水肿及使用最佳剂量的利尿剂和血管扩张剂无效时。它的起始静脉滴注速度为 2 ～ 3μg/（kg·min），然后根据症状、尿量反应或血流动力学监测结果来调整静脉滴注速度，滴速最大可以增加到 20μg（kg·min）。其作用和剂量呈正比。在静脉滴注停止后，其作用很快消失，使用也很方便。

（3）磷酸二酯酶抑制剂（phosphodiesterase inhibitor，PDEI）：用于治疗心力衰竭的 PDEI 主要抑制Ⅲ型磷酸二酯酶，从而降低了 cAMP 的降解，使心肌及血管平滑肌细胞内 cAMP 浓度增加，因此使由 cAMP 介导的细胞内钙离子浓度增加，继而产生明显的正性肌力、松弛性（lusitropic）以及扩张外周管效应，由此增加心排血量和搏出量，同时伴随有肺动脉压，PCWP 的下降和全身及肺血管阻力下降。临床上使用的 PDEI 有氨力农、米力农和依诺西蒙（昔酮，enoximone），在急性心力衰竭中使用时，它们在血流动力学方面的作用介于纯粹的血管扩张剂（如硝普钠）和多巴酚丁胺之间。因为它们的作用与 β 受体激动无关，所以在使用 β 受体阻滞剂的同时，PDEI 仍能够保留其效应。米力农是氨力农的后续产品，其作用更强大，而不良反应可能小些。临床使用：氨力农常规剂量为 0.25mg/（kg·min）静脉滴注；米力农先缓慢静脉推注 25μg/kg 的负荷剂量，然后再以 0.375 ～ 0.75μg/（kg·min）的速度静脉滴注。依诺西蒙开始静脉推注 0.5 ～ 1mg/kg，然后再继续以 5 ～ 20μg/（kg·min）的速度静脉滴注。

PDEI 在一定的范围内药效与剂量呈正比，超过范围后，剂量增加并不能增强药效，反而使心律失常发生率增加。

（4）左西孟旦：使用时通常先给一负荷量，6 ～ 12μg/kg，缓慢静脉注射，然后再以 0.05 ～ 0.10μg/（kg·min）的速度静脉滴注。它的血流动力学效应呈剂量依赖性，静脉滴注速度最大可以提高到 0.2μg/（kg·min）。

5. 托伐普坦　血管加压素 V2 受体拮抗剂，用于合并低钠血症的心力衰竭患者。多项托伐普坦的急性心力衰竭临床研究表明，托伐普坦单用或与呋塞米合用可显著增加心力衰竭患者的尿量，减轻体重，改善血流动力学。临床研究现在市场上应用的托伐普坦，商品名为苏麦卡，推荐剂量为 15mg，每日 1 次口服。主要不良反应为口干和脱水。

6. 松弛素　重组人松弛素 -2（serelaxin）是一种具有多种生物学和血流动力学作用的血管活性肽激素。RELAX - AHF 研究是一项国际性、双盲、安慰剂对照临床试验，纳入 AHF 院内患者，在发病 16h 内随机给予 48h 静脉输注 serelaxin（每日 30μg/kg）或安慰剂。该研究共纳入 1 161 例患者，serelaxin 较安慰剂显著改善了呼吸困难主要终点，但对于另一项主要终点没有显著作用。药物对心血管死亡、心力衰竭再入院、肾衰竭以及院外生存时间的次要终点无显著影响。不过，serelaxin 治疗可显著降低其他预设的终点，包括第 180 日死亡例数更少。

7. 洋地黄　不推荐在急性心肌梗死伴急性心力衰竭时使用洋地黄。对心动过速如心房颤动诱发的心力衰竭，若其他药如 β 受体阻滞剂不能有效地控制心率，是使用洋地黄的一个指征。国内常使用毛花苷 C，一般首剂 0.2 ～ 0.4mg 稀释后缓慢静脉注射，20 ～ 30min 后可重复使用，最大剂量不要超过 1.2mg。

8. 钙通道阻滞剂　ESC 指南强调在急性心力衰竭治疗中不推荐使用钙通道阻滞剂。地尔硫䓬、维拉帕米和二氢吡啶类应视为禁忌。但日本厚生省批准尼卡地平可以用于急性心力衰竭，用法为 0.5 ～ 1μg/（kg·min）持续静脉点滴。

9. ACEI　ACEI 对早期不稳定的急性心力衰竭无明确的使用指征，但对 AMI 及其冠心病高危患者发生的急性心力衰竭早期使用有一定作用。但是选择什么样的患者及何时开始用药仍有争论。在心排血量处于边缘状况时，应谨慎使用 ACEI，因为它可以明显降低肾小球滤过率，使肾功能恶化。使用 ACEI 应从小剂量开始，48h 后再谨慎地逐渐增加剂量。

10. β 受体阻滞剂　目前尚无应用 β 受体阻滞剂治疗急性心力衰竭的研究。相反，在急性心力衰竭应禁止使用 β 受体阻滞剂。若患者为慢性心力衰竭正在使用 β 受体阻滞剂，此次因心力衰竭恶化求治，可不必停用 β 受体阻滞剂，但症状明显者应使用正性肌力药物，其中 PDEI 因与 β 受体无关，两药一起使用不会互相干扰。若出现严重心动过缓、低血压，则要减量甚至停药。病情稳定后，应尽早开始使用，并逐步滴定至最大耐受剂量或靶剂量。

11. 氨茶碱及 β_2 受体激动剂　现有的急性心力衰竭指南当中没有推荐氨茶碱作为治疗心力衰竭的药

物，但在急性心力衰竭合并支气管痉挛，如哮喘、支气管炎时可以同时使用 β_2 受体激动剂一类的气管扩张药物，通常使用吸入剂。对于氨茶碱在国内使用比较普遍。

（三）非药物治疗

1. 外科手术及血运重建 主要是 AMI 并发了需手术纠正的问题。包括心脏破裂、室间隔穿孔、急性二尖瓣反流及严重冠状动脉病变等。后者需先冠状动脉造影，然后决定介入治疗或搭桥手术。此外有些疾病本身可引起急性心力衰竭，如主动脉窦瘤破人心腔、非缺血性急性二尖瓣反流、夹层动脉瘤。

2. 主动脉内球囊反搏（IABP） 已成为严重左心力衰竭或心源性休克标准治疗的一部分，适应证为：①对补液、扩血管、强心治疗等强化治疗短期反应不佳；②并发严重二尖瓣反流或室间隔破裂，为了获得血流动力学稳定以利进一步确定诊断或治疗；③严重心肌缺血，准备行冠状动脉造影术和血运重建术。近来，IABP 还被用于作为心室辅助装置植入前或心脏移植前的过渡治疗。IABP 对于血压很低，收缩功能很差者效果明显差，此时左心辅助装置更为合适。

3. 左心辅助装置 左心室辅助装置（left ventricular assist device，LVAD）指用人工制造的机械装置，又称为左心室辅助设施，可部分或完全替代心脏的泵血功能，保证全身组织、器官的血液供应。根据工作原理不同，可分为滚压泵、搏动泵、旋转泵、全人工心脏。LVAD 可解除左心室负荷，通过正常化心室压力一容积，使肥大的心室逐渐缩小，逆转左心室重构，从而可改善心力衰竭患者症状，降低死亡率。一项 129 例不适合心脏移植的终末期心脏病患者的 LVAD 多中心研究显示，与药物治疗组相比，LVAD 死亡的危险下降了 48%，两者差异有统计学意义。LVAD 目前在国内仅有个别报道，但效果尚不明了。

以往安置 LVAD 多需在体外循环下进行，现在已有经皮法的 LVAD 问世，目前有两种此类装置在临床上使用，一种是经静脉穿刺房间隔，将一根导管放置在左心房内获取含氧血，通过体外的血泵抽出后经另一根导管注入体静脉内（通常是股静脉），从而减轻左心负荷；另一种是在一根导管上制作两个管腔，一个管腔开口在导管的顶端，另一个管腔开口在距顶端开口之后 20 多厘米，这样当导管进入左心室时，远端开口位于主动脉瓣以上，通过轴流泵将血液经导管顶端开口从左心室抽出，注入主动脉内，从而达到减轻左心室负荷的目的。这两种装置可以提供大约 2 L/min 血流量，这足以缓解或减轻衰竭心脏的做功，同时也能满足周围组织器官的血供。与外科手术相比，经皮装置具有创伤小、快捷、易于掌握等优点，同时疗效不差，符合抢救急危重症时间就是生命的原则。但外科安置的 LAVD 可使用更长时间，有的产品甚至可以永久使用，这是经皮装置无法达到的。

LVAD 适合于那些对常规治疗无反应，且心肌功能有可能恢复的急性心力衰竭或心源性休克的患者，或作为心脏移植前一种过渡措施。近年来，LVAD 也被用于一些患者的永久支持治疗。2012 年 ESC 心力衰竭指南推荐的 LVAD 入选标准为：患者经过优化的药物治疗和器械治疗仍然有严重症状超过 2 个月，并且有以下情况之一者。① EF< 25%，VO_2 峰值 <12mL/（kg・min）；②过去 12 个月内没有明显诱因的心力衰竭住院≥ 3 次；③依赖静脉正性肌力药物；④灌注不足导致的进行性器官功能不全（肝肾功能恶化）和心室充盈压增高，PCWP ≥ 20mmHg 和收缩压≤ 90mmHg 或心脏指数 <2.0L/（min・m^2）；⑤右心室功能恶化。

如果患者不可能从急性心力衰竭中恢复或不能行心脏移植，则不必使用心室辅助装置。LAVD 永久支持治疗仅限于不可逆的心力衰竭终末期、不适合心脏移植的患者。

4. 静脉 – 静脉血液滤过 静脉 – 静脉血液滤过（continuous veno – venous hemofiltration，CVVH）为去除体内多余水分的有效方法，它通过同一根静脉上的两条导管，将血液从一条导管中抽至体外的过滤装置中，利用血液与滤过装置内的跨膜压力差，将血液内的水分滤出，而血液再经另一根导管回输至体内。CVVH 可连续工作，每日可超滤 5 ～ 10L 血浆水。其优点为操作方便简单，适合急救用，对血压影响小，即使低血压也可缓慢超滤。适用于对伴严重肾功能衰竭和顽固性体液潴留者，能使尿量增加、心腔充盈压下降、交感神经兴奋性降低，从而很快改善症状。对肾功能衰竭经 CVVH 治疗无效者要考虑长期透析。但 AMI 的患者对透析治疗耐受性差。

5. 心脏移植 严重的急性心力衰竭在已知其预后不良时可以考虑心脏移植。然而，除非患者的病情在辅助装置或人工泵帮助下得以稳定，否则心脏移植是不可能进行的。

第九章

感染性心内膜炎

第一节 概述

感染性心内膜炎（infective endocarditis，IE）是指心脏内膜的微生物感染。感染性心内膜炎最常累及心脏瓣膜，也可累及间隔缺损部位、腱索及心脏内膜。有时动脉内膜也可发生感染，导致动脉内膜炎，其临床表现与感染性心内膜炎相似。

一、病理与病理生理

感染性心内膜炎特征性病理改变是赘生物形成，严重者导致瓣膜溃疡穿孔，腱索及乳头肌断裂。IE

发病机制为心脏瓣膜的内皮受损后，血小板沉积，产生非细菌性血栓性心内膜炎（nonbacterial thrombot-ic endocarditis，NBTE）；病原微生物进入血循环定居于 NBTE，导致感染性心内膜炎。因此，感染性心内膜炎的产生必须具备两个条件：首先是微生物必须黏附到心瓣膜表面，而细菌黏附到微血栓和纤维蛋白的能力各不相同；其次是菌血症需持续存在，微生物多次黏附，以躲避机体的防御机制。

三种血流动力学状态可损伤心内膜，易导致感染性心内膜炎：①血流从高压腔室快速流入低压腔室时，侧面压力下降而形成涡流，有利于病原体的沉积和生长，如二尖瓣关闭不全时的瓣膜左心房面；②血流高速流经狭窄的瓣膜口，因 Venturi 效应，病原体在瓣口的另一侧或血流射向的心内膜或血管内膜表面大量附着，如在主动脉瓣狭窄的主动脉壁；③高速喷射性血流冲击内膜，导致局部损伤。

二、病因与分类

感染性心内膜炎是一个总称，有多种分类标准。每一种分类都不完善，相互有较大重叠，但仍有一定的价值。按感染微生物分类更有助于预测自然病程、指导治疗及判断预后。

（一）病因分类

根据血培养结果分为：①血培养阳性感染性心内膜炎；②血培养阴性感染性心内膜炎。血培养阳性感染性心内膜炎根据不同的微生物感染又可分为细菌性、真菌性、酵母菌性心内膜炎等。见表 9-1。

表 9-1 感染性心内膜炎的病原菌和发病率

病原菌	NVE（%）	IDU（%）	早期人工瓣膜性心内膜炎（%）	晚期人工瓣膜性心内膜炎（%）
链球菌	60 ~ 80	15 ~ 20	5	35
草绿色链球菌	30 ~ 40	15	<5	25
牛链球菌	15	<5	<5	<5
肠球菌	5 ~ 18	2	<5	<5
葡萄球菌	25	50	50	30
凝固酶阳性	23	50	20	10
凝固酶阴性	<5	<5	30	20

续 表

病原菌	NVE（%）	IDU（%）	早期人工瓣膜性心内膜炎（%）	晚期人工瓣膜性心内膜炎（%）
革兰阴性（需氧菌）	<5	5	20	10
真菌	<5	5	10	5
血培养阴性	5 ~ 10	<5	<5	<5

注：NVE：自身瓣膜性心内膜炎；IDU：静脉注射药物的应用。

（二）病程分类

根据病程可分为急性和亚急性感染性心内膜炎。急性感染性心内膜炎（acute IE）起病急（数天至1 ~ 2周），并发症出现早，常在2周内确诊，由毒力强的微生物如金黄色葡萄球菌引起，常为全身感染的一部分；而亚急性感染性心内膜炎（subacute IE）起病缓慢（几周到几个月），常由毒性较低的微生物如草绿色链球菌感染引起。

（三）病理分类

根据心内膜受累特征分为自体瓣膜心内膜炎（native valves endocarditis，NVE）、人工瓣膜心内膜炎（prosthetic valves endocarditis，PVE）和右心感染性心内膜炎（与静脉注射毒品有关）。与静脉注射毒品有关的感染性心内膜炎又称为静脉药瘾者心内膜炎（endocarditis in intravenous drug abuser，IDU），常累及右心。

第二节　自体瓣膜心内膜炎

感染性心内膜炎的流行病学发生了很大的改变。感染性心内膜炎发病率为每年1.7 ~ 6.2例/10万患者。发病率升高的因素主要有人口老化、院内感染增加、心脏和血管内植入物增多、免疫抑制剂的使用及静脉药物滥用的增多。流行病学研究表明，感染性心内膜炎的基础疾病在年轻患者主要为风湿性或先天性心脏病及静脉药物滥用者，在老年人主要为退行性瓣膜病。

引起成人自身瓣膜的感染性心内膜炎的最常见的微生物是草绿色链球菌、金黄色葡萄球菌、牛链球菌、肠球菌和HACEK菌（嗜血杆菌、放线杆菌、Cardiobacterium、Eikenella、kingella）。HACEK细菌包括被认为是上呼吸道正常菌群的革兰阴性微生物。

一、临床表现

多数患者无前驱病史，部分近期有手术、器械检查或感染史。由于致病菌毒力不同、基础心脏病不同以及其他因素等，感染性心内膜炎的临床表现错综复杂、变化多端。

（一）急性感染性心内膜炎

常发生于正常心脏，在静脉药瘾者发生的右侧心内膜炎也倾向于急性。病原菌常为高毒力的细菌，如金黄色葡萄球菌或真菌。起病急骤，高热、寒战、全身毒血症症状显著，类似败血症，常是全身感染的一部分。由于多数患者原无基础心脏病，发病开始可无杂音，但由于瓣膜迅速破坏及瓣膜附件断裂等，病程中可出现新的杂音，以主动脉瓣反流性杂音居多，杂音在短时间内可出现明显变化为其特点。患者一般情况差，皮肤黏膜瘀点可见于2/3患者，脾大也较为多见，其他微血栓栓塞征象比较少见，肺脏、皮肤等处可出现迁徙性脓肿。

（二）亚急性感染性心内膜炎

仍为目前临床上最多见的类型，多数患者原有器质性心脏病。起病隐袭，常以发热、出汗、全身中毒症状和进行性贫血为主要表现。少数以并发症的方式起病，如栓塞、不能解释的卒中、心瓣膜病的进行性加重、顽固性心力衰竭、肾小球肾炎和手术后出现心脏杂音等。

（1）全身感染的症状：发热最常见，热型多变，以不规则者多见，伴有畏寒和出汗。体温大多在37.5 ~ 39℃，3% ~ 15%的患者体温正常，多见于老年患者和伴有栓塞或真菌性动脉瘤破裂引起脑出血或蛛网膜下隙出血以及严重心力衰竭、尿毒症，使用过抗生素、皮质激素、退热药者也可暂时不发热。

亚急性感染性心内膜炎患者入院时或在某一阶段可不出现发热，但整个病程中均不出现发热者十分少见。

常有全身不适、食欲减退、疲乏、体重减轻等。可有头痛、肌痛、关节痛及背痛。70% ~ 90% 的病例有进行性贫血，多为轻、中度贫血，晚期患者可有重度贫血，主要由于感染抑制骨髓所致。1/3 的患者有杵状指，一般无发绀。

（2）心脏表现：原有杂音的性质强度发生变化或出现新的杂音。心律失常少见，可引起房室传导阻滞及束支传导阻滞，可有早搏或心房纤颤。

（3）皮肤、黏膜病损：皮肤黏膜微血栓及微小动脉炎目前已比较少见，但若出现，为诊断感染性心内膜炎的重要依据，常见的有：①皮肤黏膜瘀点：多见于结合膜、前胸、腹部、手足背部皮肤，也可见于口腔、咽腭等处黏膜。瘀点常成群出现，发生率最高，但也从应用抗生素前的 85% 降低到目前的 10% ~ 40%；② Roth 点：眼底出现一直径数毫米的椭圆形、中心苍白的出血点；③ Osier's 结节：分布于手指和足趾末端的掌面，足底或大小鱼际肌处，红色或紫红色，有明显的压痛，直径小者 1 ~ 2mm，大者 5 ~ 15mm，高于皮面，既往认为是感染性心内膜炎的特征性表现，此征偶尔也见于系统性红斑狼疮、消耗性心内膜炎；④ Janeway 损害：为无痛性出血性斑疹，位于手掌及足底，多见于金黄色葡萄球菌性感染性心内膜炎；⑤指甲下出血：出现与手指平行的甲下裂隙出血，也可见于脚趾甲下，其远端不达到指甲床前沿，发生率很低。

（4）栓塞：栓塞是感染性心内膜炎最常见的临床表现，见于 40% 的患者，有助于本病的诊断。常见栓塞器官有脑、肾、脾、肺和血管，并表现相关的症状和体征。

（5）与免疫系统激活有关的表现：持续菌血症刺激机体免疫系统引起脾大，质软并有轻度压痛。还可导致肾小球肾炎（循环免疫复合物沉积在肾小球基底膜）、关节炎、腱鞘炎、心包炎和微血管炎等。

二、并发症

（一）充血性心力衰竭

它是最常见的并发症，感染引起的瓣膜破坏、穿孔及支持结构如乳头肌、腱索的受损发生瓣膜关闭不全，或使原有的关闭不全加重是造成心力衰竭的主要原因。主动脉瓣受损者最常发生，其次为二尖瓣受损。偶尔赘生物脱落栓塞于冠状动脉导致急性心肌梗死也可产生心力衰竭。

左心衰竭的突然出现或加重常见于急性感染性心内膜炎，主要由于瓣膜穿孔或腱索断裂引起。出现与瓣膜功能不全不相称的难治性左心衰时，要考虑感染性瓦氏窦瘤破裂或室间隔穿孔的可能性。当感染性心内膜炎扩散到瓣环外时，预示着较高的死亡率，产生心力衰竭及需要手术的可能性较大。瓦氏窦的真菌性动脉瘤破裂可引起心包炎、心包积血及心脏压塞（心包填塞），或形成至右心室或左心室的瘘管。

（二）神经系统

20% ~ 40% 的感染性心内膜炎的患者出现神经系统并发症。① 5% 的感染性心内膜炎的患者产生颅内出血：出血为真菌性动脉瘤破裂或栓塞梗死处化脓性动脉炎引起的动脉破裂。在有发热的心瓣膜病患者，出现神经系统表现提示可能为感染性心内膜炎。颅内真菌性动脉瘤的临床表现多样，一些动脉瘤在破裂前慢慢渗出，产生头痛和轻微的脑膜刺激征，而另一些患者在突然脑出血前无任何症状。对有局限性或严重头痛、培养阴性的脑膜炎或局灶神经系统体征的患者，CT、MRI 等影像学检查有助于诊断。CT 诊断脑出血的敏感性达 90% ~ 95%，还可确定细菌性动脉瘤的位置。对小于 5mm 的动脉瘤，MRI 检查的敏感性不如常规脑血管造影，后者仍是诊断动脉瘤的金标准。②弥漫性脑膜脑炎：可能因小动脉或毛细血管的散在性细菌性栓塞所致，其表现如同脑炎或脑膜脑炎，但脑脊液培养常阴性，多见于金黄色葡萄球菌或肺炎球菌性感染性心内膜炎。

（三）细菌性动脉瘤

以真菌性动脉瘤最常见，最常发生于主动脉窦，其次为脑、已结扎的动脉导管、内脏和四肢动脉。不压迫邻近组织的动脉瘤本身无症状，为可扪及的搏动性肿块。发生在周围血管的动脉瘤容易诊断，如发生在脑、肠系膜等深部组织的动脉时，往往直至动脉瘤破裂出血时方能确诊。

（四）长期发热

对毒力较小的致病菌所致的感染性心内膜炎，在抗生素恰当地治疗 2 ~ 3d 后应退热，90% 的感染性心内膜炎患者在治疗 2 周内退热。持续发热（超过 14d）的主要原因有：感染播散到瓣膜外（常有心肌脓肿）、局部的转移性感染、药物过敏（尤其是退热后再出现发热）、医院内感染或出现并发症，如肺栓塞。

三、辅助检查

（一）实验室检查

1. 常规检查　亚急性病例常有轻中度贫血。白细胞计数正常或轻度升高，有时可见到核左移。血片中有时可找到吞噬单核细胞，直径为 20 ~ 30μm，细胞质中可含有细菌及退变的红细胞，对诊断有参考价值。急性感染性心内膜炎的患者贫血较少见，除在疾病的极早期或合并心力衰竭、肾衰竭外，有白细胞计数升高和明显的核左移。90% 以上感染性心内膜炎的患者血沉增高，如血沉正常，不支持感染性心内膜炎的诊断。半数以上的患者有蛋白尿和镜下血尿，在并发急性肾小球肾炎、间质性肾炎或肾梗死时，可出现肉眼血尿、脓尿以及血肌酐和尿素氮的增高。肠球菌性心内膜炎常可导致肠球菌菌尿，金黄色葡萄球菌性心内膜炎亦然，故尿培养也有助于诊断。

2. 血培养　血培养阳性是诊断感染性心内膜炎最直接的证据，对每一位怀疑感染性心内膜炎的患者，均应做血培养检查。国外血培养阳性率可高达 95%，国内一般为 40% ~ 60%。感染性心内膜炎的菌血症为持续性的，故无须在体温升高时采血。在亚急性感染性心内膜炎的病例，血中细菌的数目相差很大，通常为每毫升静脉血 1 ~ 200 个菌落，因为在未治疗的患者血培养通常为阳性，一般抽取 3 次血标本就够了，但对用过抗生素治疗的患者，需反复做血培养。

在抗生素治疗前，如临床条件允许，在 24h 内于不同静脉穿刺部位采血 3 次进行培养，每次采血 16 ~ 20mL。在应用过抗生素治疗的患者，取血量不宜过多，因为血液中过多的抗生素不能被培养基稀释，影响细菌的生长。第一次采血与第三次采血至少间隔 1h，常规做需氧菌和厌氧菌培养，如疑为真菌感染应加做真菌培养。培养基应能支持难培养的营养变异细菌的生长，最好含有能灭活或中和抗生素的酶或树脂。一旦血培养阳性，进行革兰染色和次代培养。如第 2d、第 3d 培养阴性，再采血 2 次行血培养。如用过抗生素治疗的患者，在随后的几周中需多次做血培养，以发现不完全治疗后的菌血症复发。对急性感染性心内膜炎患者，采血 3 次后即应给予抗生素经验性治疗，不必等血培养的结果。

因为皮肤常见的细菌如类白喉杆菌、凝固酶阴性的表皮葡萄球菌可导致感染性心内膜炎，在采血时应注意皮肤严格消毒，抽血操作者应戴无菌手套。不要轻易地将上述细菌当作污染菌。如怀疑为这些细菌导致的心内膜炎，应延长培养时间至 21d，即使肉眼检查无明显生长，也应在第 5d、14d、21d 时做革兰染色。定量血培养有时可区别污染或真阳性。

对血培养阴性的感染性心内膜炎，做布鲁杆菌、军团菌、科克斯立克次体或鹦鹉热的血清学检查可能会有帮助。

3. 血清学检查　①本病的血清总补体、C3、C4 均降低：这在其他感染性疾患十分少见。如患者有发热、心脏杂音等提示感染性心内膜炎时，上述补体的变化对感染性心内膜炎的诊断是有力的支持。②循环免疫复合物（CIC）增高：见于 90% 的患者，且常在 100μ/mL 以上，比无感染性心内膜炎的败血症患者高，有鉴别诊断价值。但要注意与系统性红斑狼疮、乙型肝炎表面抗原阳性及其他免疫性疾病的患者鉴别。③血清中壁酸抗体含量增高：若其效价增高 4 倍以上，提示葡萄球菌感染的可能性很大。临床高度怀疑感染性心内膜炎而血培养阴性者，此项检查对明确致病菌和选用抗生素治疗有较大的参考价值。④亚急性感染性心内膜炎：病程超过 6 周者，50% 类风湿因子阳性，经治疗后效价迅速降低，如效价持续不降，提示预后不良。

（二）心电图检查

一般无特异性。在治疗过程中出现传导阻滞提示感染扩散到心肌，这种扩散可由于局灶性心肌炎或靠近传导系统的脓肿所致。如为室间隔脓肿或瓣环脓肿导致房室传导、阻滞，提示可能需要换瓣。颅内细菌性动脉瘤破裂，可出现神经源性的 T 波改变。

（三）放射影像学检查

胸部 X 线检查对并发症如心力衰竭、肺梗死的诊断有帮助。肺部多处小片状浸润影提示脓毒性肺栓塞所致的肺炎。主动脉细菌性动脉瘤可致主动脉增宽。透视下见人工心瓣膜有异常的摇动和移位时，提示可能合并感染性心内膜炎。

计算机 X 线断层显像（CT）或螺旋 CT 及磁共振显像（MRI）可帮助确定感染性心内膜炎时局灶性神经损害的原因，尤其是脑梗死、脓肿和出血的诊断，对较大的主动脉瓣周脓肿也有一定的诊断价值。大脑或其他部位细菌性动脉瘤的诊断有时需行血管造影检查。

（四）超声心动图检查

可在三方面帮助临床医师处理可疑的感染性心内膜炎患者：①显示瓣膜上的赘生物而确立诊断；②鉴定影响疾病预后的各种血流动力学改变和心内并发症；③指导特殊的干预，如抗生素治疗的疗程和外科手术干预。所有怀疑感染性心内膜炎的患者都应行经胸超声心动图（TIE）。

TIE 可诊断出 50% ~ 80% 的赘生物，自体瓣膜病变及赘生物 >5mm 者易于显示；人工瓣膜病变及赘生物 <5mm 者难以显示，因此，未发现赘生物不能排除感染性心内膜炎。肺动脉瓣的全貌难以完全显示，故肺动脉瓣赘生物有时不易探测到。

经食管超声心动图（TEE）能很好显示双房腔、瓣膜、腱索、人工瓣膜及升主动脉，因此更易发现赘生物、瓣周脓肿及真菌性动脉瘤等。90% 的病例可发现赘生物，能检出直径 1 ~ 1.5mm 的赘生物，不受机械瓣造成回声的影响，更适合于人工瓣膜及肺气肿、肥胖、胸廓畸形的患者。对怀疑有感染性心内膜炎，但 TIE 检查结果阴性者，必须考虑 TEE 检查。

超声心动图诊断感染性心内膜炎的特异性不很强，因为有时赘生物不易与黏液瘤样变性、血栓等非感染性病变相区别，而且不能区分急性期或慢性期的赘生物。

（五）心导管检查和心血管造影

对抗生素治疗反应良好的感染性心内膜炎患者通常不必行此项检查，心导管检查和心血管造影对原有的心脏病，尤其是冠心病的诊断价值很大，由于有赘生物脱落的危险，需严格掌握适应证。一般认为，对 40 岁以上的患者如要行瓣膜置换术，需行心导管检查和心血管造影，以了解冠状动脉的情况及主动脉瓣反流的程度。

（六）放射性核素研 Ga（镓）心脏扫描

对心内膜炎的炎症部位和心肌脓肿的诊断有帮助，但需 72h 后才显示阳性，且敏感性、特异性均不如超声心动图，临床应用价值不大。

四、诊断和鉴别诊断

感染性心内膜炎的临床表现错综复杂，一些患者缺乏典型的征象如发热、心脏杂音等，另有一些患者以并发症如大动脉栓塞、肾衰竭或贫血为主要表现，故很容易发生误诊和漏诊。外科手术或尸检取得的心内膜赘生物或大动脉栓塞的栓子，经革兰染色或培养发现致病微生物，是诊断感染性心内膜炎的“金标准”。但大部分的病例只能依靠临床表现、血培养和超声心动图等做出诊断。

对患有心瓣膜病、先天性心脏病、人工瓣膜置换术后和安置起搏器的患者，有不明原因的发热持续 1 周以上，应怀疑本病的可能，并立即做血培养，如兼有贫血、周围栓塞现象和出现心脏杂音，应考虑本病的诊断。临床反复短期使用抗生素，发热时常反复，尤其在有瓣膜杂音的患者应警惕本病的可能。对不能解释的贫血、难治性心力衰竭、周围动脉栓塞、人工瓣膜口的进行性阻塞和瓣膜的移位、撕裂等均应注意感染性心内膜炎的可能性。正如著名心脏病学家 Friedberg 提出的“凡有器质性心脏杂音者发热 1 周而原因不明，除非证实为其他疾患，否则均应拟诊为感染性心内膜炎”。这一标准只是拟诊标准，今天看来不够完整，但仍有重要的意义。

感染性心内膜炎的 Duke 诊断标准：

1. 确定的感染性心内膜炎

（1）病理学标准：①微生物：赘生物、脱落的赘生物栓子或心内脓肿进行培养或组织学检查发现病原微生物；②病理病变：组织病理证实赘生物或心内脓肿有活动性心内膜炎。

（2）临床标准：①2个主要标准；②1个主要标准加3项次要标准；③5项次要标准。

2. 可疑的感染性心内膜炎　临床表现不足以明确感染性心内膜炎诊断，也不足以排除感染性心内膜炎诊断。

3. 排除诊断

（1）肯定的其他诊断可解释患者的临床症状。

（2）抗生素治疗≤4天而心内膜炎症状完全消失者。

（3）抗生素治疗≤4天，手术或尸检没有发现感染性心内膜炎证据者。

4. 感染性心内膜炎的Duke诊断标准中术语的定义

（1）主要标准：

①阳性血培养结果：在原发感染灶，2次分开的血培养中均分离出可致感染性心内膜炎的典型的微生物，如草绿色链球菌、牛链球菌，HACEK族细菌，或社区获得性葡萄球菌属或肠球菌，或持续血培养阳性，定义为重新获得与感染性心内膜炎一致的微生物：①血培养采血间隔12h以上；②3次或3次以上的血培养多数阳性，首次和末次采血时间至少相隔1h以上。

②心内膜受累的证据：心脏超声检查异常。①在瓣膜或其支持结构上，或瓣膜反流血液冲击部位或人工植入的瓣膜上出现振荡的块状物而不能用其他解剖上的原因解释；②脓肿；③人工瓣膜出现新的部分撕裂或新出现的瓣膜反流（既往存在的杂音加重或改变不是充分依据）。

（2）次要标准：

①易患因素：基础心脏病或静脉注射毒品。

②发热≥38℃。

③血管征象：大动脉栓塞、感染性肺栓塞、真菌性动脉瘤、颅内出血、结膜出血、Janeway损害。

④免疫学异常：肾小球肾炎、Osler小结、Roth点、类风湿因子阳性。

⑤细菌学证据：血培养阳性但不符合上述主要标准，或与感染性心内膜炎相符的致病菌的血清学检查。

⑥超声心动图的发现符合感染性心内膜炎，但不具备上述主要标准。感染性心内膜炎的Duke诊断标准的特异性为0.99（95%可信限0.97～1.00），阴性预测值大于92%。该标准尚未用于人工瓣膜性心内膜炎的诊断。

由于本病的临床表现多样，常易与其他疾病混淆，急性者需与金黄色葡萄球菌、淋球菌、肺炎球菌、革兰阴性杆菌败血症鉴别，亚急性者应与急性风湿热、系统性红斑狼疮、淋巴瘤腹腔内感染、结核病等相鉴别。还要注意与其他原因所致栓塞性疾病相鉴别，如肠系膜动脉栓塞，需与其他急腹症相鉴别；冠状动脉栓塞，需与冠状动脉粥样硬化或冠状动脉炎等所致心绞痛、心肌梗死相鉴别。

五、监护

感染性心内膜炎是病程较长、易复发的消耗性疾病。尽管需要监测的指标较多，但最基本的指标只有体温、心脏杂音、血常规、肝肾功能、血培养和心脏超声。

（1）体温：观察体温有助于疾病的诊断、判断抗生素的疗效和疾病的转归。

（2）心脏杂音：心脏杂音性质的变化和（或）新杂音的出现对疾病的判断和发展有重要的意义。

（3）血常规：大多患者白细胞及其分类的异常升降，在一定程度上反映了感染的轻重和抗生素的疗效；血红蛋白和红细胞反映了贫血程度。故血常规应定期检测。

（4）肝肾功能和尿常规监测：IE的免疫反应和微栓子可损害肾脏，而且很多抗生素，特别是氨基苷类抗生素有肾损害作用，抗真菌药对肝功能多有影响。因此，治疗过程中必须经常检测肝肾功能及尿常规。

（5）血培养和药敏试验：血培养是菌血症客观指标，对诊断、复发和再感染，指导用药和评价疗效具有判断作用。病初和抗生素疗程结束后的第一、第二及第六周应分别再次做血培养观察菌血症变化。

（6）超声心动图：能比较明确地显示心瓣膜或心内膜赘生物及固有心脏病的异常表现。明确是否有瓣膜瓣环受损、瓣周脓肿、心肌脓肿和新出现的反流，感染是否侵袭至心包膜，是否存在心包积液。但对判断预后价值不大，随着病情好转，赘生物不一定消失。

（7）血药浓度的监测：要根据 MIC 和 MBC 决定药物用量，特别是疗效不佳或使用不良反应较大的药物时。

（8）微栓塞的监测：脑栓塞可发热，突然出现瘫痪或失明，若梗死面积小，也可无明显症状。肺栓塞发病急，出现胸痛、呼吸困难、咯血、发绀或休克。脾栓塞有左上腹痛或左季肋部痛，有发热及局部摩擦音。肠系膜动脉栓塞，表现为急腹症、血便等。四肢动脉栓塞可有栓塞肢体苍白发冷，动脉搏动减弱或消失，肢体缺血疼痛等。

（9）胸部 X 线：对并发症如心力衰竭、肺梗死的诊断有帮助。肺部多处小片状浸润影提示脓毒性肺栓塞所致的肺炎。主动脉细菌性动脉瘤可致主动脉增宽。透视下见人工心瓣膜有异常的摇动和移位时，提示可能合并感染性心内膜炎。

（10）其他：根据病情选择 CT、MRI、ECT、ECG 和心导管等检查。

六、治疗

（一）抗生素疗法

抗生素治疗是感染性心内膜炎的首要治疗措施。在抗生素治疗之前，最好能明确感染性心内膜炎是由何种致病微生物引起的。凡能培养出致病微生物者，应测定微生物对某种抗生素的最小抑菌浓度（MIC）、最小杀菌浓度（MBC）和能杀死 99.9% 接种细菌的最大稀释血清，即血清杀菌滴度（SBT）、当治疗少见的病原菌和使用不常用的抗生素或治疗失败时，SBT 对临床治疗很有帮助。还要做药物敏感试验，以供用药时参考。病情危急不能等待血培养结果者，可在抽血送培养后作经验性治疗，待得到血培养结果后再作调整。

1. 一般原则

（1）早期应用：感染性心内膜炎的病原学检查是选择治疗方案的重要依据，因为感染性心内膜炎有持续性菌血症，所以不必在体温升高时采取血标本。亚急性感染性心内膜炎可延迟治疗 2 ~ 3d 以等待血培养结果，并不影响患者的治愈率和预后。而急性感染性心内膜炎或亚急性感染性心内膜炎伴心力衰竭的患者，则应在 30 ~ 60min 抽取血培养标本 4 ~ 6 次后立即开始按经验性用药方案治疗。

（2）足量应用：赘生物中病原微生物浓度很高，但是代谢和增殖相对低下，对机体防御系统有很强的抵抗力，病原微生物隐藏于赘生物的纤维蛋白和血栓中，而且赘生物中无血管分布，抗生素很难渗透。因此需要应用大剂量的抗生素，使其血清浓度达到体外试验最低抑菌浓度的 8 倍以上，才能保证有足量药物渗入赘生物内，彻底杀灭病原微生物。两种以上抗生素联合应用，不但有协同作用，还可减少耐药性，杀灭其他细菌。

（3）选用杀菌剂：青霉素、头孢菌素、庆大霉素和万古霉素等抗生素均有较强的杀菌活性。而抑菌性药物如四环素类、氯霉素、大环内酯类等，一般仅用于 Q 热立克次体、鹦鹉热衣原体、布氏杆菌等病原微生物引起的感染性心内膜炎。杀菌剂和抑菌剂联合应用有时可获得良好的疗效，并且可以减少耐药性的产生。

（4）静脉用药为主：注射途径给药可以达到较高的血浆浓度，明显优于口服给药。分次静脉注射或快速静脉滴注较持续滴注可取，因其血浆内药物的高峰浓度较高，可彻底地杀灭赘生物中的病原微生物，且对患者的生活与活动影响小。链霉素等药物则采用肌内注射给药。给药次数取决于病原微生物和抗生素的种类，原则是使病原微生物在 2 次给药之间不能进行增殖。青霉素、头孢菌素和万古霉素对革兰阳性球菌有 2h 的抗生素后效应，即应用抗生素后，即使抗菌活性消失，病原微生物在 2h 内仍不能增殖。但以上药物对革兰阴性杆菌则没有抗生素后效应，因此青霉素 G 需每 4h 给药 1 次。

（5）疗程要长：疗程一般 4 ~ 6 周，有严重栓塞、迁徙性脓肿、真菌性感染性心内膜炎，以及感染性心内膜炎复发等，疗程应适当延长。

青霉素与氨基糖苷类合用有协同作用。使用氨基糖苷类和万古霉素时要严密观察肾功能，并根据肌酐清除率调整剂量。除非监测血清浓度，万古霉素每天用量不要超过 2g。对较少见的微生物引起的感染性心内膜炎的最佳治疗方案仍未确定。

2. 经验性治疗　鉴于国内血培养阳性率较低或因病情危急不能等待血培养结果，可根据以往的临床经验采用适当的抗生素。对感染性心内膜炎患者应尽可能区分为急性或亚急性，前者使用的抗生素应能覆盖金黄色葡萄球菌、多种链球菌和革兰阴性杆菌；后者使用的抗生素应能覆盖绝大多数的链球菌及肠球菌。Durack 的治疗方案如下：

（1）疑为急性感染性心内膜炎：萘夫西林（nafcillin，新青霉素Ⅲ）2g，每 4h 静脉注射或滴注 1 次；加庆大霉素 1mg（1 000U）/kg，肌内注射或静脉滴注，每 8h 1 次；再加氨苄西林 2g，静脉注射，每 4h 1 次。

（2）疑为亚急性感染性心内膜炎：氨苄西林加庆大霉素，剂量同上。

3. 根据血培养结果选用抗生素　选用抗生素前应测定最小抑菌浓度（MIC）和最小杀菌浓度（MBC）。使用抗生素后应测定血抗生素峰浓度（静脉注射药物后 0.5 ~ 1h）和谷浓度（下次注射药物前），以监测抗生素作用和毒性。根据多中心研究，峰浓度和谷浓度的抗生素稀释 1 ：8 能达到 MBC 者，治愈可能性为 93% ~ 97.5%。

（1）链球菌：①对青霉素敏感的细菌（MIC<0.1μg/mL）：草绿色链球菌、牛链球菌、肺炎球菌及其他链球菌多属此类。可用青霉素 G 治疗 4 周（方案 A）；青霉素 G 加庆大霉素（方案 C）可产生协同杀菌作用，能迅速杀灭赘生物内的病原菌，治疗 2 周可达到与方案 A 相同的治疗效果，适合于无心肌脓肿、心外感染灶及真菌性动脉瘤等并发症者。方案 A 更适合于有氨基糖苷类禁忌证（肾功能不全、听神经损害）或 65 岁以上的患者。对于复发、伴有休克或心脏外感染性栓塞的患者，可将方案 C 中青霉素 G 延长应用 2 周。对青霉素过敏的患者，可应用头孢曲松或万古霉素（B 或 D 方案），见表 9–2。②对青霉素相对耐药的草绿色链球菌和牛链球菌：推荐青霉素 G（4 周）加庆大霉素（不超过 2 周）的治疗方法，见表 9–3。对青霉素耐药的草绿色链球菌和肠球菌或对青霉素过敏者，用万古霉素，万古霉素的剂量不超过 2g/d，肾功能不全者要减量。在注射完毕后 1h，治疗血浆浓度为 30 ~ 45μg/mL。滴注速度要慢（每剂超过 1h），以减少组织胺释放所致的“红人”综合征，见表 9–3。

表 9–2　自体瓣膜对青霉素敏感的草绿色链球菌和牛链球菌感染的治疗（MIC ≤ 0.1μg/mL）

抗生素方案	剂量和途径	用药时间（周）
A. 青霉素 G	1 200 ~ 1 800 万 U/d，持续静脉滴注或分 6 等份，每 4h 1 次	4
B. 头孢曲松	2 g/d，静脉注射或肌内注射	4
C. 青霉素 G	1 200 ~ 1 800 万 U/d，持续静脉滴注	2
+	或分 6 等份，每 4h 1 次	
庆大霉素	1mg/kg，静脉注射或肌内注射，每 8h 1 次	2
D. 万古霉素	30mg/（kg·d），分 2 次静脉注射，不超过 2g/d	4

表 9–3　自体瓣膜对青霉素相对耐药的草绿色链球菌和牛链球菌感染的治疗（MIC 0.1 ~ 0.5μg/mL）

抗生素方案	剂量和途径	用药时间（周）
A. 青霉素 G	1 800 万 U/d，持续静脉滴注	4
+	或分 6 等份，每 4h 1 次	
庆大霉素	1mg/kg，静脉注射或肌内注射，每 8h 1 次	2
B. 万古霉素	30mg/（kg·d），分 2 次静脉注射，不超过 2g/d	4

（2）肠球菌：见表 9–4。

表 9-4　自体瓣膜对青霉素耐药的链球菌和肠球菌感染的治疗（MIC<0.1μg/mL）

抗生素方案	剂量和途径	用药时间（周）
A．青霉素 G	1 800 ~ 3 000 万 U/d，持续静脉滴注	4 ~ 6
+	或分 6 等份，每 4h 1 次	
庆大霉素	1mg/kg，静脉注射或肌内注射，每 8h 1 次	4 ~ 6
B．氨苄西林	12 g/d，持续静脉滴注	4 ~ 6
+	或分 6 等份，每 4h 1 次	
庆大霉素	1mg/kg，静脉注射或肌内注射，每 8h 1 次	4 ~ 6
C．万古霉素	30mg/（kg·d），分 2 次静脉注射	4
+	不超过 2g/d	
庆大霉素	1mg/kg，静脉注射或肌内注射，每 8h 1 次	4 ~ 6

（3）葡萄球菌：见表 9-5。

表 9-5　自体瓣膜葡萄球菌感染的治疗

抗生素方案	剂量和途径	用药时间（周）
对青霉素敏感的葡萄球菌		
A．青霉素 G	2 000 万 U/d，持续静脉滴注 或分 6 等份，每 4h 1 次	4 ~ 6 周
对新青霉素敏感的葡萄球菌		
B．萘夫西林或苯唑西林	2g，静脉注射，每 4h 1 次	4 ~ 6 周
+		
庆大霉素	1mg/kg，静脉注射或肌内注射，每 8h 1 次	3 ~ 5d
C．头孢唑啉或其他同等剂量的头孢一代	2g，静脉注射，每 8h 1 次	4 ~ 6 周
+		
庆大霉素	1mg/kg，静脉注射或肌内注射，每 8h 1 次	3 ~ 5d
对新青霉素耐药的葡萄球菌		
D 万古霉素	30mg/（kg·d），分 2 次静脉注射，不超过 2g/d	4 ~ 6 周

（4）HACEK 菌：头孢曲松 2g，静脉注射或肌内注射，每天 1 次；或氨苄西林每天 12g，持续或分次静脉滴注，加庆大霉素 1.0mg/kg，每 12h 静脉滴注或肌内注射 1 次，用药 4 周，也可考虑用第三代头孢菌素。

（5）绿脓杆菌和其他革兰阴性杆菌：治疗比较困难，常需联合用药治疗，如青霉素或第三代头孢菌素或亚胺培南（imipenem），加氨基糖苷类抗生素，疗程 4 ~ 6 周。最终治疗方案取决于药敏试验的结果。

（6）奈瑟菌属：青霉素 200 万 U，每 6h 1 次；或头孢曲松 1g，每天 1 次，疗程 3 ~ 4 周。内科治疗对大多数感染性心内膜炎有效，但 25% 的患者需要手术治疗。抗生素治疗期间赘生物缩小提示治疗有效，赘生物增大提示治疗失败，并有手术治疗的指征。在有效的抗生素治疗后 3 ~ 7h 应退热，持续或反复发热是治疗失败的临床表现。治疗过程中应行血培养，以确保清除病原菌。

（二）手术治疗

瓣膜置换手术、瓣膜修补手术和其他外科手术方式的引入，是近年来感染性心内膜炎治疗的一个重大进展，其重要性和意义仅次于抗生素应用。有报道表明，一组感染性心内膜炎患者仅用抗生素治疗，病死率高达 53%，其中 83% 死于充血性心力衰竭，及早进行换瓣手术，可使病死率降至 9% ~ 14%。

1. 基本原则　感染性心内膜炎手术的基本原则包括感染组织清创术，清除心内全部感染病灶及无活力的组织，并保证病变部位的重建。在合适抗生素的支持下，修复其他损伤的同时恢复瓣膜的功能。修补原已存在的先天性畸形如动脉导管未闭、室间隔缺损等。

2. 手术指征　手术疗法必须适当掌握时机，过去认为，即使感染性心内膜炎患者的病情危重，瓣膜置换手术也应尽可能地推迟，直到应用抗生素治愈感染性心内膜炎。其他外科手术也应尽可能推迟，将菌血症控制到最低水平，减少瓣膜破裂或感染的危险性。目前认为，活动性感染性心内膜炎不是手术疗法的禁忌证。无论感染性心内膜炎患者在术前是否接受过抗生素治疗，置入的人工瓣膜发生破裂和感染的概率很低。因此，在活动性感染性心内膜炎的早期，有瓣膜置换手术适应证的患者，应在抗生素完全治愈感染性心内膜炎之前早行手术，避免在抗生素治疗阶段发生死亡和其他并发症。

（1）绝对适应证：

①充血性心力衰竭：是手术治疗最强、最常见的指征。感染性心内膜炎患者出现充血性心力衰竭，反映瓣膜附件有严重破坏，特别是主动脉瓣病变引起的心力衰竭，单用抗生素很难控制，必须及早行瓣膜置换术。手术时患者的血流动力学状态是手术死亡率的主要决定因素。最佳手术时机为出现严重血流动力学异常之前，及感染扩散到瓣周组织之前。

当严重或进行性心力衰竭发生时，活动性心内膜炎患者应立即手术治疗。该疗法唯一的相对禁忌证是新近发生的脑梗死。在心功能许可的情况下，新近有大脑病变者最好推迟手术。导致神经系统病变的术前危险因素包括中风的严重程度、颅内出血事件和外科手术之间的时间间隔。栓塞性梗死的病例，应延迟手术到中风发生后 1 ~ 2 周；当存在脑出血时，应推迟更长些。

②真菌性感染性心内膜炎：内科治疗预后很差，病死率为 80% ~ 100%。因此，在抗真菌治疗的同时，尽快手术治疗。真菌性感染性心内膜炎术后复发率高，仍需长期抗真菌治疗。

③感染性心内膜炎扩散到心肌或瓣环，形成心肌或瓣环脓肿：这是一种严重的并发症。必须尽快手术，切除脓肿以挽救生命。细菌性动脉瘤特别是发生于主动脉和主动脉窦者，亦应及早手术根治。

④持续性菌血症：当充分的抗生素治疗不能控制感染，患者仍有持续高热和菌血症时，说明瓣膜及其周围组织化脓坏死，抗生素不易发生作用。如联合应用抗生素无效，应考虑外科治疗。

⑤革兰阴性细菌感染性心内膜炎：内科治疗无效的某些革兰阴性杆菌（如绿脓杆菌）感染性心内膜炎，经手术切除感染组织可达到治愈的目的。

（2）相对适应证：

①左心自体瓣膜金黄色葡萄球菌性心内膜炎不易控制，一旦瓣膜受到损害，心力衰竭呈进行性发展，单纯内科治疗死亡率达 51%，而联合应用手术治疗死亡率可降至 31%。因此，左心金黄色葡萄球菌感染性心内膜炎，应及早考虑手术治疗。而大多数的右心感染性心内膜炎仅限于三尖瓣或肺动脉瓣，右心室对三尖瓣和肺动脉瓣的功能不全有较好的耐受性，而且抗生素治疗有效，因此多数无须手术治疗。

②赘生物大小与栓塞、充血性心力衰竭、病死率之间并无固定关系，所以对此类患者是否选择手术治疗的观点也不一致。部分学者认为赘生物可能进一步造成并发症或使感染性心内膜炎扩散，主张及早手术治疗；另有学者则认为瓣膜功能未受到严重损害时，超声心动图发现赘生物存在，并非选择手术的标准。因此，单从赘生物特征的角度无法确定是否需手术治疗，而需全面考虑总的临床情况来评估手术是否受益。

③自体瓣膜心内膜炎经有效抗生素治疗有效后再次复发。

④新近多发部位的栓塞说明栓子体积大，抗生素难以奏效，唯有行手术取栓和人造瓣膜置换术。

但单一的脑栓塞宜在感染控制且中枢神经系统病变稳定后再行手术。

对新近出现神经系统并发症的患者，由于术后有引起神经系统症状恶化甚至死亡的潜在危险，瓣膜置换术应视为相对禁忌。如病情许可，对中枢神经系统栓塞性脑梗死的患者，施行瓣膜置换术应延迟至梗死后 10 天，最好在 2 ~ 3 周后进行。对颅内出血的患者，手术应推迟到 21 ~ 30d 后。一些有再梗死高危的患者，尽管近期发生了脑卒中也需尽早手术，如真菌性动脉瘤，并采用术后不需长期抗凝的生物瓣。

（3）术后治疗：感染性心内膜炎手术后抗生素治疗的最佳疗程并不明确，取决于术前治疗的时间、是否存在感染的瓣周扩散及手术时的微生物学和病理学发现。由相对耐药菌致病且手术标本培养阴性的自体性感染性心内膜炎，术前加术后的抗生素治疗疗程必须至少相当于推荐的全疗程。对术中培养阳性、心肌脓肿的患者或移除的人工瓣有革兰染色阳性发现时，术后应给予全程的抗生素治疗。

（三）其他治疗

（1）一般处理：包括卧床休息、限制体力活动、支持疗法、治疗心力衰竭及降温等。

（2）抗凝治疗：未能证明抗凝治疗可预防感染性心内膜炎的血栓栓塞事件，反而可能增加颅内出血的危险。对自体瓣膜心内膜炎患者，抗凝治疗仅限于感染性心内膜炎以外的其他指征。有颅内出血或真菌性动脉瘤的患者要停用抗凝治疗。对右心感染性心内膜炎并发肺栓塞者，可谨慎应用抗凝剂；左心感染性心内膜炎并发体循环大动脉栓塞者，禁忌用抗凝剂。

第 十 章

心包炎

心包炎指心包脏层和壁层的急、慢性炎症反应，占国内心脏疾病住院患者的 1.5% ~ 5.9%。按病因可分为感染性和非感染性（肿瘤、代谢性疾病、自身免疫性疾病、尿毒症等）；按病情进展，可分为急性心包炎（伴或不伴心包积液）、慢性心包积液、亚急性渗出性缩窄性心包炎、慢性缩窄性心包炎等。临床上以急性心包炎和慢性缩窄性心包炎最为常见。

第一节　急性心包炎

一、流行病学

急性心包炎为心包脏层和壁层的急性炎症，可为某种疾病的一部分表现，也可单独存在，急性心包炎发病率难以明确，根据国外资料估计急诊科 ST 段抬高病例中急性心包炎约占 1%。

二、解剖

心包结构包含脏层心包、壁层心包及其二者围绕而成的心包腔。脏层是由单层间皮细胞构成的浆膜；壁层是由内层和外层组成，内层为单层间皮细胞，由脏层浆膜于大血管心脏连接处的近端反折延续而成，外层为无细胞结构的胶原纤维和弹力纤维，并以韧带附着于周围结构。正常心包腔内含不超过 50mL 的浆液。心包可固定心脏于胸腔内的相对位置（固定作用）、防止周围结构感染向心包腔和心脏直接蔓延（屏障作用），心包液起润滑作用。

三、病因

我国过去常见病因为风湿热、结核及细菌感染，现在病毒感染、肿瘤、尿毒症性及心肌梗死后心包炎发病率逐渐增多。常规诊断试验不能明确为何种特殊病因者，称为急性非特异性心包炎，推测大多数也为病毒感染所致，常为自限性，其他类型心包炎根据病因的不同，转归各异。

四、病理

心包脏层、壁层上有纤维蛋白渗出和白细胞浸润，可无明显液体积聚（纤维蛋白性心包炎）；如果浆液渗出增加，则成为渗出性心包炎；可合并心外膜下心肌受累（心肌心包炎）。

五、病理生理

正常心包腔内平均压力接近于零或低于大气压，吸气时呈轻度负压、呼气时近于正压。急性纤维蛋白性心包炎或少量积液不致引起心包内压力增高，故不影响血流动力学；但如液体积聚过多或过快，心包无法伸展或来不及伸展以适应其容量的变化，心包内压力则会急剧上升，引起心脏受压，心室舒张期充盈受阻，周围静脉压升高，而心排血量降低，血压下降，导致急性心脏压塞。

六、临床表现

（一）症状

（1）胸痛：常位于心前区或胸骨后，偶可位于上腹部，可放射到颈、左肩、左臂及左肩胛骨，性质多尖锐呈锐痛，也可呈闷痛或压榨样，常因咳嗽、深呼吸、变换体位或吞咽而加重，坐位前倾时减轻。

（2）呼吸困难：为心包炎伴心包积液时最突出的症状。

（3）全身症状：原发病因的非心脏表现，如发热、乏力、食欲缺乏、消瘦等。

（4）心脏压塞：渗出性心包炎，如心包积液大量积聚或短时间内快速积聚，则可发生心脏压塞，产生相应症状，如显著气促、心悸、大汗淋漓、肢端冰凉、严重者出现意识恍惚、休克等。

（二）体征

（1）心包摩擦音：是急性纤维蛋白性心包炎的典型体征。是一种搔抓样的粗糙高频声音，往往盖过心音且较心音更贴近于耳。典型者包含与心室收缩、早期心室充盈、心房收缩相一致的三个成分，但大多为心室收缩、舒张相一致的双相性摩擦音；位于心前区，以胸骨左缘第 3、4 肋间、坐位前倾、深吸气时最为明显。心包摩擦音本身变化快，短时间内可消失或重现，需反复听诊。此外，若积液增多致使脏、壁层心包完全分开时，则心包摩擦音消失；经治疗后积液吸收减少时可能重现。

（2）心包积液：心浊音界向两侧增大且皆为绝对浊音区；心尖冲动弱且位于心浊音界内侧或不能扪及；心音低钝遥远；大量积液时可有 Ewart 征（左肩胛骨下叩诊浊音、因左肺受压而闻及支气管呼吸音）；大量积液影响静脉回流产生体循环淤血体征（颈静脉怒张、肝大、腹腔积液、下肢水肿）。

（3）心脏压塞：若积液积聚迅速，仅 150 ~ 200mL 积液即可使心包内压上升至 20 ~ 30mmHg 而产生急性心脏压塞，表现为心动过速、动脉血压下降而脉压变小、静脉压明显升高，严重者发生急性循环衰竭、休克；若大量积液但经过较缓慢积聚过程，可产生亚急性或慢性心脏压塞，突出表现为体循环淤血、颈静脉怒张、静脉压升高和奇脉。奇脉是指吸气时桡动脉搏动显著减弱或消失的现象，或吸气时动脉收缩压下降 10mmHg 以上。慢性心脏压塞通过机体代偿作用后动脉血压下降可不及急性压塞者显著。急性心脏压塞常因动脉压极度降低而使奇脉很难察觉到。

七、辅助检查

（一）化验检查

（1）血常规：非特异性心包炎白细胞计数轻中度升高（11 ~ 13）$\times 10^9$/L 伴轻度淋巴细胞比例增高，红细胞计数常正常，白细胞计数显著升高或贫血提示存在其他病因。

（2）血沉：显著升高提示结核、肿瘤或自身免疫性疾病；非特异性心包炎血沉不会显著升高。

（3）尿常规：明确有无血尿、蛋白尿等肾损害依据。

（4）血生化：明确有无严重肝、肾功能不全，低蛋白血症，糖尿病，高尿酸血症等全身性疾病。

（5）心肌酶谱和肌钙蛋白：升高提示合并存在心肌炎或心肌梗死。

（6）甲状腺功能检查：了解有无甲状腺功能减退。

（7）风湿全套（ANA，dsDNA 抗体等）和类风湿因子等检查：明确有无结缔组织病。

（二）心电图

急性心包炎心电图特征包括：① ST 段抬高：aVR、V_1 以外的广泛导联、弓背向下（凹面向上）、动态演变（数天至数周内抬高的 ST 段回落基线并进展为 ST 段压低），QRS 波群向上的导联 T 波倒置可持续数周至数月；② QRS 低电压和电交替：提示心包积液；③ P–R 段压低：常见于 aVR、V_1 以外导联，提示包膜下心房肌受损；④窦性心动过速：常见，甲状腺功能减退症者除外；⑤一般无病理性 Q 波和 QT 延长，若出现病理性 Q 波，提示并发心肌梗死。

（三）X 线胸片

根据是否有积液和积液量多少而不同：①纤维蛋白性心包炎者心影正常，偶尔出现肺部小浸润影或胸腔积液，可能与原发病因包括病毒或支原体感染有关；②少量心包积液（成人少于 250mL，儿童少于

150mL），X线难以检出；③心影轻度增大即需考虑存在明显的积液；④心影显著增大而肺部无明显充血现象是心包积液的有力证据，可与心力衰竭相区别。

（四）超声心动图

①无并发症的特发性心包炎超声心动图多正常；②检查心包积液及其量的变化方便可靠，并可较早发现心脏压塞征兆（右心房、右心室舒张期塌陷；吸气时室间隔左移等）；③可判定合并存在的心肌炎是否严重影响心室功能，检测是否存在提示心肌梗死的节段性室壁运动异常及其他并发症。

（五）心包穿刺（或置管引流）

（1）适应证：①对未能明确病因的渗出性心包炎可行诊断性心包穿刺术抽取心包积液行相关检查；②已发生或即将发生心脏压塞者行心包穿刺引流预防或缓解压塞症状；③结核性和化脓性心包积液行心包穿刺引流预防心包缩窄；④需要心包腔内注药治疗者，如抗生素或化疗药。

（2）心包积液检查项目：①常规（颜色、透明度、比重、白细胞计数和分类、血细胞比容等）；②生化（蛋白质、葡萄糖含量）；③病原微生物检查（染色、培养等方法以发现细菌、结核分枝杆菌和真菌等）；④酶活性（乳酸脱氢酶、腺苷脱胺酶）；⑤肿瘤标志物（癌胚抗原）测定；细胞病理学检查找肿瘤细胞。

（3）注意事项：①在心电血压监护、有畅通的静脉输液通道条件下进行；②有条件者术前应行心脏超声检查，确定积液多少及定位；③麻醉要完善，以免因疼痛引起迷走反射和神经源性休克；④抽放液速度要慢，抽放液量一般第一次不宜超过 100 ~ 200mL，以后再抽可渐增到 300 ~ 500mL。

（六）心脏磁共振

能显示心包积液的容量和分布，分辨积液的性质，但费用高，且不及超声经济方便，较少用。

（七）心包镜及心包活检

病因诊断很困难，但又很必要时进行。

八、诊断及鉴别诊断

（一）诊断

胸痛为首发症状合并 ST 段弓背向下（凹面向上）抬高心电图表现的患者，应考虑急性心包炎，但应行相关检查排除急性心肌缺血或梗死。

心前区听诊闻及心包摩擦音或检查确定有心包积液，心包炎的诊断即可成立，需进一步查明病因。在可能并发心包炎的疾病过程中，如出现胸痛、气促、心动过速、体循环淤血或心影扩大，应考虑心包炎合并渗液的可能。

（二）鉴别诊断

（1）与引起胸痛和（或）类似心电图改变的其他疾病鉴别：包括急性心肌缺血或梗死、肺炎和（或）胸膜炎、肺栓塞、主动脉夹层、肋软骨炎、胃食管反流病、皮肤病变出现前的带状疱疹、腹腔疾病等，根据各自的临床特征和辅助检查可予鉴别。

（2）不同病因类型心包炎之间的鉴别：包括急性非特异性心包炎和特异病因心包炎，后者常见的有结核性、化脓性、肿瘤性、心脏损伤后综合征等。

九、治疗

（一）病因治疗

通过前述检查以寻找特异性病因并予相应治疗：如结核性心包炎给予标准抗结核治疗；化脓性给予敏感抗生素治疗；狼疮性心包炎给予糖皮质激素或免疫抑制药治疗；肿瘤性心包炎给予手术和（或）化疗、放疗。

（二）非特异性（特发性）心包炎的处理

（1）非甾体类解热镇痛抗炎药（NSAIDS）：一般疗程为 2 周。

（2）麻醉类止痛药：NSAIDS 效果不佳者，应用麻醉类止痛药辅助治疗。

（3）糖皮质激素：NSAIDS 效果不佳者，短暂应用糖皮质激素，泼尼松 40 ~ 60mg/d，2 ~ 3d，1 ~ 3 周减量至 0。

（4）复发和反复发作的心包炎：给予第二个 2 周疗程的 NSAIDS 或糖皮质激素或试用秋水仙碱疗法（0.5 ~ 1mg/d 或首次予负荷量 2 ~ 3mg，口服，疗程至少 1 年，缓慢减量至停药）。顽固性复发性心包炎可考虑外科心包切除术。

（三）心包积液或心脏压塞处理

（1）中至大量心包积液即将发生心脏压塞者：行心包穿刺引流，预防心脏压塞。结核或化脓性心包炎更强调充分彻底引流以提高治疗效果和减少心包缩窄发生率。

（2）已发生心脏压塞者：无论积液量多少，紧急心包穿刺引流。

（3）对于含有较多凝块和纤维条索样物质的积液，估计闭式引流效果不佳或风险大者，建议行心包开窗引流，可同时行心包活检辅助诊断。

十、并发症

复发性心包炎：心包炎症反复发作，多见于急性非特异性心包炎和心脏损伤后综合征，发生率为 20% ~ 30%。

缩窄性心包炎：结核性心包炎、化脓性心包炎和创伤性（包括手术后）心包炎较易发生缩窄。

十一、预后

急性非特异性心包炎无并发症和复发者，病程 1 ~ 2 周，呈自限性，但可能反复发作。其他原因心包炎病程和预后因病因而异。如结核性和化脓性心包炎若治疗及时彻底，未发生缩窄及严重心肌损伤者，预后较好；甲状腺功能减退并心包积液者经甲状腺素替代治疗可缓慢吸收，也很少发生缩窄，预后好；而肿瘤性、尿毒症性心包炎预后差。

第二节　缩窄性心包炎

缩窄性心包炎是指心脏被致密厚实的纤维化或钙化心包所包围，使心室舒张充盈受限而产生一系列循环障碍的疾病。

一、病因

缩窄性心包炎继发于急性心包炎，我国仍以结核性最为常见，其次由急性非特异性、化脓性和创伤性（包括手术后）心包炎演变而来。

二、病理

心包纤维组织增生、增厚粘连、脏壁层心包融合钙化，可为弥散性，也可为局灶性。心包显微病理显示为透明样变性组织，如有结核性肉芽组织或干酪样病变，提示为结核性病因。长期缩窄可致心肌萎缩。

三、病理生理

纤维化或钙化的心包限制了心脏各腔室的充盈，各腔室及体肺静脉充盈压均升高并达同一水平。左右心室充盈仅限于舒张极早期，左右心室压力时间曲线呈舒张期下陷（早期）– 高平原（中晚期）的特征波形。

Kussmaul 征：呼吸时胸腔内压力变化不能传递到心包腔和心腔，结果吸气时周围静脉回流增多，但心包腔内中心静脉和右心房压力不下降，入右心房的回心血量不增多，导致吸气时体静脉压升高，颈静脉怒张更明显，称 Kussmaul 征。

心脏充盈受限导致体循环淤血和心排血量下降，产生相应的临床后果。

四、临床表现

（一）症状

（1）体循环淤血症状：腹胀、肝区疼痛，食欲缺乏，水肿。

（2）肺静脉压升高所致症状：咳嗽、活动性气促甚至端坐呼吸。

（3）慢性低心排血量症状：严重乏力、肌肉失用性萎缩、恶病质。

（4）其他可能发生的临床情况：心绞痛样胸痛、一过性缺血发作和昏厥等。

（二）体征

（1）颈静脉怒张并 Kussmaul 征（+）。

（2）动脉收缩压正常或降低、脉压变小，可有奇脉。

（3）心脏体检：心尖冲动不明显，心浊音界不大、心率增快、心音减低、S2 宽分裂、可闻及心包叩击音，系舒张早期的额外心音，呈拍击样性质，胸骨左缘或心尖部最易听到，反应心室充盈早期突然终止。可能闻及三尖瓣反流杂音。

（4）腹部体检：肝大并可触及与颈静脉搏动一致的肝搏动、腹水征（+）。

（5）下肢凹陷性水肿、上肢和上身肌肉消瘦、恶病质。

（6）其他体征：继发肝功能不全或心源性肝硬化者可能出现黄疸、肝掌、蜘蛛痣。

五、辅助检查

1. 心电图　①窦性心律（常有心动过速）或房颤；② QRS 波群低电压；③非特异性 T 波异常（低平或倒置）。

2. X 线胸片　①心影偏小、正常或因合并心包积液而增大；②左右心缘变直、主动脉弓小而右上纵隔增宽（上腔静脉扩张）；③有时可见心包钙化；偶尔出现胸腔积液。

3. 超声心动图　①可能发现心包增厚、僵硬、钙化；②舒张早期室间隔向左室侧移动（间隔反跳）；③体静脉淤血扩张；④ Dopler 超声，吸气时比呼气时二尖瓣 E 峰速率增加（血流呼吸变异）≥ 25%（吸气时肺毛细血管与左心间压减小，致吸气时舒张期肺静脉和二尖瓣血流速率下降、血流量减少，呼气时呈相反变化）。

4. 左右心导管检查　① RA、PCWP、RV 舒张压、LV 舒张压均升高且达到一相同或相近水平，约 20mmHg，左右心充盈压相差很少超过 3 ~ 5mmHg；②右房压力曲线。X 倾斜保留，显著的 Y 倾斜、a 和 V 波高度大致相同，导致形成 M 或 W 型形态；③ LV、RV 舒张期压力曲线呈“下陷 – 高平原”波形，又称“平方根”征；④肺动脉、RV 收缩压常中度升高，范围在 30 ~ 45mmHg；⑤每搏量下降、代偿性心动过速，心排血量仍能维持；在无广泛心肌受累时，LVEF 正常或仅轻度减低。

5. CT/MRI　可检测心包厚度（CT 正常心包厚度测值 <2mm，MRI 检测正常心包厚度可达 4mm，后者反应整个心包复合物，包括生理性液体）。其中 CT 能检出微小的心包钙化，MRI 对钙化不及 CT 敏感，但可提供心包和心脏详细和全面的检查。

六、诊断及鉴别诊断

（一）诊断

根据体循环淤血表现（颈静脉怒张、肝大、水肿或腹水等）、舒张期充盈受限的证据（超声心动图检查、左右心导管检查），加心包增厚特别是伴钙化（CT 或 MRI），可诊断缩窄性心包炎。

（二）鉴别诊断

（1）与各种原因右心衰竭和大量腹水相鉴别，后者如肝硬化、肾病综合征、结核性腹膜炎、恶性肿瘤等所致大量腹水。

（2）与限制型心肌病相鉴别，二者临床表现很相似，鉴别要借助辅助检查。

七、治疗

1. 外科心包剥离术　是唯一确切的治疗，应尽早施行，感染或结核病因者通常在心包感染被控制、结核活动已静止即应手术。

2. 辅以内科治疗

（1）利尿药加限盐以缓解液体潴留和外周水肿，但水肿最终会变为难治性。

（2）窦性心动过速为代偿性机制，避免应用 β 受体阻滞药。

（3）房颤伴快速心室率：地高辛为首选，并应在 β 受体阻滞药和钙拮抗药应用之前使用，总体上心室率不应 $<80\sim90$/min。

八、预后

据国外统计资料显示，心包剥离术手术病死率为 5% ~ 15%，5 年生存率为 80%，10 年生存率为 60%。

早期死因：低心排血量，术前心功能Ⅲ ~ Ⅳ级患者病死率最高。故应在临床显著恶化、心肌损害出现之前进行心包剥离术。

第十一章

心内科常用药物治疗

第一节　降压药物

高血压患者进行药物治疗的主要目的是通过控制血压水平，最大限度地降低心脑血管并发症的发生和死亡的总体危险。为了达到这一目的，临床医生需要根据患者的具体情况，科学合理地使用降压药物，以提高长期治疗的效果和依从性。本节中，我们将根据国内外有关降压药物的临床试验和高血压治疗的新指南或专家共识，对开始降压药物治疗的时机、降压药物的使用原则以及各类药物的特点进行总结。

一、开始降压药物治疗的时机

现代观点认为高血压是一种“心血管综合征”，因此，医生应根据患者血压水平、靶器官损害程度及并发的危险因素先对患者进行心血管总体风险程度评估后，再决定治疗措施。《2010 年中国高血压防治指南》建议：对于高危、极高危或 3 级高血压患者，应立即开始降压药物治疗；确诊的 2 级高血压患者，应考虑开始药物治疗；1 级高血压患者，可在生活方式干预数周后，血压仍≥ 140/90mmHg 时，再开始降压药物治疗。

不过，在最新的《2013 年欧洲高血压指南》中，对低、中危的 1 级高血压患者开始进行药物治疗的时机进行了调整，指南建议低中危的高血压患者，当多次随访血压仍在 1 级范围内，或按动态血压监测标准血压升高，以及尽管生活方式改变已有相当长一段时间但血压仍保持在 1 级范围内，也应考虑开始降压药物治疗（Ⅱ a 类，B 级）；如果存在高心血管病风险（如靶器官损害、并发糖尿病或冠心病），即使血压在 1 级范围内，也建议使用药物降低血压（Ⅰ类，B 级）。对于老年高血压患者，该指南建议当 SBP ≥ 160mmHg 时开始药物降压治疗（Ⅰ类，A 级）；对于 SBP 在 140 ~ 159mmHg 范围内，对降压药耐受良好的老年高血压患者（应至少 < 80 岁），亦可考虑降压药物治疗（Ⅱ b 类，C 级）。我国高血压指南虽未明确指出老年高血压患者开始降压治疗的时机，但同样强调在老年患者中应平稳降压，避免过快过低地降低血压。

二、高血压患者的降压目标

以往各国指南中大多建议：一般高血压患者应将血压降至 140/90mmHg 以下，对于伴有糖尿病、冠心病或肾病的高危患者，可将血压降至 130/80mmHg 以下。但在《2013 年欧洲高血压指南》和《2014 年美国成人高血压管理指南》（JNC8）中均放宽了目标血压的范围，强调了血压控制过低可能引起的不良事件。建议将糖尿病患者的目标血压定为 < 140/85mmHg，这主要是由于目前将糖尿病患者血压降低至 130/80mmHg 能够获益的循证医学依据并不充分，ACCORD 研究结果显示，平均收缩压降至 119mmHg 的糖尿病患者与收缩压 139mmHg 的患者相比，主要心血管事件并无差异。

对于并发慢性肾病（chronic kidney diseases，CKD）的高血压患者，最近的 meta 分析显示目标血压更低的患者在心血管风险和肾脏事件方面并无更多获益。因此，各国指南对于高血压并发慢性肾病的血压目标也有所调整，《2012年加拿大高血压指南》（CHEP）将非糖尿病的慢性肾病患者的血压目标调整为低于140/90mmHg（2011年是130/80mmHg）；“改善全球肾脏病预后组织”（KDIGO）的指南强调，无蛋白尿CKD患者的降压目标值为≤140/90mmHg（有蛋白尿和接受肾移植的CKD患者为≤130/80mmHg）。

对于老年高血压患者，我国指南建议目标血压为150/90mmHg，欧洲高血压指南对老年患者进行了细化，即年龄<80岁、SBP≥160mmHg的老年高血压患者，可进一步将SBP降至140～150mmHg（Ⅰ级，A类），对于年龄≥80岁、初始SBP≥160mmHg的患者，如果身体和精神状况良好，可将SBP降至140～150mmHg。

三、降压药物

目前，各指南推荐的临床常用降压药物有血管紧张素转化酶抑制药（ACEI）、血管紧张素Ⅱ受体拮抗剂（ARB）、钙通道阻滞剂（CCB）、利尿剂和β受体阻滞剂，以及由上述药物组成的固定配比复方制剂。

1. 血管紧张素转化酶抑制药（ACEI）　通过抑制血管紧张素转化酶阻断肾素血管紧张素系统（RAS）而发挥降压作用。从1981年第一个ACEI类药物卡托普利问世，在三十多年的临床实践中，大量循证医学研究证明了ACEI的降压疗效和安全性，它可有效改善血管壁和心脏的重塑，对于高血压患者具有良好的靶器官保护和心血管终点事件的预防作用，并能改善胰岛素抵抗，对糖、脂肪等代谢无不良作用。通过对大规模随机对照试验进行meta分析发现，ACEI可有效降低冠心病和充血性心力衰竭的风险，该作用优于CCB类药物，并可显著改善动脉壁的硬化度，且此作用独立于降压作用。但是，有meta分析显示在脑卒中的预防方面，ACEI的作用差于CCB类药物。此外，ACEI和ARB还具有减少尿蛋白、改善慢性肾病预后的作用。不同患者服用ACEI类药物的降压效果并不相同，除与高血压发病机制的复杂性有关外，与患者的遗传差异也有一定关系。例如，研究显示血管紧张素转化酶基因I/D多肽性与ACEI类药物的降压敏感性有关，DI基因型、D等位基因的患者对ACEI类降压药物具有更好的疗效反应。

目前临床应用的ACEI类药物主要包括卡托普利、依那普利、雷米普利、赖诺普利、培哚普利、贝那普利、福辛普利等，根据现有循证医学依据，ACEI类药物适用于伴有慢性心力衰竭、心肌梗死后伴心功能不全、糖尿病肾病、非糖尿病肾病、代谢综合征、蛋白尿或微量蛋白尿患者。它的主要不良反应为持续性干咳，多见于用药初期，症状较轻者可坚持服药，不能耐受者可改用ARB。长期应用有可能导致血钾升高，应定期监测血钾和血肌酐水平。

2. 血管紧张素Ⅱ受体拮抗剂（ARB）　ARB主要通过选择性阻断血管紧张素1型受体（AT_1），从而阻断血管紧张素Ⅱ（AngⅡ）收缩血管、促进醛固酮分泌、水钠潴留、交感神经兴奋等作用，发挥降压作用。另一方面，ARB具有激活血管紧张素2型受体（AT_2）的作用，产生扩血管、抗细胞增殖、调节细胞凋亡等作用。

大量研究结果表明ARB具有很好的降压疗效，可降低高血压患者心血管并发症的发生率，在降压的同时可减少糖尿病和蛋白尿的发生，体现了ARB在改善糖代谢紊乱和靶器官保护方面具有特殊优势。ARB适用于伴左室肥厚、心力衰竭、糖尿病肾病、代谢综合征、微量蛋白尿或蛋白尿患者。ARB类药物不良反应少见，患者长期应用的耐受性和依从性均较好，偶有腹泻，长期应用可升高血钾，应注意监测血钾及肌酐水平变化。

2010年发表在《柳叶刀·肿瘤》的一篇meta分析指出ARB类药物的使用与新发癌症危险轻度增加相关，这一研究结果的发表引起了很多专家的质疑，主要包括以下几点：①该meta分析入选的临床研究的随访时间多为1年，最长的为5年，随访时间不足以明确肯定ARB与癌症之间存在关联；②缺少各试验中相关患者的个体资料信息，如年龄、性别、吸烟史和既往家族史等；③入选的各个试验中肿瘤的诊断标准不统一。在随后进行的一项更大规模的meta分析中，涵盖了15个大规模的随机对照试验，纳入138 769例样本，涉及药物包括替米沙坦、厄贝沙坦、坎地沙坦、氯沙坦和缬沙坦，结果显示上述ARB类药物均无增加肿瘤风险的作用。此外，多项基础研究显示ARB类药物具有抑制肿瘤的作用。因此，

ARB 类药物与新发肿瘤的相关性尚无明确循证医学证据。

3. 钙通道阻滞剂（CCB）　主要通过阻断心肌和血管平滑肌细胞膜上的钙离子通道，抑制细胞外钙离子内流，使细胞内钙离子水平降低而导致心肌收缩力减弱，心率减慢，同时使血管扩张，外周血管阻力降低，血压下降，并减少心肌做功量和耗氧量。

根据化学结构的不同，可将 CCB 分为二氢吡啶类钙通道阻滞剂和非二氢吡啶类钙通道阻滞剂，用于降压治疗的主要是二氢吡啶类 CCB。CCB 的发展非常迅速，早期应用的第一代二氢吡啶类 CCB 为短效制剂，如硝苯地平（心痛定），服用后可快速降低血压，但由于快速扩张血管，反射性心率加快、头痛、面部潮红等不良反应比较常见，且降压效果维持时间较短，很难做到 24h 有效控制血压。第二代二氢吡啶类 CCB 为短效 CCB 的缓释和控释剂型，包括硝苯地平缓释片、非洛地平缓释片等，可达到 24h 平稳降压的作用，不良反应发生率也明显减低。但患者的胃肠道功能可能会影响药物的疗效，所以此类药不能掰开服用，在药物剂量调整方面受到了一定的限制。第三代 CCB 克服了第一代、第二代 CCB 的大多数不良反应，主要代表药物有氨氯地平和拉西地平。此类药物半衰期长，可实现 24h 平稳控制血压，且它的疗效不受患者胃肠道功能和食物的影响，可掰开服用，便于剂量调整。

多项 meta 分析表明 CCB 降压疗效显著，对靶器官具有保护作用，可预防动脉粥样斑块的形成，延缓冠状动脉粥样硬化病变的进展，对糖、脂代谢无不良影响。大量研究表明以二氢吡啶类 CCB 为基础的降压治疗方案在降低高血压患者脑卒中风险方面具有优势。在我国进行的非洛地平降低并发症研究（FEVER）显示，氢氯噻嗪加非洛地平与单用氢氯噻嗪相比，尽管加用非洛地平组血压只进一步降低了 4/2mmHg，但致死与非致死性脑卒中的风险降低了 27%。CCB 类药物也可降低心力衰竭的风险，meta 分析显示，与安慰剂比较，CCB 可使新发的充血性心力衰竭减少 20%，但它的这个作用是否优于利尿剂、ACEI/ARB 和 B 受体阻滞剂目前尚不确定。

二氢吡啶类 CCB 是唯一一类没有绝对禁忌证的降压药物，尤其适用于老年高血压、单纯收缩期高血压、伴稳定性心绞痛、冠状动脉或颈动脉粥样硬化及周围血管病患者。第三代 CCB 不良反应较少，在开始治疗阶段由于反应性交感神经兴奋可能会出现心跳加快、面部潮红、脚踝部水肿。心动过速与心力衰竭患者应慎用 CCB，如必须使用，则应慎重选择特定制剂，如氨氯地平等长效药物。

4. 利尿剂　通过利钠排水、降低容量负荷发挥降压作用。目前常用的利尿剂可分为三类。

（1）髓袢利尿剂：主要作用于髓袢升支粗段，干扰 $K^+-Na^+-2Cl^-$ 转运系统，产生强大的利尿作用，常用药物有：呋塞米、托拉塞米、布美他尼等。

（2）噻嗪类利尿剂：抑制肾远曲小管近端和近曲小管对氯化钠的重吸收，产生中等强度的利尿作用，属于排钾利尿剂，常用药物为氢氯噻嗪、吲达帕胺等。

（3）保钾利尿剂：作用于远曲肾小管远端和集合管皮质段，利尿作用较弱，其结构与醛固酮类似，为醛固酮竞争抑制剂，常用药物有螺内酯、氨苯蝶啶及阿米洛利等。从 20 世纪 70 年代 WHO 提倡的阶梯治疗方案到现在不断更新的各种高血压指南中，利尿剂仍然是一线降压药物之一。由于其对糖、脂和电解质代谢的不良影响，利尿剂在高血压治疗中的地位一度动摇，但多数临床试验对其效果予以了肯定，而且研究结果表明其不良反应与剂量密切相关，小剂量应用（如氢氯噻嗪 6.25 ~ 25mg）对代谢影响很小，与其他降压药（尤其是 ACEI 或 ARB）合用还可显著增加后者的降压作用。虽然最近完成的联合降压治疗避免心血管事件（ACCOMPLISH）研究结果表明，ACEI + 利尿剂在减少心血管事件方面的作用不如 ACEI + CCB，但没有其他随机对照研究结果显示 CCB 在此方面的作用优于利尿剂，所以不能据此认为利尿剂可以被排除在一线降压药物之外。此外，利尿剂在降低脑卒中风险方面具有积极的作用，我国独立完成的脑卒中后降压治疗研究（PATS）表明，吲达帕胺（2.5mg/d）治疗组与安慰剂组相比，可使脑卒中的发生率降低 29%。而我国高血压患者主要的并发症就是脑卒中，因此，利尿剂在我国高血压患者的治疗中仍占有重要地位。

曾有研究指出，在高血压的治疗中，氯噻酮或吲达帕胺的使用应该优先于氢氯噻嗪，理由是小剂量氢氯噻嗪作为初始治疗的获益有限，有两项 meta 分析结果显示氢氯噻嗪在降低动态血压和减少不良事件的方面不如氯噻酮，但这两项 meta 分析纳入的临床试验并不是针对单个噻嗪类利尿剂的相关临床终点进行直接比较的，且纳入研究数量有限，缺少大样本研究。在最近进行的一项大样本的观察性队列研究中，加拿大学者观察到老年高血压患者服用氯噻酮和氢氯噻嗪在减少心血管不良事件或死亡方面没有差异，而氯噻酮组因低血钾或低血钠住院治疗的可能性更大。其他一些大规模的回顾性分析结果与此研究结果相似，因此，目前的循证医学依据还不足以得出氯噻酮优于氢氯噻嗪的结论。

利尿剂尤其适用于老年高血压、单独收缩期高血压或伴心力衰竭患者，也是难治性高血压的基础治疗药物之一。我国常用于降压治疗的利尿剂为噻嗪类利尿剂，其不良反应与剂量密切相关，故通常应采用小剂量。噻嗪类利尿剂可引起低血钾，长期应用者应定期监测血钾，并适量补钾。痛风患者禁用利尿剂，对高尿酸血症，以及明显肾功能不全者慎用利尿剂，后者如需使用利尿剂，应使用袢利尿剂，如呋塞米等。

保钾利尿剂如阿米洛利、醛固酮受体拮抗剂如螺内酯等有时也可用于控制血压。在利钠排水的同时不增加钾的排出，在与其他具有保钾作用的降压药如 ACEI 或 ARB 合用时需注意发生高钾血症的危险。

5. β 受体阻滞剂　主要通过抑制过度激活的交感神经活性、抑制心肌收缩力、减慢心率发挥降压作用。根据其作用特性不同可分为三类：第一类为非选择性作用于 β_1 和 β_2 受体的阻滞剂，如普萘洛尔（心得安），这类药物目前已较少应用于心血管病的治疗；第二类为选择性的 β_1 受体阻滞剂，常用药物有美托洛尔、阿替洛尔、比索洛尔等；第三类为非选择性的 β 和 α_1 受体的阻滞剂，具有外周扩血管作用，常用药物有卡维地洛、阿罗洛尔等。近期研发了一种通过增强一氧化氮的释放产生周围血管舒张作用的新型 β 受体阻滞剂，如奈必洛尔，目前在中国正处于研发和临床试验阶段。

β 受体阻滞剂在高血压治疗中的地位曾一度受到质疑，因为有 meta 分析显示，与其他抗高血压药物相比，接受 β 受体阻滞剂治疗的患者发生卒中的风险相对增加，而发生冠心病的风险与其他药物类似，这可能是由于此类药物降低中心动脉收缩压和脉压的作用较弱。以此 meta 分析为基础，2006 年英国更新的《成人高血压指南》中曾将 β 受体阻滞剂列为四线降压药物，但同时该指南也指出既往 β 受体阻滞剂的研究数据几乎均来源于阿替洛尔，将从阿替洛尔得到的结论推广至所有的 β 受体阻滞剂尚存在不确定性。有研究表明，具有血管扩张作用的 β 受体阻滞剂（如卡维地洛、奈必洛尔）在降低中心动脉压和脉压以及减轻主动脉壁硬化方面优于阿替洛尔和美托洛尔。此外，最近发表的一项 meta 分析显示，对于近期发生心肌梗死和心力衰竭的患者，以 β 受体阻滞剂作为初始降压治疗可更有效地预防心血管不良事件。在《2013 年欧洲高血压指南》和《2010 年中国成人高血压指南》中，仍推荐 β 受体阻滞剂为一线降压药物，尤其适用于伴快速性心律失常、冠心病心绞痛、慢性心力衰竭、交感神经活性增高以及高动力状态的高血压患者。β 受体阻滞剂与 ACEI 或 ARB 联合应用是目前推荐使用的高血压并发冠心病或心力衰竭的标准治疗方案。高度心脏传导阻滞、哮喘为禁忌证。慢性阻塞性肺疾病、运动员、周围血管病或糖耐量异常者慎用；必要时也可慎重选用高选择性 β 受体阻滞剂。

临床试验结果显示降低血压是各类降压药物减少心脑血管并发症的最主要原因，各类一线降压药物之间的总体差别较小，但不能简单地理解为可以不加选择地随意使用药物，或者认为五大类药物作为首选药物的机会均等。而是应该根据患者的危险因素、靶器官损害以及并发临床疾病情况，优先选择某类降压药物。因为，如前所述，不同类降压药物对特定的并发症或联合治疗方案而言，可能有较大差别，比如，CCB 或利尿剂预防脑卒中的作用较强，ACEI 或 ARB 在改善心血管重构方面占优势，B 受体阻断剂在并发冠心病或心力衰竭的高血压患者中可更好地预防心脏事件发生，CCB 与 ACEI 联合与其他联合治疗方案相比，可更有效地预防各种心脑血管并发症发生。常用降压药物的适应证见表 11–1。

表 11–1　常用降压药物的适应证

适应证	CCB	ACEI	ARB	利尿剂	β 受体阻滞剂
左心室肥厚	+	+	+	±	±
稳定型冠心病	+	+	+	−	+
心肌梗死后	−	+	+	+	+
心力衰竭	−	+	+	+	+
房颤预防	−	+	+	−	−

续 表

适应证	CCB	ACEI	ARB	利尿剂	β 受体阻滞剂
脑血管病	+	+	+	+	±
颈动脉 IMT 增厚	+	±	±	-	-
蛋白尿 / 微量蛋白尿	-	+	+	-	-
肾功能不全	±	+	+	+	-
老年人	±	+	+	+	±
糖尿病	±	+	+	±	-
血脂异常	±	+	+	-	-

四、联合用药治疗

原发性高血压是一种多因素的疾病，涉及肾素 – 血管紧张素 – 醛固酮系统、交感神经系统以及体液容量调节等多个方面，单一药物治疗只针对某一种机制进行血压调节，往往不能将血压控制在目标水平。临床实践表明，大多数高血压患者需要两种或两种以上降压药物联合治疗才能使血压达标。单药治疗高血压患者的血压控制率仅 40%，联合治疗控制率可升到 60% ~ 80%。联合用药除了可以协同降压外，还有助于抵消或减少药物的不良反应，改善患者的依从性。对于危险分层属于高危或基础血压较高（2 级或 2 级以上）的患者，往往初始即需要联合用药治疗。目前推荐的联合用药方案主要有以下几种。

（1）CCB + ARB/ACEI: CCB 与 ARB/ACEI 联合应用，在降压机制上体现了血流动力学上的互补，CCB 主要扩张动脉，ARB/ACEI 则对动、静脉均有扩张作用，两者联合可以从降低压力负荷和容量负荷两方面来改善血压，增加降压效果。此外，ARB/ACEI 阻断肾素 – 血管紧张素系统后，可部分抵消 CCB 导致的交感系统活化，减少心率加快等不良反应的发生，ARB 的静脉舒张作用还可减轻 CCB 导致的踝部水肿。中国高血压综合防治研究（CHIEF）探讨以氨氯地平为基础的联合治疗方案，比较氨氯地平 + 替米沙坦和氨氯地平 + 复方阿米洛利对高血压患者血压达标和心血管事件的影响，初步结果表明 CCB + ARB 可显著提高血压的控制率，且不良反应少。ASCOT 研究中，ARB + CCB 的降压幅度，对心脑肾血管事件、新发糖尿病和死亡事件的预防均优于 β 受体阻滞剂 + 利尿剂。

（2）ACEI/ARB + 噻嗪类利尿剂：ACEI/ARB 和利尿剂分别作用于神经内分泌和容量负荷两大血压调节机制，具有协同降压的作用，而且 ACEI/ARB 阻断 RAS 后，可减少钾的排出，有利于减轻噻嗪类利尿剂引起的低血钾。由于利尿剂相关的糖脂代谢紊乱与药物应用后导致的低血钾状态密切相关，因此利尿剂与 ACEI/ARB 合用后除了可减少低血钾的发生，还有利于避免糖脂代谢紊乱。最近日本发表的一项研究结果显示，对 24 825 例既往已服用包括 ARB 在内的降压药物治疗但血压仍未达标的高血压患者予以氯沙坦 / 氢氯噻嗪治疗 6 个月后，收缩压达标率超过 50%，特别是在 75 岁以上患者中，这一优势更为明显，收缩压达标率达 64.9%。

ACEI/ARB + 二氢吡啶类 CCB 和 ACEI/ARB + 噻嗪类利尿剂是众多指南推荐的优化降压联合方案，我国高血压指南推荐的优化治疗方案还有二氢吡啶类 CCB + 噻嗪类利尿剂和二氢吡啶类 CCB + β 受体阻滞剂。次要推荐使用的联合治疗方案是利尿剂 + β 受体阻滞剂、α 受体阻滞剂 + β 受体阻滞剂、二氢吡啶类 CCB + 保钾利尿剂、噻嗪类利尿剂 + 保钾利尿剂。

目前，众多指南均不推荐的联合用药方案为 ACEI + ARB，因为有证据显示两药联合应用可显著增加终末期肾病的发生率。

五、固定配比复方制剂

随着高血压治疗学的发展，固定配比复方制剂（单片复方制剂）在临床上的应用日趋广泛，因为固定复方制剂与自由联合用药相比，能够减少患者服用药物数量，简化治疗方案，从而大大改善患者的依从性。目前在我国进入临床应用的各种新型单片复方降压药物都是在临床试验研究基础上所组成的治疗方案，其控制血压的有效性已在国内外多项临床试验中得到验证。例如，我国的一项随机双盲对照研究显示，随访 8 周后，缬沙坦 / 氨氯地平单片复方制剂组的降压幅度（– 11. 4/ –9.7mmHg vs –7.4/–7.1mmHg；P<0.000 1）和血压达标率（69.2% vs57. 6%；P = 0.001 3）均显著高于氨氯地平单药治疗组。ACCOMPLISH 研究是一项以固定复方制剂作为高血压初始治疗的随机、双盲、多中心对照研究，比较两种单片复方制剂贝那普利 / 氢氯噻嗪和贝那普利 / 氨氯地平的有效性和安全性，结果显示，两种治疗方案的血压控制率均较基线显著提高，分别为 72.4% 和 75.4%。但是，单片复方降压药物的有效性是否优于自由联合治疗方案还不清楚，尚需更多临床试验加以研究。

单片复方制剂治疗也有一定的局限性，最为突出的一点是调整剂量不方便。另外，医生和患者需要充分了解单片复方制剂的组成成分，以避免重复使用与复方制剂组分相同的药物，增加不良反应的发生率。目前，我国上市的新型的固定配比复方制剂主要包括 ACEI + 噻嗪类利尿剂、ARB + 噻嗪类利尿剂、二氢吡啶类 CCB + ARB、二氢吡啶类 CCB + β 受体阻滞剂、噻嗪类利尿剂 + 保钾利尿剂等。我国《单片复方制剂降压治疗中国专家共识》建议：①新诊断的 2 级以上高血压患者，可以在起始治疗时即使用单片复方制剂。目前正在接受降压药物治疗但尚未使用单片复方制剂者，可根据患者血压水平换用或加用复方降压药物，1 级高血压患者可直接换用单片复方制剂，2 级或 2 级以上患者，也可选择单药治疗的基础上加用合适的复方制剂。②应根据患者病情选择复方降压药的种类，特别要考虑患者的并发症的情况。③在使用单片复方制剂后血压仍不能有效控制时，可以选择增加复方制剂的剂量，也可以加用第三种降压药物。

总之，目前抗高血压药物和联合降压治疗方案较多，且各有其独自的特点和优势，针对不同患者选择何种治疗方案，需要临床医师综合评估患者的血压状况、危险因素、靶器官损害情况、生活习惯和经济能力等因素，制订出最适宜该患者的治疗方案，实现个体化治疗。此外，临床医师应特别注意提醒患者进行家庭自测血压并记录相应的数值，作为观察治疗效果及不良反应的有力依据之一，根据患者用药反应不断调整和完善降压治疗方案，确保患者长期有效降压达标，有效预防心脑血管事件的发生。

第二节　冠心病的药物治疗

在冠心病治疗手段多样化的今天，药物治疗仍然是冠心病治疗的基础，改善冠心病患者预后的重要措施是充分使用有循证证据的二级预防药物。药物治疗主要有两个目的：一是预防心肌梗死 / 再梗死和猝死，改善预后，延长患者的生存期；二是减少缺血发作和缓解症状，提高生活质量。针对以上目标，冠心病药物主要包括抗缺血药物、抗血小板和抗凝药物；同时，降脂药物在冠心病治疗中也发挥重要作用。本章旨在系统论述上述药物在冠心病防治中的应用实践与进展。

一、抗缺血药物

（一）硝酸酯类药物

1. 作用机制　硝酸酯类药物是非内皮依赖性的血管扩张药，主要扩张静脉容量血管、大的冠状动脉和部分外周动脉。硝酸酯的血管舒张效应呈剂量依赖性，随着剂量递增，依次扩张静脉血管、大中动脉和阻力小动脉。主要作用机制包括：①降低心肌耗氧量：扩张静脉血管，减少回心血量，使心脏前负荷和室壁张力下降；扩张外周阻力小动脉，使动脉血压和心脏后负荷下降，可使心脏的耗氧量减少 20% ~ 40%。②扩张冠状动脉和侧支循环血管，使冠状动脉血流重新分布，增加缺血区域尤其是心内膜下的血液供应。③对心肌直接作用：减弱心肌收缩力，产生负性肌力作用，发挥硝酸酯类药物的抗缺血效应。④抗血小板聚集、抗增殖、改善冠状动脉内皮功能和主动脉顺应性、降低主动脉收缩压等机制，亦可能在硝酸酯的抗缺血和改善心功能等作用中发挥协同效应。

2. 硝酸酯的应用建议　目前临床常用的硝酸酯包括短效的硝酸甘油和长效的硝酸异山梨酯以及 5–单硝酸异山梨酯等，硝酸甘油主要用于终止缺血发作，而后两者主要用于预防缺血发生，其药代动力学特点有显著区别。

（1）急性缺血治疗：硝酸甘油是硝酸酯的代表药物，舌下含服吸收迅速完全，生物利用度可达80%，2 ~ 3min 起效，5min 达最大效应，作用持续 20 ~ 30min，半衰期仅为数分钟。对无禁忌证的急性缺血患者应立即舌下含服硝酸甘油 0.3 ~ 0.6mg，每 5min 重复 1 次，总量不超过 1.5mg。在最初 24 ~ 48h内，若患者存在进行性缺血、高血压和肺水肿可静脉滴注硝酸甘油，因其具有起效和清除代谢迅速的特点，因此剂量易于控制和调整，加之直接进入血液循环，避免了肝首过效应等优点，在急性心肌缺血发作中占据重要地位。静脉给药时需避光。非吸附性输液器起始剂量 5 ~ 10μg/mm（普通聚氯乙烯输液器25μg/min），每 3 ~ 5min 以 5 ~ 10μg/min 递增剂量，剂量上限一般不超过 200μg/min。剂量调整主要依据缺血症状和体征的改善以及是否达到血压效应。若缺血症状或体征无减轻，逐渐递增剂量至如下血压效应：既往血压正常者收缩压不应降至 110mmHg 以下，高血压患者则平均动脉压的下降幅度不应超过25%。连续静脉滴注 24h 可产生耐药，临床若需长时间用药，应小剂量间断给药。缺血一旦缓解，即应逐渐减量，以免因骤然停药而导致心绞痛反跳等不良后果，并向非耐药剂型的口服药过渡。药物过量而导致低血压时，首先减量或停药，同时抬高双下肢，增加静脉回流，必要时可补充血容量和（或）加用α 肾上腺素受体激动剂等。在应用硝酸酯抗缺血治疗的同时，应尽可能加用改善预后的 β 受体阻滞剂和（或）血管紧张素转化酶抑制药（ACEI）。当出现血压下降等限制上述药物合用的情况时，应首先停用硝酸酯，为 β 受体阻滞剂和（或）ACEI 的使用提供空间。

（2）长期抗缺血治疗：在长期抗缺血治疗时，应选用硝酸酯、β 受体阻滞剂或钙通道阻滞剂。硝酸酯常与其他抗缺血药物联合应用。缓释硝酸异山梨酯或 5- 单硝酸异山梨酯每天 1 次给药，可提供10 ~ 12h 的硝酸酯低浓度期，既可避免耐药性的发生，又可预防反跳性心绞痛，适宜于长期治疗。

3. 硝酸酯的耐药性及预防方法　硝酸酯的耐药性（tolerance）是指连续使用硝酸酯后血流动力学和抗缺血效应的迅速减弱乃至消失的现象。硝酸酯一旦发生耐药不仅影响临床疗效，而且可能加剧内皮功能损害，对预后产生不利影响，因此长期使用硝酸酯时必须采用非耐药方式口服。硝酸酯耐药现象呈剂量和时间依赖性，以及短时间内易于恢复等特点。克服耐药性常采用如下偏心给药方法：①小剂量、间断使用静脉滴注硝酸甘油及硝酸异山梨酯，每天提供 8 ~ 12h 的无药期；②每天使用 12h 硝酸甘油透皮贴剂后及时撤除；③偏心方法口服硝酸酯，保证 8 ~ 12h 的无硝酸酯浓度期或低硝酸酯浓度期。有研究表明，巯基供体类药物、β 受体阻滞剂、他汀类药物、ACEI 或血管紧张素受体拮抗剂（ARB）以及肼屈嗪等药物可能对预防硝酸酯的耐药性有益，同时又是改善冠心病和心力衰竭预后的重要药物，提倡合并使用。

4. 石酸酯类药物的不良反应和禁忌证　如下所述。

（1）不良反应包括：①头痛：是硝酸酯最常见的不良反应，呈剂量和时间依赖性，如将初始剂量减半后可明显减少头痛的发生率，大部分患者服药 1 ~ 2 周后头痛可自行消失，头痛的消失并不意味着抗心肌缺血效应的减弱或缺失；②面部潮红；③心率加快；④低血压：可伴随出现头晕、恶心等；⑤舌下含服硝酸甘油可引起口臭；⑥少见皮疹；⑦长期大剂量使用可出现罕见高铁血红蛋白血症。

（2）禁忌证包括：①对硝酸酯过敏；②急性下壁伴右室心肌梗死；③收缩压 <90mmHg 的严重低血压；④梗阻性肥厚型心肌病；⑤重度主动脉瓣和二尖瓣狭窄；⑥心脏压塞或缩窄性心包炎；⑦限制型心肌病；⑧已使用磷酸二酯酶抑制剂（如西地那非等）；⑨颅内压增高。

下列情况亦应慎用：①循环低灌注状态；②心室率 <50 次 / 分或 >110 次 / 分；③青光眼；④肺心病并发动脉低氧血症；⑤重度贫血。

（二）β 受体阻滞剂

1. 作用机制　如下所述。

（1）抗心绞痛作用：β 受体阻滞剂能竞争性地抑制细胞膜上的 β 肾上腺素能受体，通过抑制儿茶酚胺介导的 β_1 活性引起心肌收缩力下降、心率减慢和血压降低，还可通过延长舒张期来改善缺血区域灌注和冠状动脉灌注时间，从而改善心肌氧的供需平衡。但对于动脉痉挛引起的心绞痛，β 受体阻滞剂可使症状加重，需要同时使用钙通道阻滞剂。

（2）抗心律失常作用：β 受体阻滞剂能通过减慢心率、降低异位兴奋灶的自律性、减慢传导和延长房室结不应期发挥抗心律失常作用，从而降低包括心脏性猝死在内的心血管事件发生率。

（3）稳定动脉斑块作用：β 受体阻滞剂能通过降低作用在斑块上的机械应力而防止斑块破裂。

（4）逆转心室重塑：β 受体阻滞剂能上调 β 肾上腺素能受体，减少心肌的氧化应激，抑制心肌细胞纤维化，在延缓急性心肌梗死后心肌重塑中具有重要作用。

2. β 受体阻滞剂的应用建议　多项研究显示，β 受体阻滞剂可使不稳定型心绞痛（unstable anginapectoris，UA）发展为急性 ST 段抬高型心肌梗死（ST – segment elevation myocardial infarction，STEMI）的风险降低，同时可以降低急性冠状动脉综合征（acute coronary syndrome，ACS）的死亡率。指南建议，β 受体阻滞剂可用于所有无禁忌证（如心动过缓、心脏传导阻滞、低血压或哮喘）的冠心病患者，可减少心肌缺血发作和心肌梗死的发展。一般首选具有心脏选择性的药物，如美托洛尔和比索洛尔。主要采取口服给药的方法，从小剂量开始逐渐增加剂量，β 受体阻滞剂的剂量应个体化，可调整到患者安静时心率 50 ~ 60 次 / min。对于需要尽早控制心室率者，也可静脉推注美托洛尔。艾司洛尔是一种快速作用的 β 受体阻滞剂，可以静脉应用，安全而有效，甚至可用于左心室功能减退的患者，药物作用在停药后 20min 内消失。

3. β 受体阻滞剂的禁忌证和不良反应　如下所述。

（1）禁忌证：明显一度房室传导阻滞（心电图 PR 间期 >0.24s）、任何形式的二度或三度房室传导阻滞无起搏器保护者、哮喘病史者、严重的左心功能障碍、严重的心动过缓（心率 <50 次 / min）、低血压（收缩压 < 90mmHg）。

（2）不良反应：对心脏的效应（严重的心动过缓、窦性停搏、房室传导阻滞、左心室收缩功能减弱）、支气管痉挛、疲劳、乏力、情绪抑郁、失眠、多梦、胃肠道不适、性功能减低，及撤药综合征（突然撤药使慢性心力衰竭患者病情恶化，并增加心肌梗死和猝死风险）。

（三）钙通道阻滞剂

1. 作用机制和分类　钙通道阻滞剂可抑制血管平滑肌细胞和心肌细胞动作电位中的钙离子内流，因而抑制心脏收缩，减少心肌氧耗；扩张冠状动脉，解除冠状动脉痉挛，改善心内膜下心肌的供血；扩张周围血管，降低动脉压，减轻心脏负荷。同时降低血液黏度，抗血小板聚集，改善心肌微循环。

根据两类药物对血管、心脏的选择性和活性不同分为两类：

第一类：二氢吡啶类，具有较强的血管选择性和外周血管扩张作用，可反射性引起交感神经兴奋。如硝苯地平、氨氯地平和非洛地平。

第二类：非二氢吡啶类，具有较强的心脏选择性和负性变力、负性变传导和负性变时作用。如维拉帕米和地尔硫䓬，具有 β 受体阻滞剂样的作用。

2. 钙通道阻滞剂的应用建议　钙通道阻滞剂可以控制下列心绞痛患者的症状：已经使用足量硝酸甘油和 β 受体阻滞剂之后仍有持续性心肌缺血的患者；不能耐受硝酸酯或 β 受体阻滞剂的患者；若确定为冠状动脉痉挛所致的变异型心绞痛，首选非二氢吡啶类钙通道阻滞剂。meta 分析显示，钙通道阻滞剂并无降低死亡率及心肌梗死发生率的作用。DAVIT 和 MDPIT 研究显示，伴有左心功能不全的患者使用维拉帕米和地尔硫䓬可以明显增加死亡率。因此，对于心功能不全患者，应用 β 受体阻滞剂后再加用钙通道阻滞剂应特别谨慎。

对于需要长期用药的患者，目前推荐使用控释、缓释或长效剂型。低血压、心功能减退和心力衰竭加重可发生在长期使用该药期间。该药的不良反应包括周围性水肿和便秘，以及头痛、面色潮红、嗜睡、心动过缓或过速和房室传导阻滞等。

二、抗血小板药物

（一）阿司匹林

阿司匹林通过不可逆地抑制血小板内环氧化酶 1 活性中心的丝氨酸乙酰化防止血栓烷 A2 形成，从而抑制血小板聚集。现有指南均建议，除非无法耐受或明确对阿司匹林过敏，所有冠心病患者入院后应立即给药并长期服用。在一定范围内阿司匹林的抗血栓作用并不随剂量增加而增加，但消化道出血风险却随剂量加大而明显增加。因此，指南建议，阿司匹林长期使用的最佳维持剂量是 75 ~ 100mg/d。尤其是与替格瑞洛联合使用时，阿司匹林不宜使用大剂量。阿司匹林主要不良反应为胃肠道出血或对阿司匹林过敏。不能耐受阿司匹林的患者，可改用氯吡格雷作为替代治疗。

（二）P2Y12 受体拮抗剂

1. 氯吡格雷　自 1998 年被 FDA 批准以来，氯吡格雷已成为 ACS 最常用的药物之一。氯吡格雷为噻吩并吡啶类药物，为前体药物，在口服后转化为活性成分，作用于二磷酸腺苷（ADP）P2Y12 受体，对 ADP 诱导的血小板聚集有较强的抑制作用，还能抑制胶原和凝血酶诱导的血小板聚集。CURE 和 PCI - CURE 研究均证实，在阿司匹林的基础上，联合应用氯吡格雷明显降低缺血事件风险，但并不增加致命性出血事件。

指南建议，对开始采用保守策略的非 ST 段抬高型急性冠状动脉综合征（non - ST - segment elevation acute coronary syndrome，NSTE - ACS）患者，应在阿司匹林基础上尽早加用氯吡格雷（负荷量 300mg，随后 75mg 每日一次）。选择早期侵入策略的中 - 高危患者可予氯吡格雷 600mg 负荷量（已使用 300mg 负荷量者于 PCI 时再追加 300mg）以尽快达到抗血小板作用。所有患者双联抗血小板治疗（DAPT）应维持 12 个月。

2. 新型 P2Y12 受体拮抗剂　研究证实，新型 P2Y12 受体拮抗剂普拉格雷和替格瑞洛较氯吡格雷可以产生更快速、有效的抗血小板作用。TRITON - TIMI 38 研究显示，普拉格雷显著降低 ACS 患者心血管死亡、非致死性心肌梗死或卒中风险，但致命性出血发生率较高。而 PLA - TO 试验显示，替格瑞洛明显减少 ACS 患者血管性死亡、心肌梗死或卒中的联合终点事件，且并不增加出血风险。

在 2012 年 ACCF/AHA 指南中，建议选择早期侵入策略的中高危 NSTE - ACS 患者在阿司匹林基础上，可选择以下一种：PCI 前选择氯吡格雷 / 替格瑞洛 / 静脉血小板糖蛋白Ⅱ b/ Ⅲ a 受体拮抗剂（GPI），PCI 术中选择氯吡格雷 / 普拉格雷 / 替格瑞洛 / 静脉 GPI。而选择早期保守策略的患者建议在阿司匹林基础上入院后尽快加用负荷量 + 维持量的氯吡格雷或替格瑞洛并使用 12 个月。

（三）血小板糖蛋白Ⅱ b/ Ⅲ a 受体拮抗剂

血小板表面有大量的糖蛋白（GP）Ⅱ b/ Ⅲ a 受体，当血小板激活时，GP Ⅱ b / Ⅲ a 受体与纤维蛋白原及 vW 因子亲和力增加，使相邻的血小板之间形成联结，从而引起血小板聚集。GP Ⅱ b/ Ⅲ a 受体拮抗剂（GPI）通过阻断纤维蛋白原与受体结合，最快速、最完全地抑制血小板聚集。目前应用于临床的

GPI 主要有三种，即阿昔单抗、依替巴肽和替罗非班。其中，替罗非班（如欣维宁）是国内目前最常用的 GPI 制剂。早期大量研究表明，GPI 联合阿司匹林、低分子肝素治疗高危 ACS 的患者可明显降低住院和随访期间心血管事件发生率。ACUITY 和 EARLY - ACS 研究显示，与临时选择性应用相比，PCI 前常规上游应用 GPI 并未进一步降低缺血事件风险，但增加严重出血事件。

因此，指南建议，对于行 PCI 治疗的患者，需要综合考虑造影结果（如血栓表现和病变范围）、肌钙蛋白升高、预先氯吡格雷使用情况、患者年龄及其他导致严重出血的危险因素。《2012 年欧洲 ST 段抬高型心肌梗死处理指南》建议，对于造影发现较大血栓、出现慢血流或无复流或其他血栓性并发症的患者，应补救使用 GPI（Ⅱ a/C）；而对于使用普通肝素行直接 PCI 的无并发症患者，也可考虑常规辅助应用 GPI（Ⅱ b/B）；对于转诊行直接 PCI 的高危患者，也可考虑上游使用 GPI（Ⅱ b/B）。高危患者存在持续性缺血或双联抗血小板治疗（DAPT）不可行时，若出血风险较低，可以考虑上游应用 GPI。

三、抗凝药物

ACS 患者使用抗凝药物可以抑制凝血酶的生成和（或）活性，减少血栓性事件发生。抗凝药物与抗血小板药物联用比单用任何一种药物更有效。拟诊 ACS 患者，应尽早应用抗凝药物。目前应用于临床的抗凝药物包括普通肝素（UFH）和低分子量肝素（LMWH）、磺达肝癸钠（fondaparinux）和比伐卢定（bivalirudin）等，分别作用于凝血“瀑布”的不同部位，通过抑制一个或多个凝血因子发挥抗凝作用。

（一）UFH 和 LMWH

UFH 和 LMWH 是常用非口服抗凝药物，LMWH 因为作用时间持久、生物利用度高、应用过程中不

需严密监测凝血指标，在很多领域已逐渐取代 UFH。不同 LMWH 和 UFH 的特点见表 11-2。

表 11-2 不同 LMWH 和 UFH 的特点

通用名	平均分子量（Daltons）	抗 Xa 因子（IU/mg）	抗Ⅱa 因子（IU/mg）	抗 Xa / 抗Ⅱa
依诺肝素钠	3 500 ~ 5 000	103	25	4.1
那曲肝素钙	3 600 ~ 5 000	104	30	3.5
达肝素钠	5 600 ~ 6 400	167	64	2.6
亭扎肝素钠	5 500 ~ 7 500	100	54	1.9
普通肝素	3 000 ~ 30 000（平均 15 000）	193	193	1.0

多项研究显示，与单用阿司匹林比较，阿司匹林联合 LMWH 可明显降低总的缺血事件的发生率。meta 分析显示，急性期使用依诺肝素可能优于 UFH，但那曲肝素或达肝素钠可能与 UFH 相当。现有证据并不能说明依诺肝素优于其他 LMWH，但依诺肝素在 NSTE－ACS 应用中的循证医学证据最为充分。

因此，2012 年 ACCF/AHA 指南建议，对于 NSTE－ACS 患者，无论选择早期侵入还是保守治疗，均可选用 LMWH（依诺肝素）进行抗凝治疗，且保守治疗的患者选用依诺肝素优于 UFH。需要注意的是，不同种类的 LMWH 有着不同的药代动力学特性和抗凝效果，因此临床上不宜交叉使用。

（二）磺达肝癸钠（fondaparinux）

磺达肝癸钠是第一个人工合成的 Xa 因子选择性抑制剂。磺达肝癸钠与抗凝血酶结合后，使抗凝血酶抑制 Xa 因子的速度增加约 300 倍，从而影响了凝血级联反应的进程，并抑制了凝血酶的形成和血栓的增大。磺达肝癸钠皮下注射后生物利用度接近 100%，且半衰期长达 17h，故可每天 1 次给药。大量临床研究表明，磺达肝癸钠可显著降低 ACS 患者心脏事件发生率和死亡率，减少出血。OASIS－5 研究显示，磺达肝癸钠（2.5mg/d 皮下注射）9 天的死亡、心肌梗死或顽固性缺血事件发生率不劣于依诺肝素，而且显著降低了 30d 死亡率，主要由于降低了严重出血发生率。欧美 NSTE－ACS 指南建议，无论是保守治疗还是侵入治疗策略，磺达肝癸钠均可作为首选，尤其对于出血风险高的患者。然而，由于磺达肝癸钠抑制凝血酶活性的能力比依诺肝素低 2 倍，并不足以预防 PCI 时高致血栓倾向下导管血栓的形成。因此，对于使用磺达肝癸钠抗凝的患者，PCI 术中需要额外推注 UFH。

（三）比伐卢定（bivalirudin）

与间接凝血酶抑制剂如 UFH 和 LMWH 相比，直接凝血酶抑制剂不需要抗凝血酶的参与而直接抑制凝血酶活性。既往对多种直接凝血酶抑制剂进行了临床研究，但是只有比伐卢定获准用于 PCI 和 ACS 患者。无论凝血酶处于血循环中还是与血栓结合，比伐卢定均可与其催化位点和底物识别位点发生特异性结合，从而直接抑制凝血酶的活性。抗凝监测（APTT 和 ACT）和血浆药物浓度具有良好的相关性，因此可以作为比伐卢定抗凝活性的监测手段。

ACUITY 研究显示，NSTE－ACS 患者单用比伐卢定组与标准剂量 UFH 或 LMWH 联合 GPI 组联合缺血终点事件发生率无显著性差异，但比伐卢定组显著降低了严重出血发生率。HORIZONSAMI 研究显示，STEII 患者单用比伐卢定也有更好的净临床获益，主要由于降低了出血风险。最近，EUROMAX 研究评价了 STEMI 患者在转运行直接 PCI 过程中即刻应用比伐卢定的临床效果。结果显示，与 UFH 或 LMWH 联合选择性 GPI 组相比，比伐卢定显著降低 30 天死亡或主要出血的联合终点事件发生率。鉴于比伐卢定在安全性方面的优势，欧美指南均建议，对于准备行紧急或者早期侵入治疗尤其是出血风险高的 NSTE－ACS 或 STEMI 患者，比伐卢定＋临时应用 GPI 可以作为普通肝素＋ GPI 的替代治疗。

不过，在 2014 年 ACC 年会上公布的单中心 HEAT－PPCI 研究显示出了与上述多项研究截然不同的结果。该研究入选 1 829 例拟行急诊介入治疗的患者，随机分为两组，术前分别使用 UFH（70U/kg）和比伐卢定 [0. 75mg/kg 弹丸注射，随后术中全程 1.75mg/（kg · h）输注] 抗凝。两组均可选择性（补救性）使用 GPI（阿昔单抗）。28 天结果显示，比伐卢定组主要不良事件（包括全因死亡、脑血管事件、再梗死、靶病变血运重建）和支架血栓（包括确诊和可能）的发生率均高于 UFH 组，且两组出血发生率相当。该研究结果显示，比伐卢定非但无减少出血的优势，反而增加了不良事件。Gregg Stone 等认为，出现矛盾结果可能与多个研究设计缺陷有关。

（四）利伐沙班（rivaroxaban）

利伐沙班是全球第一个口服的直接 Xa 因子抑制剂，与 Xa 因子的活性部位结合从而竞争性抑制呈游离状态的 Xa 因子，具有高度选择性，此外还能抑制结合状态的 Xa 因子以及凝血酶原，对血小板聚集没有直接作用。

ATLAS ACS – TIMI51 随机对照研究显示，利伐沙班显著降低了心血管死亡、心肌梗死和脑卒中的联合终点事件发生率，2.5mg 每日两次剂量组和 5mg 每日两次剂量组均有显著改善。利伐沙班 2.5mg 每日两次剂量降低了心血管死亡率和全因死亡率，但 5mg 每日两次剂量没有观察到生存益处。安全性方面，利伐沙班致死性出血没有显著增加。2.5mg 每日两次剂量致死性出血事件比 5mg 每日两次剂量更少。由此可见，利伐沙班 2.5mg 每日两次有望成为平衡获益与风险的优化选择。

该研究显示，每 56 例 ACS 患者在标准治疗基础上服用利伐沙班 2 年内即可避免 1 例死亡。纵观近年来新型口服抗凝药物在 ACS 抗栓领域的探索，利伐沙班是目前唯一完成 ACS Ⅲ期临床研究的新型口服抗凝药物。该研究对于 ACS 抗栓治疗具有跨时代的意义。然而，我们需要清醒地认识到，利伐沙班仍有一定的严重出血风险，在选择抗凝和抗血小板药物时仍需权衡利弊，在抗栓和出血之间求得平衡。

四、调脂药物

动脉粥样硬化与血脂异常的关系已十分明确，胆固醇的降低与冠心病死亡率和总死亡率有明显关系，降脂药物在冠心病治疗中发挥重要作用。他汀类药物能有效降低总胆固醇和低密度脂蛋白胆固醇（LDL – C），此外还具有抗炎、改善血管内皮、稳定斑块、抑制血小板聚集等作用，从而减少心血管事件，对于冠心病一级和二级预防均具有重要的临床意义。

冠心病患者中早期强化他汀治疗已有大量的循证医学证据。在 ACS 患者（包括 STEMI），他汀类药物治疗降低冠心病死亡风险，减少再发心肌梗死、卒中和冠状动脉血运重建。另外，择期 PCI 术前或 ACS 患者早期 PCI 术前应用高剂量他汀类药物治疗不仅减少围术期心肌损伤，而且显著降低缺血事件发生率。在所有他汀类药物中，阿托伐他汀拥有更多的循证证据。最近发布的 ROMA Ⅱ研究显示，PCI 前 24h 内应用 40mg 瑞舒伐他汀与 80mg 阿托伐他汀在 30 天、6 个月和 12 个月均可显著降低不良心脑血管事件发生率，两者之间无明显差异。2013 年 ACCF/AHA 有关 STEMI 指南建议，所有无禁忌证的 STEMI 患者均应开始或继续使用大剂量他汀类药物（推荐 80mg 阿托伐他汀）（I/B）。

对于所有冠心病患者，无论基线 LDL –C 水平如何，若无禁忌证，均建议早期应用他汀类药物，使 LDL –C 目标值 <100mg/dl；对于极高危患者（确诊冠心病并发糖尿病或 ACS），治疗目标为 LDL –C<80mg/dl；高危或中度高危者接受降 LDL –C 药物治疗时，治疗的强度应足以使 LDL –C 水平至少降低 30% ~ 40%。《2013 年 AC C/AHA 降低成人动脉粥样硬化性心血管风险胆固醇治疗指南》将 ACS、MI 病史、稳定或不稳定型心绞痛、冠状动脉血运重建、动脉粥样硬化源性卒中或 TIA、外周动脉疾病或外周血管重建等六类情况统称为动脉粥样硬化性心血管疾病（ASCVD）。新指南明确指出，ASCVD 为他汀类药物获益人群之一。对于这类人群，若年龄≤ 75 岁且无禁忌证或不耐受史，建议启动高强度他汀类药物治疗，建议 LDL –C 降幅应≥ 50%，推荐使用阿托伐他汀 40 ~ 80mg/d 或瑞舒伐他汀 20 ~ 40 mg/d。对于年龄 >75 岁或他汀类药物不耐受者，可启动中等强度他汀类药物治疗，建议 LDL –C 降幅为 30% ~ 50%。

需要注意的是，在应用他汀类药物时，应严密监测血清转氨酶及肌酸激酶等生化指标，及时发现药物可能引起的肝损害和肌病。采用强化降脂治疗时，更应注意监测药物的安全性。另外，近来公布的多项研究显示，包括烟酸和依折麦布在内的多种调脂药物尽管能有效降低胆固醇，但并未改善预后。调脂药物在冠心病患者中的合理应用亟待深入研究。

五、血管紧张素转化酶抑制药

血管紧张素转化酶抑制药（ACEI）不具有直接抗心肌缺血作用，但通过阻断肾素 – 血管紧张素系统发挥心血管保护作用。EUROPA、HOPE 和 PEACE 研究的 meta 分析显示，ACEI 显著减少无心力衰竭的冠心病高危患者的心血管死亡、非致命性心肌梗死和卒中的联合终点事件，并使全因死亡率降低 14%。在稳定型心绞痛患者中，并发糖尿病、心力衰竭或左心室功能不全的高危患者应该使用 ACEI。

在 STEMI 最初 24h 内，对前壁心肌梗死，如无低血压（收缩压 <100mmHg）或明确使用此类药物的禁忌证，应尽早口服 ACEI，对非前壁心肌梗死、低危患者（左室射血分数正常、心血管危险因素控制良好、已经接受血运重建治疗）患者，应用 ACEI 也可能获益。对于不能耐受 ACEI 的患者，可考虑应用 ARB。

目前，侵入性治疗在冠心病中的应用越来越多，但药物治疗的地位仍不可动摇。对于高龄晚期重症冠心病存在介入或外科手术禁忌证的患者，冠心病药物成为唯一的治疗手段。在冠心病治疗过程中，应综合全面地选用相关药物，并与介入或外科手术相结合，以达到缓解患者症状、提高生活质量并改善预后的目的，实现药物治疗的最优化获益。

第三节　心力衰竭的药物治疗

心力衰竭药物治疗的首要目标为降低死亡率，同时缓解患者临床症状，提高生活质量以及减少住院率，积极预防心肌损伤与心肌重塑。

（一）治疗原则

存在发生心力衰竭的高危因素，以及在心脏出现心力衰竭的早期病理生理改变的人群中，应积极治疗心脏原发病，避免疾病进展。一旦患者临床出现症状性心力衰竭，或者 LVEF 下降≤ 40%，则应依据循证医学证据，充分及规范应用目前证实可使患者获益的各类药物治疗。本文中所述主要适用于此临床情况的慢性收缩性心力衰竭患者。

在已有的临床随机对照试验（RCT）中，心力衰竭患者经各药物治疗后的获益幅度见表 11-3。其中，血管紧张素转化酶抑制药（ACEI）是心力衰竭药物治疗的基石，无论患者 NYHA 分级为何，均应接受充分剂量的 ACEI 治疗，而血管紧张素受体拮抗剂（ARB）可作为 ACEI 不耐受的替代用药。同时，不存在禁忌证的情况下，所有患者均应联合使用 β 受体阻滞剂。在此二者的基础上，重症心力衰竭或症状持续的患者可以考虑醛固酮受体拮抗剂，甚至在合适的患者中可联合应用 ACEI 及 ARB。肼屈嗪 / 硝酸异山梨酯可替代用于无法耐受 ACEI/ARB 的患者以及用于经上述药物强化治疗后仍持续存在症状的患者；地高辛主要用于辅助改善临床症状及降低因心力衰竭恶化再住院率。利尿剂常规用于控制患者体液潴留，长期维持可有效避免病情反复，而患者处在理想的容量负荷状态也是保证其他药物疗效的有利前提。图 11-1 概括了症状性心力衰竭及 LVEF ≤ 40% 患者的总体治疗原则，下文将分别就各药物的具体治疗应用展开叙述。

表 11-3　临床随机对照试验中各类药物治疗心力衰竭的获益幅度

	死亡率 RRR（%）	死亡率降低的 NNT（标准化至 36 个月）	心力衰竭住院 RRR（%）
ACEI 或 ARB	17	26	31
β 受体阻滞剂	3	49	41
醛固酮受体拮抗剂	30	6	35
肼屈嗪 / 硝酸酯（H -ISDN）	43	7	33

注：ACEI：血管紧张素转化酶抑制药；ARB：血管紧张素受体拮抗剂；NNT：降低死亡所需治疗的患者数；RRR：相对风险降低。

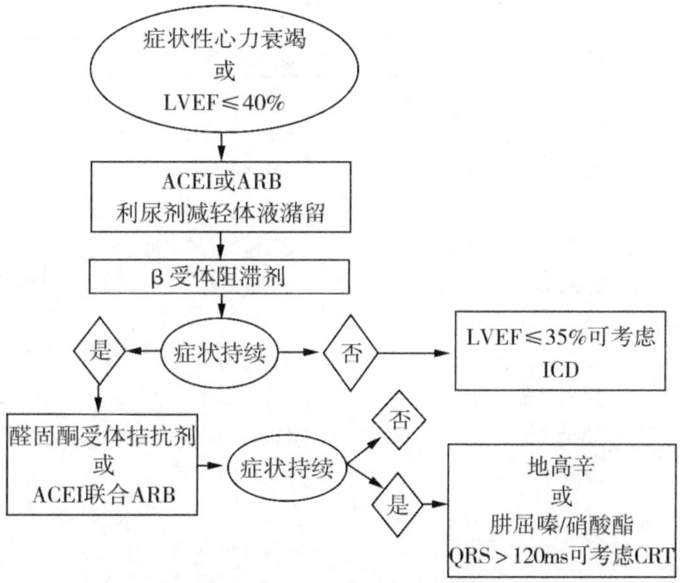

图 11-1 症状心力衰竭及 LVEF ≤ 40% 的心力衰竭患者的主要药物治疗原则

LVEF：左心室射血分数；ACEI：血管紧张素转化酶抑制剂；ARB：血管紧张素受体拮抗剂；ICD：埋藏式心脏复律除颤器；CRT：心脏再同步化治疗

（二）血管紧张素转化酶抑制药（ACEI）

除非存在禁忌证或者无法耐受 ACEI 治疗，否则所有的症状性心力衰竭或者 LVEF ≤ 40% 的患者，无论其心功能级别，均应使用 ACEI。ACEI 已经成为心力衰竭患者的药物基石，住院的心力衰竭患者至少在出院前应起始 ACEI 治疗。多个大型 RCT 均证实 ACEI 治疗组显著降低患者死亡率及再住院率，包括无症状（仅 LVEF 下降）以及所有轻至重度的患者可经治疗获益。meta 分析的资料显示 ACEI 可同时改善患者症状、运动耐量及生活质量，在经治疗 3 个月内便可有效降低患者死亡率。各 ACEI 均具有相似的疗效，目前尚无证据显示何种 ACEI 在疗效中具备更突出的优势。

曾经出现血管神经性水肿的病史、双侧肾动脉狭窄是应用 ACEI 的禁忌证。妊娠或者准备妊娠的妇女应避免应用，ACEI 可能致胎儿畸形。患者收缩压 <80mmHg，血钾水平 >5mmol/L，血肌酐水平 >220 μ mol/L（–2.5mg/dl）均慎用 ACEI。

1. 药物的起始治疗与维持 ACEI 应遵循小剂量起始，在耐受的情况下逐渐加量的原则，直至最大耐受剂量或靶剂量。注意患者是否增加剂量并不是取决于临床治疗反应，而是以 RCT 中证实获益的剂量为临床治疗的靶剂量。倘若患者的耐受量较差，应尽可能予患者使用至中等推荐剂量，具体各药物应用剂量见表 11–4。起始治疗前应检查患者肾功能及电解质水平，在治疗后 1 ~ 2 周内复查。对于存在低血压、低钠血症、糖尿病、氮质血症、使用保钾利尿剂的患者应定期予以复查。避免患者突然停药，否则可能导致患者临床病情出现恶化。

表 11-4 各种常见心力衰竭治疗药物的具体应用剂量

药物	起始剂量	最大剂量	临床试验中应用平均剂量
血管紧张素转化酶抑制药（ACEI）			
卡托普利	6. 25 mgTid	50mg Tid	122. 7mg/d
依那普利	2. 5mg Bid	10 ~ 20mg Bid	16. 6mg/d
福辛普利	5 ~ 10mg Qd	40mg Qd	N / A
赖诺普利	2.5 ~ 5mg Qd	20 ~ 40mg Qd	32. 5 ~ 35. 0mg Qd
培哚普利	2mg Qd	8 ~ 16mg Qd	N / A
喹那普利	5mg Bid	20mg Bid	N / A
雷米普利	1. 25 ~ 2.5mg Qd	10mg Qd	N / A
群多普利	1mg Qd	4mg Qd	N / A
血管紧张素受体拮抗剂（ARB）			

续 表

药物	起始剂量	最大剂量	临床试验中应用平均剂量
坎地沙坦	4 ~ 8mg Qd	32mg Qd	24mg/d
氯沙坦	25 ~ 50mg Qd	50 ~ 150mg Qd	129mg/d
缬沙坦	20 ~ 40mg Qd	160mg Bid	254mg/d
醛固酮受体拮抗剂			
螺内酯	12.5 ~ 25mg Qd	25mg Qd 或 Bid	26mg/d
依普利酮	25mg Qd	50mg Qd	42. 6mg/d
β 受体阻滞剂			
比索洛尔	1. 25mg Qd	10mg Qd	8.6mg/d
卡维地洛	3. 125 mg Qd	50mg Bid	37mg/d
卡维地洛控释片	10mg Qd	80mg Qd	N / A
琥珀酸美托洛尔缓释制剂	12.5 ~ 20mg Qd	200mg Qd	159mg/d
肼屈嗪及硝酸异山梨酯			
固定剂量复方制剂	37. 5mg 肼屈嗪 / 20mg 硝酸异山梨酯 Tid	75mg 肼屈嗪 / 40mg 硝酸异山梨酯 Tid	~ 175mg 肼屈嗪 /90mg 硝酸异山梨酯 / d
肼屈嗪联合硝酸异山梨酯	Tid 或 Qid 肼屈嗪 25 ~ 50mg 硝酸异山梨酯 20 ~ 30mg Tid 或 Qid	肼屈嗪 300mg 分次服用 硝酸异山梨酯 120mg 分次服用	N / A

2. 药物治疗风险　主要的药物不良反应由于血管紧张素系统抑制及缓激肽蓄积两种机制导致，其他还包括皮疹、味觉异常等。大约有 20% 的患者在治疗后出现干咳，在不影响生活质量的前提下应持续予以患者 ACEI 治疗。ACEI 扩张肾出球小动脉 > 入球小动脉，导致肾小球滤过率下降，尤其是肾动脉狭窄的患者，因此，应关注患者治疗后肾功能的变化。此外，ACEI 潴钾的作用不可忽视，尤其重视患者联合用药的情况，避免多种潴钾类药物同时应用造成高钾血症的风险。

（三）血管紧张素受体拮抗剂（ARB）

ARB 为血管紧张素Ⅱ受体的拮抗剂，由于对血管紧张素转化酶无抑制作用，不引起缓激肽的聚积，因此可避免由此引起的不良反应。现有的循证医学证据提示，ARB 在心力衰竭患者中的治疗效应不亚于 ACEI。然而，ACEI 依然是首选的一线药物，除非患者无法耐受其不良反应，或者此前已因其他适应证而长期接受 ARB 治疗。另外，在 Val – HEFT 及 CHARM – Added 两项大型 RCT 中证实，在 ACEI 及 β 受体阻滞剂的治疗基础上，持续出现症状的患者在接受 ARB 的治疗后可降低死亡率及住院率，有效改善患者临床症状与生活质量，VAL – IANT 及 OPTIMMAL 研究也揭示 ACEI 联合 ARB，优于 ACEI 或 ARB 的单药治疗。

因此，ARB 可推荐用于经充分 ACEI 及 β 受体阻滞剂治疗而临床症状未获得理想控制的患者。

尽管 ARB 可作为 ACEI 的治疗替代用药，但是在曾经出现血管神经性水肿的患者中，应用 ARB 仍需极为谨慎。ARB 导致血管神经性水肿的发生极为罕见，但是一旦发生则可能致命。

1. 药物的起始治疗与维持　患者的起始剂量详见表 11–4，应用原则同 ACEI。同理，在患者起始治疗后或者更变剂量后的 1 ~ 2 周内需复查肾功能及电解质情况。对于存在低血压、低钠血症、糖尿病、氮质血症、使用保钾利尿剂的患者，在治疗期间密切关注，定期随诊及复查。通常，采用药物剂量倍增的方式逐渐增加 ARB 剂量。

2. 药物治疗风险　大致同 ACEI，但有效减少患者干咳不良反应。血管紧张素水平上调，将加剧低血压、高钾血症及肾功能减退的风险，因此，联合 ACEI 时应予以高度警惕，同时使用醛固酮受体拮抗剂治疗的患者主要警惕低血压与高钾血症。

（四）利尿剂

利尿剂主要用于增加尿钠排泄，缓解患者肺循环及体循环淤血的临床症状，以及减轻潴留的体征。适当应用利尿剂是确保其他药物疗效的关键，过量的利尿剂将导致有效循环容量不足而加剧心力衰竭，反之，将促使体液潴留。其中，袢利尿剂更多单纯应用于减轻患者体液潴留，而噻嗪类利尿剂较常应用于轻度体液潴留同时并发高血压的心力衰竭患者，其降血压的效用较其他利尿剂更为持久。

利尿剂适用于大部分现有或者曾经出现体液潴留的心力衰竭患者，并且至少应当与 ACEI/ARB、β 受体阻滞剂或醛固酮受体拮抗剂中的一种联合。仅有极少的患者可在不应用利尿剂的情况下维持理想的“干体重”。在体循环容量不足的患者中应避免使用，并慎用于电解质紊乱的心力衰竭患者。尤其，在任何已经应用 ACEI/ARB 的心力衰竭患者中，联合保钾类利尿剂（包括醛固酮受体拮抗剂）的治疗均应谨慎。不建议两种以上潴钾类药物同时使用，以避免发生严重的高钾血症。

1. 药物的起始治疗与维持　最有效治疗心力衰竭患者体液潴留的袢利尿剂是呋塞米，部分患者可能由于个体生物利用度差异，使用其他药物更为有效（如布美他尼、托拉塞米）。表 11-5 列举了各种常用的口服利尿剂种类以及其使用剂量与药效持续时间。在慢性心力衰竭的患者中，利尿剂应从小剂量起始，逐渐加量至患者尿量增加以及体重下降，每日以 0.5 ~ 1.0kg 为宜，治疗的同时患者需配合限制钠盐摄入。理想的治疗目标为临床体液潴留表现完全消失。

表 11-5　各种常用的口服利尿剂种类以及其使用剂量与药效持续时间

药物	每日剂量	最大剂量	药效持续时间
袢利尿剂			
布美他尼	0.5 ~ 1 0mg Qd 或 Bid	10mg	4 ~ 6h
呋塞米	20 ~ 40mg Qd 或 Bid	600mg	6 ~ 8h
托拉塞米	10 ~ 20mg Qd	200mg	12 ~ 16h
噻嗪类利尿剂			
氯噻嗪	200 ~ 500mg Qd 或 Bid	1 000 mg	6 ~ 12h
氯噻酮	12.5 ~ 25.0mg Qd	100mg	24 ~ 72h
氢氯噻嗪	25mg Qd 或 Bid	200mg	6 ~ 12h
吲达帕胺	2.5mg Qd	5mg	36h
美托拉宗	2.5mg Qd	20mg	12 ~ 24h
保钾利尿剂			
阿米洛利	5mg Qd	20mg	24h
螺内酯	12.5 ~ 25.0mg Qd	50mg	1 ~ 3h
氨苯蝶啶	50 ~ 75mg Bid	200mg	7 ~ 9h

一般而言，大部分患者在体液潴留的情况得到控制后，需要维持一定剂量的利尿剂以预防体液负荷超载的情况再次发生。患者可予以固定的利尿剂剂量维持治疗，但是可根据患者每日记录的体重，在体重增减超过一定范围后调整剂量。

高钠饮食，应用可阻断利尿效应的药物 [如非甾体抗炎药（NSAIDs），包括 COX -2 抑制剂] 及肾功能受损与灌注不良，均可导致利尿剂效应下降甚至无效。此时，可联合不同类型的利尿剂（如袢利尿剂联合噻嗪类利尿剂）或改为静脉用药（包括持续输注）。

2. 药物治疗风险　最主要的不良反应为电解质紊乱以及体液过分丢失，继而导致低血压及氮质血症。利尿剂最常导致低钾血症及低镁血症，可因此诱发心力衰竭患者发生严重的心律失常，尤其在联合应用两种或两种以上利尿剂时电解质紊乱的风险显著增加。

（五）β 受体阻滞剂

除非存在禁忌证或者无法耐受此药，否则所有病情稳定的症状性心力衰竭以及 LVEF ≤ 40% 的患者均应 β 受体阻滞剂联合 ACEI 同时使用。多个大型的 RCT 已经证实，β 受体阻滞剂可以降低心力衰竭患者的死亡率，有效改善生活质量及降低住院率。其中，三个主要的 RCT（CIBIS Ⅱ、COPERNICUS 及 MERIT – HF）共近 9 000 名轻至重度的心力衰竭患者，在接受安慰剂或者 β 受体阻滞剂一年后，药物治疗组的死亡率在三个试验中均分别下降 1/3，而因心力衰竭恶化再住院的风险下降 28% ~ 36%。无论心力衰竭患者是否并发糖尿病或者冠心病，均受益于 β 受体阻滞剂的治疗。在联合 ACEI 治疗的基础上，患者可获得额外的受益。

目前，仅有三种 β 受体阻滞剂在临床试验中被证实在心力衰竭患者治疗中有益，包括比索洛尔、琥珀酸美托洛尔缓释制剂以及卡维地洛。应当注意，不是所有的 β 受体阻滞剂在心力衰竭的治疗中均具有类似效应，其中短效的琥珀酸美托洛尔在临床试验中的疗效并不尽如人意。

在无起搏器保护的二度、高度或三度房室传导阻滞，或者可疑的病态窦房结综合征患者中，禁忌应用 β 受体阻滞剂。同时，支气管哮喘的患者禁忌使用，但是慢性阻塞性肺疾病（COPD）的患者不在此列。无论如何，在存在气道高反应性，以及并发有心动过缓的心力衰竭患者中，应用 β 受体阻滞剂均应警惕其不良反应。在现有或者既往曾经出现体液潴留的心力衰竭患者中，β 受体阻滞剂应在充分利尿剂治疗下应用，否则可能随着 β 受体阻滞剂的治疗而加重患者的体液潴留。

1. 药物的起始治疗与维持　所有诊断明确的心力衰竭患者，应尽可能早地起始 β 受体阻滞剂的治疗，使患者最大幅度受益，尤其在患者仅有轻度的临床症状，或者经其他治疗可较易纠正时，不应延误 β 受体阻滞剂的应用。另外，即使评估患者在 β 受体阻滞剂治疗后可能症状仅有轻度的改善，仍应积极予以 β 受体阻滞剂治疗，以降低病情进展及恶化的风险，并预防患者猝死。患者在接受 β 受体阻滞剂前无须足量的 ACEI 治疗，在低剂量的 ACEI 治疗基础上，β 受体阻滞剂便可显著改善临床症状及降低死亡风险，较增加 ACEI 剂量（包括至靶剂量）具有更显著的获益。

起始治疗之初，应以低剂量开始，并逐渐加量至可耐受的最大剂量或靶剂量。过程中更需密切监测患者生命体征，一旦出现不良反应，减缓加量。大部分患者可在调整剂量递增速度后逐渐耐受治疗，包括长期耐受最大剂量的 β 受体阻滞剂。患者在出院前就起始 β 受体阻滞剂治疗是安全的，即使临床症状没有获得改善，长期维持治疗仍然是必要的。需要强调的是，骤然停药可能导致患者的临床情况恶化；反之，在患者出现心力衰竭失代偿而临床症状恶化时，可予以减量或停药，在病情改善后从低剂量开始恢复治疗，并可较快地加量至目标剂量。

2. 药物治疗风险　心力衰竭的患者接受 β 受体阻滞剂常见四种不良反应包括体液潴留与心力衰竭恶化、乏力、心动过缓或传导阻滞以及低血压。出现体液潴留及心力衰竭恶化并不是永久停用 β 受体阻滞剂的指征，在经药物强化治疗缓解后仍应继续应用 β 受体阻滞剂。一般情况下，β 受体阻滞剂导致的心动过缓或传导阻滞若未导致临床症状无须干预；但是，一旦心动过缓伴随头晕或眩晕时，或出现二度及三度房室传导阻滞，则应减量。临床中可通过在一日中分开服用 ACEI/ARB 及 β 受体阻滞剂以降低低血压的发生风险。同时，在容量控制理想的患者中减少利尿剂的用量也可有效避免低血压。如果低血压由于其他因素导致的低灌注引起，应予减量或停用 β 受体阻滞剂直至进一步评估明确。出现乏力时也应考虑其他因素诸如睡眠呼吸暂停、过度利尿或抑郁导致。

（六）醛固酮受体拮抗剂

在醛固酮受体拮抗剂治疗心力衰竭的历史中，RALES 试验是里程碑式的研究，揭示了螺内酯在 ACEI 的治疗基础上，可降低重度心力衰竭（LVEF<35%，NYHA 分级Ⅲ级）的死亡风险达 30%，减少因心力衰竭恶化的再住院风险达 35%，EPHESUS 研究在 6 632 名 LVEF ≤ 40% 的患者中，证实大部分患者在联合 ACEI 及 β 受体阻滞剂的情况下，依普利酮可进一步降低 15% 死亡率。

据此，无禁忌证的情况下，醛固酮受体拮抗剂推荐应用于所有 LVEF< 35%、NYHA 分级在Ⅱ ~ Ⅳ级的心力衰竭患者。在患者心功能 NYHA 为Ⅱ级的情况下，适应证为患者既往曾因心血管疾病住院或出现血浆钠尿肽水平增高。另外，在充分的 ACEI/ARB 及 β 受体阻滞剂治疗下，心肌梗死后的心力衰竭患者中，LVEF ≤ 40% 并持续存在临床症状，或并发糖尿病，应予以醛固酮受体拮抗剂治疗。

患者血钾水平 >5.0mmol/L 时应避免应用醛固酮受体拮抗剂。血清肌酐 >220μmol/L（–2.5mg/dl）及肾小球滤过率 <30mL/（min·1.73m²）的患者禁忌使用，同时，已经联合保钾类利尿剂以及 ACEI/ARB 治疗的患者需谨慎使用，避免发生高钾血症。不建议同时联合使用 ACEI、ARB 及醛固酮受体拮抗剂。

1. 药物的起始治疗与维持　螺内酯应从每日 12.5 ~ 25mg 的剂量起始，而依普利酮可从每日 25 mg 起应用，二者的靶剂量均为每日 50mg。但是，在肾小球滤过率下降的患者中，应酌量减少维持剂量避免高钾血症的风险。接受醛固酮受体拮抗剂治疗的患者，一般可以停止补充钾离子。同时，患者应避免富含钾离子的饮食以及 NSAID。患者在起始治疗后的 2 ~ 3 天及 7 天分别监测电解质及肾功能，此后可每间隔 3 个月复查，药物剂量增减后应重新执行此监测方案。建议患者间隔 4 ~ 8 周增量，直至达到靶剂量。

2. 药物治疗风险 醛固酮受体拮抗剂直接减少钾离子排泄，在大型的临床试验中，醛固酮受体拮抗剂治疗期间 2% ~ 5% 的患者发生高钾血症，但在注册研究中，发生比例高达 24% ~ 36%。因此，严密监测及避免同时联用多种潴钾类药物极为关键，尤其当血肌酐 > 140 μ mol/L（–1.6mg/dl）时可使高钾血症的发生风险大幅度增加。在治疗期间，出现肾功能减退时应该全面评价患者的治疗方案，必要时停用醛固酮受体拮抗剂。另外，患者在停止袢利尿剂治疗后仍有干渴及脱水征象，应停用醛固酮受体拮抗剂。螺内酯导致男性乳房增生或者疼痛的发生率达 10%，而依普利酮仅 1% 的患者出现此不良反应，具有更卓越的药物耐受性。

（七）肼屈嗪及硝酸异山梨酯（H –ISDN）

临床试验 V – HEFT –I 提示：在联合地高辛及利尿剂治疗，而未予以 ACEI 及 β 受体阻滞剂的心力衰竭患者中，H – ISDN 可降低死亡率。随后针对非洲裔美国心力衰竭患者展开的研究显示，H– ISDN 在 ACEI/ARB、β 受体阻滞剂及醛固酮受体拮抗剂的标准治疗基础上，仍有显著的获益，包括死亡率、再住院率以及生活质量评估。因此，H – ISDN 首先推荐应用于在经标准化药物治疗仍存在临床症状的非洲裔美国人。然而，没有任何进一步的循证医学证据支持是否 H – ISDN 的治疗对于其他族群也有类似的获益。

无论如何，H –ISDN 不应首先应用于未经 ACEI/ARB 治疗的心力衰竭患者，而可在同时无法耐受 ACEI/ARB 的患者中作为替代药物；或在 ACEI 治疗的基础上，患者无法耐受联合 ARB 或醛固酮受体拮抗剂治疗，而将 H – ISDN 作为替代药物。

低血压是应用 H – ISDN 治疗的最主要禁忌证。

1. 药物的起始治疗与维持 起始治疗时可予复方固定剂量的 H – ISDN（含 37. 5mg 肼屈嗪及 20mg 硝酸异山梨酯），剂量为每日三次，每次一片。在患者可耐受的情况下，可增量至每日三次，每次两片，达到循证医学证据推荐的目标剂量。非复方剂型的给药，即分别予以肼屈嗪及硝酸酯，也应遵循每日三次的间隔给药方式。患者可在用药后 2 ~ 4 周尝试增加剂量。

2. 药物治疗风险 患者的依从性一般较差，由于需要多片剂、多次分服，并且存在较多的不良反应，包括头痛、眩晕及消化道症状。无症状性的低血压一般不需要干预，而症状性低血压可能需要减量或停药。缓慢增加剂量可以增加患者的耐受性。另外，也有报道 H – ISDN 可能导致患者出现抗核抗体（ANA）阳性。

（八）地高辛

地高辛应用于治疗心力衰竭已有二百多年的历史，至今在许多情况下仍是治疗心力衰竭一线用药。在安慰剂对照的试验中显示，应用地高辛治疗 1 ~ 3 个月有效改善轻中度心力衰竭患者的临床症状、生活质量及运动耐量。患者无论心律情况（窦性心律或心房颤动）、心力衰竭病因（缺血性或非缺血性心肌病）以及是否联合 ACEI 治疗均可获益。然而，在主要纳入 NYHA 分级Ⅱ级或Ⅲ级患者的临床试验中，长达 2 ~ 5 年的地高辛治疗并未减低死亡率，但明显降低了患者因心力衰竭恶化而再住院的概率。

因此，在 LVEF ≤ 40% 的患者中，在充分的药物治疗包括 ACEI 和（或）ARB、β 受体阻滞剂以及醛固酮受体拮抗剂后，仍伴有轻至重度的临床症状（NYHA 分级Ⅱ ~ Ⅳ级），可予以地高辛治疗。另外，对于失代偿性心力衰竭并发快速性心房颤动时，地高辛优于 β 受体阻滞剂，同时兼具控制心室率及正性肌力作用。然而，在慢性心力衰竭患者中，β 受体阻滞剂对于控制患者运动后心率较地高辛更具优势。

在无起搏器保护的二度、高度或三度房室传导阻滞，或者可疑的病态窦房结综合征患者中，禁忌应用地高辛。预激综合征以及既往无法耐受地高辛治疗的患者也应避免应用。另外，在同时使用抑制房室传导阻滞药物（胺碘酮、β 受体阻滞剂）的患者中，虽然一般可耐受地高辛治疗，但应用时仍需予以注意。

1. 药物的起始治疗与维持 通常予以每日 0. 125 ~ 0.25mg 的小剂量起始，以每日 0.25mg 的剂量维持，但是在 >70 岁的高龄者、肾功能减退以及低体重的患者中，应予以减量至每日 0.062 5 ~ 0.125mg。

一般情况下，临床中较少应用每日 0. 375 ~ 0.50mg 的剂量作为慢性心力衰竭患者的维持治疗。另外，在起始地高辛治疗时，没有任何理由予以患者负荷剂量。

患者无须常规检测地高辛浓度，目前，仍缺乏前瞻、随机的临床资料对地高辛血药浓度范围与其相关的疗效及安全性进行评价。回顾性研究提示，血药浓度在 0.5 ～ 0.9ng/mL 就可获得较满意的疗效与安全性。

2. 药物治疗风险　一般情况下，临床应用地高辛相对安全，主要的不良反应常由于过大剂量导致的，而事实上应用大剂量地高辛并未带给患者更多的临床获益。最常见的不良反应为心律失常，主要为异位与折返性心律以及房室传导阻滞。倘若临床出现消化道症状（纳差、恶心、呕吐）以及神经系统表现（色视、定向力障碍、错乱），应考虑为地高辛中毒的征象。在出现典型地高辛中毒症状的患者中，血药浓度通常 > 2ng/mL。

然而，即使地高辛血药浓度较低，依然可能导致中毒，尤其在并发低钾血症、低镁血症以及甲状腺功能减退的情况下。在一些常用的药物中，包括胺碘酮、决奈达隆、普罗帕酮、维拉帕米、奎尼丁、克拉霉素、红霉素、伊曲康唑、环孢素等，可影响地高辛的代谢而造成血药浓度增加。因此，在应用地高辛治疗心力衰竭时应警惕药物的相互作用，在应用上述药物时酌情减少地高辛的剂量，以避免发生中毒。在中毒高风险人群中（高龄、低体重及肾功能减退），用药需格外谨慎，应予以严密监测。

（九）其他药物治疗

在慢性心力衰竭的患者中，常见并发心房颤动，存在另外一项心源性栓塞性卒中危险因素 [高血压病史、糖尿病、既往卒中或短暂性脑缺血发作（TIA）史、年龄 >75 岁] 时，推荐进行长期抗凝治疗。NYHA Ⅱ ~ Ⅳ级的心力衰竭患者中，在无禁忌证的情况，补充 ω-3 作为心力衰竭的辅助治疗是合理的，RCT 证实可降低患者死亡率和心血管住院率。尽管心力衰竭患者在 RCT 中可良好耐受氨氯地平的治疗，但是一般而言，应避免应用钙通道阻滞剂以减少负性肌力效应。在无他汀类药物治疗的适应证时，予以他汀类药物治疗并未能使心力衰竭患者获益。正性肌力药物仅推荐用于心源性休克、以低血压为表现的重度收缩功能障碍的住院心力衰竭患者。

参考文献

[1] 万学红，卢雪峰. 诊断学. 北京：人民卫生出版社，2013.

[2] 刘梅颜，陶贵周. 心理心脏病学科进展. 北京：人民军医出版社，2013.

[3] 陈信义，赵进喜. 内科常见病规范化诊疗方案. 北京：科学出版社，2015.

[4] 王志敬. 心内科诊疗精粹. 上海：复旦大学出版社，2015.

[5] 李树仁. 心内科急危重症. 北京：军事医学科学出版社，2011.

[6] 乔树宾. 冠心病诊疗进展. 北京：人民卫生出版社，2013.

[7] 李小鹰，林曙光. 心血管疾病药物治疗学. 北京：人民卫生出版社，2013.

[8] 曾和松，王道文. 心血管内科诊疗指南. 北京：科学出版社，2016.

[9] 马爱群，王建安. 心血管系统疾病. 北京：人民卫生出版，2015.

[10] 郭继鸿，王志鹏，张海澄，等. 临床实用心血管病学. 北京：北京大学医学出版社，2015.

[11] 黄振文，邱春光，张菲斐. 心血管病诊疗手册. 郑州：郑州大学出版社，2015.

[12] 臧伟进，吴立玲. 心血管系统. 北京：人民卫生出版社，2015.

[13] 沈卫峰，张瑞岩. 心血管疾病新理论新技术. 北京：人民军医出版社，2015.

[14] 李学文，任洁，高宇平. 心血管内科疾病诊疗路径. 北京：军事医学科学出版社，2014.

[15] 胡大一. 心血管内科学高级教程. 北京：人民军医出版社，2013.

[16] 胡大一. 中国心血管疾病康复/二级预防指南（2015 版）. 北京：北京科学技术出版社，2015.

[17] 李艳芳，聂绍平，王春梅. ACC/ESC 心血管疾病研究进展. 北京：人民军医出版社，2015.

[18] 何胜虎. 心血管内科简明治疗手册. 武汉：华中科技大学出版社，2015.

[19] 庄建. 心血管领域新进展. 长沙：中南大学出版社，2015.

[20] 许原，李忠杰，杨晓云. 无创心脏电生理诊疗技术. 北京：北京大学医学出版社，2017.

[21] 葛均波，方唯一，沈卫峰. 现代心脏病学进展. 上海：复旦大学出版社，2013.

[22] 葛均波. 心血管系统疾病. 北京：人民卫生出版社，2015.

[23] 顾复生. 临床实用心血管病学. 北京：北京大学医学出版社，2015.

[24] 林曙光. 2015 心脏病学进展. 北京：人民军医出版社，2015.